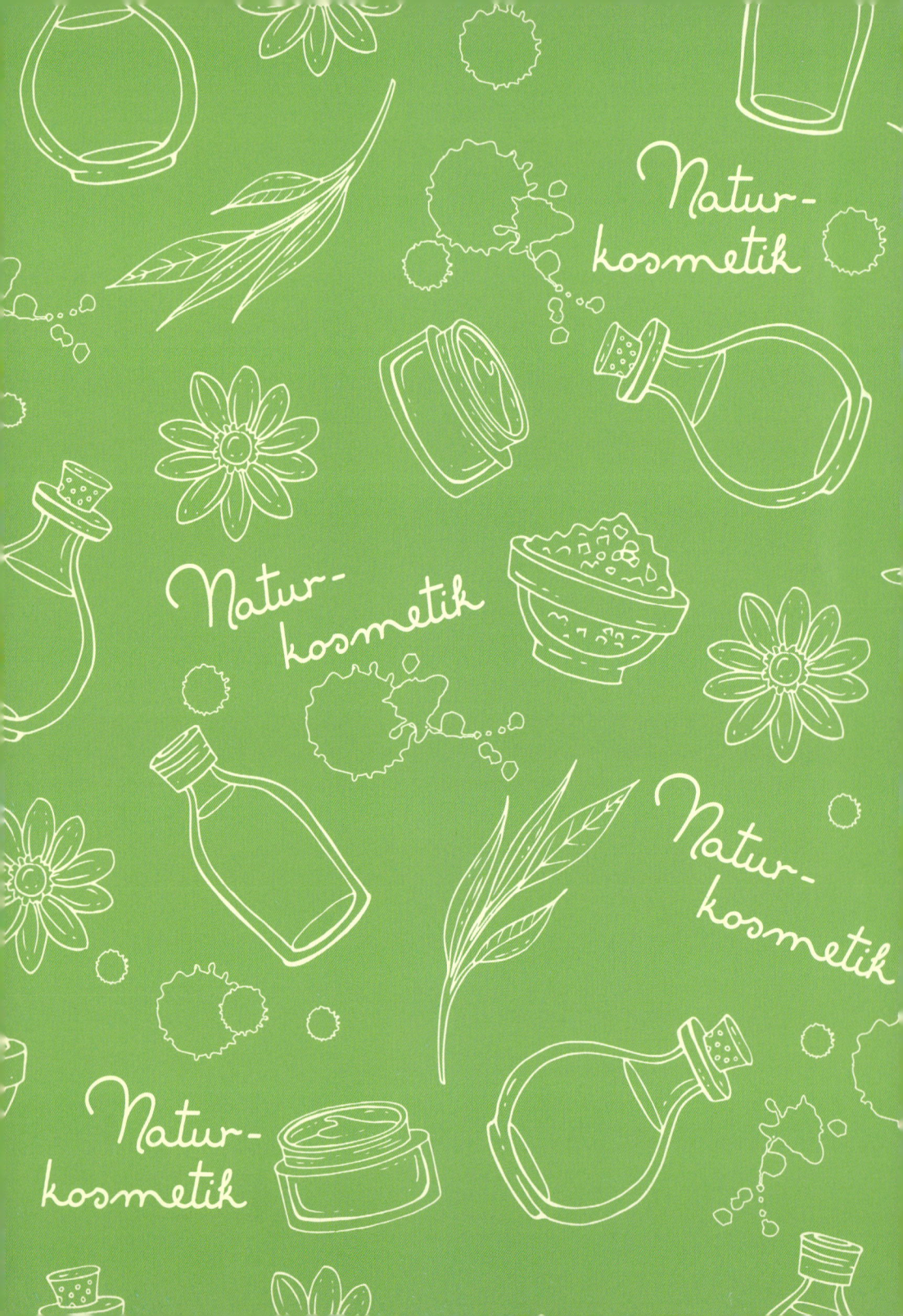

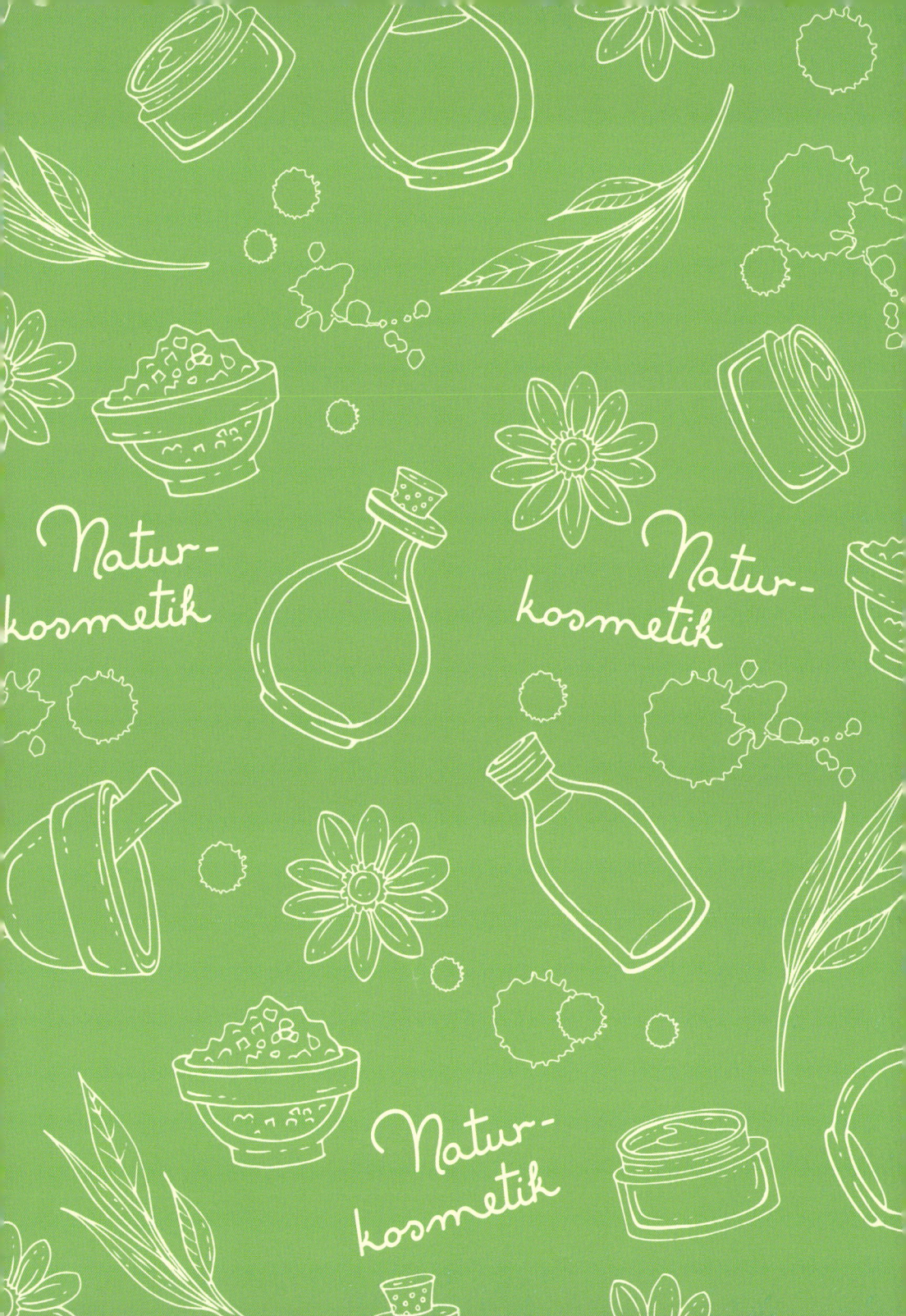

ELFRIEDE DAMBACHER

Natur-
kosmetik

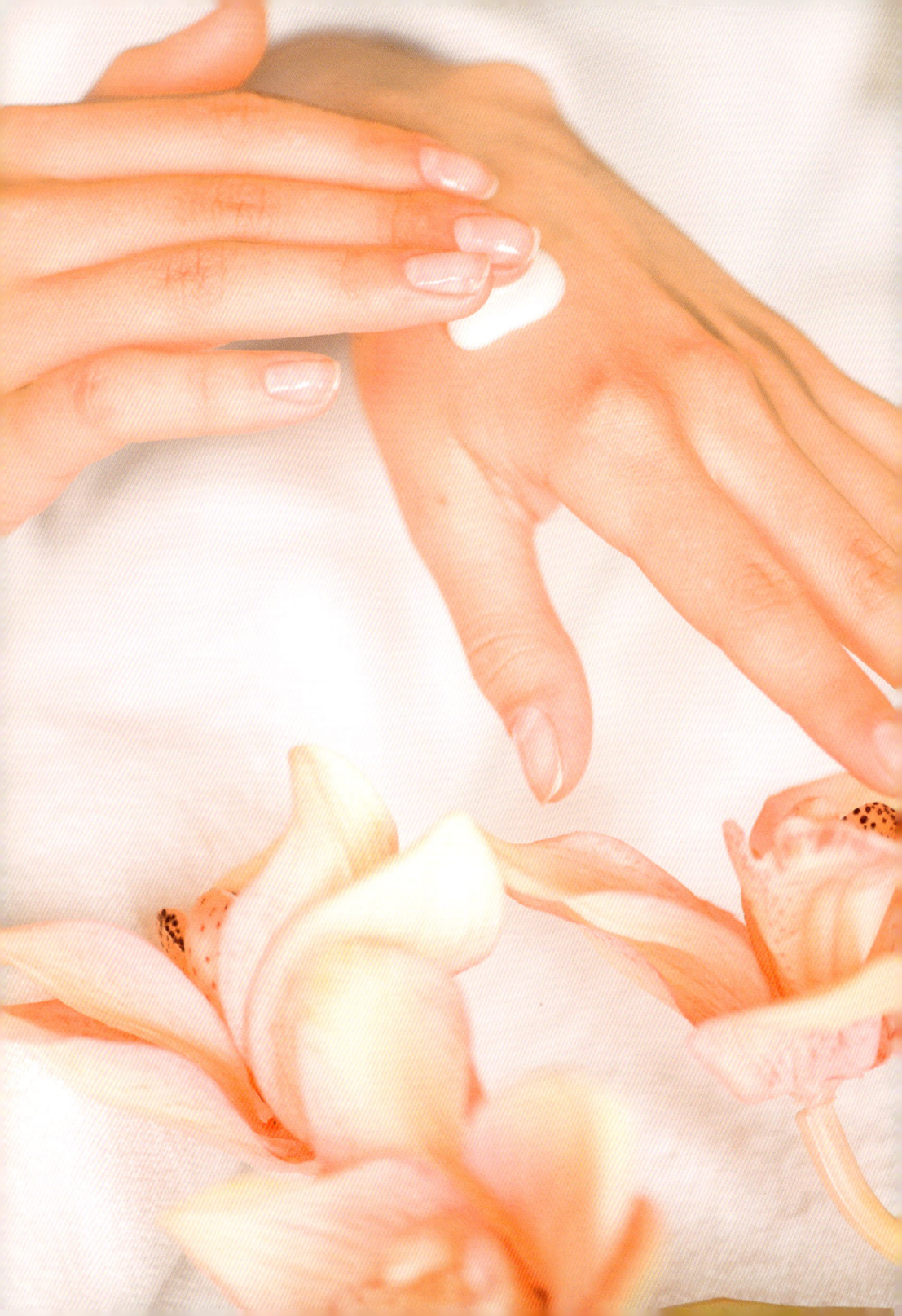

Der umfassende Ratgeber

Mit Schönheitstipps von Naturkosmetikexperten

ELFRIEDE DAMBACHER

Natur-kosmetik

- Was ist drin?
- Wie erkenne ich Qualität?
- Wie finde ich das Produkt, das zu mir passt?

HERBiG

Die Empfehlungen in diesem Buch wurden von der Autorin und dem Verlag sorgfältig geprüft, dennoch kann keine Garantie übernommen werden. Jegliche Haftung der Autorin bzw. des Verlages und seiner Beauftragten für Gesundheitsschäden sowie Personen-, Sach- und Vermögensschäden ist ausgeschlossen.

Bildnachweis
shutterstock: Vorsatz, 2, 5-8, 13, 17, 18, 29, 31, 39, 44, 45, 66, 73, 74, 86, 94, 98, 100, 103, 119, 123, 132, 135, 137, 140, 148, 162, 165, 167, 172, 175, 198, 199, 205
DERMATRONNIER GmbH/Courage+Khazaca Electronic GmbH: 40
BÖRLIND GmbH: 65
istockphoto.com/Chris Gramly: 89
istockphoto.com/Simone Andress: 161
LOGOCOS Naturkosmetik AG: 157
Elfriede Dambacher: 160
WALA Heilmittel GmbH: 69, 70, 82, 85, 106, 112, 168, 170, 187, 189, 211
JIC-Photo.de/Jonas Dambacher: 183
Autorenfoto: Ingmar Björn Nolting

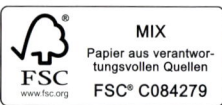

© 2015 F.A. Herbig Verlagsbuchhandlung GmbH, München.
Alle Rechte vorbehalten.
Lektorat: Jennifer Grünwald
Umschlag und Illustration: Barbara Flenker/creaboni, Münster
Satz: Ulrike Vohla/Grafikdesign Storch, Rosenheim
Gesetzt aus Myriad Roman 10,15/14,25
Druck und Binden: Finidr s.r.o.
Printed in the EU
ISBN 978-3-7766-2771-8

Auch als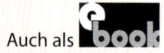

www.herbig-verlag.de

Inhalt

Vorwort 9
Willkommen im Reich der natürlichen Schönheit 12
Wissenswertes rund um Haut und Haar 16

Kapitel 1
Naturkosmetik – was ist das? 17
Vorbehalte gegenüber chemischen Inhaltsstoffen 19
Die Richtlinien für zertifizierte Naturkosmetik 21
Die Kraft der Natur 22
Mythen der Naturkosmetik 25

Kapitel 2
Die Haut 29
Die einzelnen Hautschichten 31
Die Haut als Sinnesorgan 36
Hauttyp und Hautzustand 37
Was lässt uns alt aussehen? 42
Was tun bei Unverträglichkeiten? 42

Kapitel 3
Naturkosmetik sicher erkennen 45
Siegel für zertifizierte Naturkosmetik 46
Vegane Kosmetik 48
Tierschutzsiegel 48
Staatliche Biosiegel 49
Weitere Qualitätssiegel und Kontrollzeichen 49
Naturkosmetik ist nicht immer Biokosmetik 56
Pflanzenkosmetik und »Free from« 56
Die INCI-Deklaration 57
Naturkosmetik einkaufen 58

Kapitel 4
Wie viel Natur steckt in Naturkosmetik? 65
- Gesicherte Qualität: der Anbau der Rohstoffe 68
- Palmöl in Naturkosmetik-Produkten? 71
- Naturkosmetik und Chemie: die Verarbeitung der Rohstoffe 72
- Herausforderung Verpackung: Plastik oder Glas? 73
- Was ist drin in Naturkosmetik? 73
- Natürlichkeitsindex 83

Kapitel 5
Hautpflege 85
- Richtige Hautpflege in jedem Alter 87
- Männerhaut ist anders 99
- Hautkrankheiten 101
- Pro Age 101

Kapitel 6
Gesichtspflege 103
- Neue Natürlichkeit 104
- Die tägliche Pflegeroutine 105
- Tagespflege 111
- Nachtpflege 113
- Zusatzpflege fürs Gesicht 115
- Augen und Lippen 117

Kapitel 7
Körperpflege 119
- Duschen und Baden 120
- Cremes und Lotionen 124
- Empfindliche Haut 125

Deos 126
Hände. 129
Nagelpflege 130
Fuß- und Beinpflege 131
Natürliche Enthaarung. 131
Mund- und Zahnpflege 132

Kapitel 8
Haare 135
Haartyp 137
Wenn die Haare ausgehen 138
Shampoo 138
Pflege und Styling 145
Wichtige Utensilien: Bürsten und Kämme 147
Ein Besuch beim Naturfriseur 149
Haarefärben 151
Wie geht Haare färben eigentlich?. 152
Mischprodukte 155
Pflanzenhaarfarben 155

Kapitel 9
Dekorative Kosmetik 161
Farbtyp und Gesichtsform bestimmen . . . 163
Die Grundierung 164
Das Augen-Make-up. 167
Der Lippenstift 170
Das Finish: Puder und Rouge 171
Abschminken 172
Was noch dazugehört: Pinsel und Co. 172
Nagellack und Naturkosmetik – geht das? 173

Kapitel 10
Sonnenschutz 175
- Hautschutz vor und nach dem Sonnenbaden 177
- Genießen Sie die Sonne – aber richtig! 181

Kapitel 11
Die Welt der Düfte: Naturparfüms und ätherische Öle 183
- Multitalent ätherische Öle 184
- Naturparfüms 186

Kapitel 12
Auszeiten mit Naturkosmetik 189
- Home Spa 190
- Naturkosmetik im Einklang mit den Jahreszeiten 193
- Wellnesshotels und Spas 197

Kapitel 13
So gelingt die Umstellung auf Naturkosmetik 199
- Mut zu Neuem 200
- Der Umstiegs-Guide 200

Anhang 206
- Glossar 206
- Informations- und Bezugsquellen 210
- Eine Auswahl an Naturkosmetik-Onlineshops 210
- Eine Auswahl spezialisierter Fachgeschäfte 212
- Literaturhinweise und weiterführende Literatur 215
- Dank 216
- Die Autorin 217

Vorwort

Es gibt immer einen Grund, Neues zu entdecken! Diese Neugierde begleitet mich ein Leben lang. Schon als Jugendliche fragte ich mich, weshalb es nicht ausreicht, eine Ringelblume auf die Haut zu legen, damit sie pflegt. Erst im Laufe meines Berufslebens erfuhr ich, dass es den Menschen braucht, um die Schätze der Natur nutzbar zu machen und sich die Inhaltsstoffe zu erschließen.

Meine Beschäftigung mit Naturkosmetik begann mit einer typischen Jugendakne, die ziemlich hartnäckig war. Vielleicht entstand daraus auch mein Berufswunsch, Drogistin zu werden. Nach meiner Ausbildung war ich in der klassischen Drogerie der damaligen Zeit und damit mitten in der Welt der Schönheit angekommen. Ich verkaufte wie ein Weltmeister Aknemittel, obwohl sie auf meiner Haut keine Wirksamkeit zeigten. Erst Naturkosmetik brachte für meine Haut die Lösung: Nachdem ich auf Empfehlung einer erfahrenen Kosmetikerin eine Pflanzenkosmetik und Heilerde anwendete, besserte sich mein Hautbild.

Als junge Frau liebte ich den Glanz der Kosmetikwelt. Die Vorstellung, an einer Luxuswelt teilzunehmen, zu der ich nicht gehörte, erhielt jedoch nur wenige Jahre nach meiner Ausbildung einen Riss. Ich empfand das Bild von ewig faltenfreier Haut als verlogen und wandte mich ab. Ich wurde Betriebswirtin und gründete nach wenigen Berufsjahren ein Naturkosmetik-Geschäft in meiner Wahlheimat Berlin.

Inspiriert von der Frauen- und Alternativbewegung der 1970er- und 1980er-Jahre suchte ich nach Gegenbildern zur künstlichen Kosmetik-Glamourwelt. Ich wollte Naturkosmetik nicht nur selbst verwenden, sondern auch verkaufen, und das am besten in einem Geschäft, das auch neue Formen des Wirtschaftens aufzeigte. Kein Ort war für mich damals besser geeignet als Berlin-Kreuzberg. Die Geschäftsidee entstand in Kalifornien. In Berkeley entdeckte ich einen Laden, der mich faszinierte. Es war ein wunderbares Geschäft mit Kräutern, Naturkosmetik und natürlichen Accessoires. Diese Konzeption nahm ich mit nach Berlin und gründete das erste Fachgeschäft für Naturkosmetik in Deutschland. Natürlich gab es damals nicht die Vielfalt an Naturkosmetik wie heute. Deshalb entstand ein typischer Szeneladen – eine Mischung aus Drogerie, Reformhaus und Bioladen. Der Mix des Sortiments war gewagt, aber es funktionierte. Schon wenige Jahre später wurde die Auswahl exklusiver. Dieses Naturkosmetik-Fachgeschäft gibt es noch heute und es wird mit viel Liebe von meinen Nachfolgern geführt.

Mein Beruf wurde zur Berufung und die Begeisterung für Naturkosmetik ließ mich nicht mehr los. Ich habe seither in verschiedenen beruflichen Stationen die Weiterentwicklung des Marktes miterlebt und auch mitgeprägt. Ich habe dadurch nicht nur in den deutschen, sondern auch in den internationalen Markt Einblick erhalten. Überall auf der Welt begegnete ich Menschen und Unternehmen, mit denen ich die Begeisterung für Naturkosmetik teilen konnte.

Viele Produkte kenne ich von Anfang an, ich teste nach wie vor viele Artikel und verfolge die Weiterentwicklung der Texturen, der Duftwelten und beispielsweise das Schaumvermögen der Shampoos. Dadurch bin ich zu der Überzeugung gelangt, dass Naturkosmetik sich heute sowohl in Hinblick auf die Handhabung als auch die Wirkung durchaus mit herkömmlicher Kosmetik messen kann. Es gibt wenige Naturkosmetik-Produkte, die in der Funktionalität noch verbessert werden müssen. Die Naturkosmetik-Branche kann stolz auf das sein, was sie im Laufe der Jahrzehnte geschaffen hat.

Heute gehört Naturkosmetik zum selbstverständlichen Bestandteil eines jeden Kosmetikangebots. Mit der Pflege eines nachhaltigeren Lebensstils, der Genuss und Gesundheit verknüpft, setzte der Boom zu Naturkosmetik ein. Auch bei Hautirritationen oder nach einer Krankheit greifen Menschen verstärkt zu Naturkosmetik.

Einige Menschen hegen allerdings noch Vorurteile und trauen Naturkosmetik nicht so viel zu wie herkömmlicher Kosmetik. Das möchte ich mit meinem Buch ändern. Ich bin seit über dreißig Jahren begeisterte Naturkosmetik-Verwenderin und von der Wirksamkeit und der Vielfalt der heutigen Produkte absolut überzeugt.

Eine Erfahrung, die mich in all den Jahren glücklich macht, ist, dass sich in ganz alltäglichen Dingen wie der Körperpflege eine nachhaltige Lebensweise realisieren lässt, die sich positiv auf die Welt auswirkt. Naturkosmetik bedeutet Gutes für mich, Gutes für andere und nicht zuletzt auch für unsere Erde.

Die Arbeit an diesem Ratgeber hat mir viel Spaß gemacht und mich wieder einmal bestärkt, wie wichtig es ist, zu wissen, womit man sich die Haut pflegt und die Haare färbt. Alle Informationen habe ich sorgfältig recherchiert. Für eine schnelle Orientierung habe ich einige Tabellen eingefügt. Der Natürlichkeitsindex auf Seite 84 soll Ihnen ermöglichen, den Grad an Natürlichkeit im gesamten Kosmetikangebot vereinfacht zu erkennen. Im Anhang finden Sie darüber hinaus ein Glossar, das Fachbegriffe erläutert, und Bezugsquellen für Naturkosmetik. Dieses Buch nimmt keine Vollständigkeit für sich in Anspruch, sondern bildet den aktuellen Stand des Naturkosmetik-Marktes ab.

Für die bessere Lesbarkeit habe ich auf Doppelnennungen wie Konsumentinnen und Konsumenten verzichtet, ohne dass ich damit jemanden ausgrenzen möchte.

Jetzt wünsche ich Ihnen viel Spaß beim Lesen und Entdecken!

Elfriede Dambacher

Willkommen im Reich der natürlichen Schönheit

Fast mein ganzes Berufsleben hatte ich das Vergnügen, mich mit Naturkosmetik beschäftigen zu dürfen. Denke ich an die Anfänge in den 1980er-Jahren zurück, kann ich kaum fassen, welchen Siegeszug Naturkosmetik seither angetreten hat.

Naturkosmetik trifft den Nerv der Zeit. Immer mehr Menschen suchen Kosmetik- und Körperpflegeprodukte, die ihnen guttun und der Umwelt nicht schaden. In Deutschland wird bereits über eine Milliarde Euro für Naturkosmetik ausgegeben.[1] Weltweit sind es mehr als dreißig Milliarden US-Dollar,[2] Tendenz steigend.

> **Ursula Karven, Schauspielerin, TV-Star, Buchautorin, Berlin**
> »Für mich gehören bewusste Lebensweise und moderner Lifestyle zusammen. Berufsbedingt stelle ich an meine Kosmetik hohe Anforderungen. Ich finde, dass moderne Naturkosmetik an Qualität, Wertigkeit und Wirkung mehr bietet als herkömmliche Luxuskosmetik.«

Gerade findet bei den Konsumenten ein Umdenken statt, ausgelöst durch zahlreiche Skandale, Negativschlagzeilen zu kosmetischen Inhaltsstoffen, die der Gesundheit schaden könnten, Meldungen über Urwaldrodungen, nur damit wir fülliges Haar haben, Plastik und Microbeads in den Meeren und Tiere, die für unsere Schönheit leiden müssen.

Naturkosmetik zu verwenden ist Ausdruck eines Lebensstils, der mit Werten und Ethik zu tun hat. Damit drückt sich eine Haltung aus, die einhergeht mit dem Bewusstsein, dass die Kosmetikprodukte, die wir verwenden, Auswirkungen auf die Welt haben. Ich möchte deshalb mit diesem Ratgeber ein Plädoyer für Naturkosmetik aussprechen. Mir liegt es fern, irgendein Kosme-

---

[1] Naturkosmetik-Jahresreport 2014
[2] Kline International

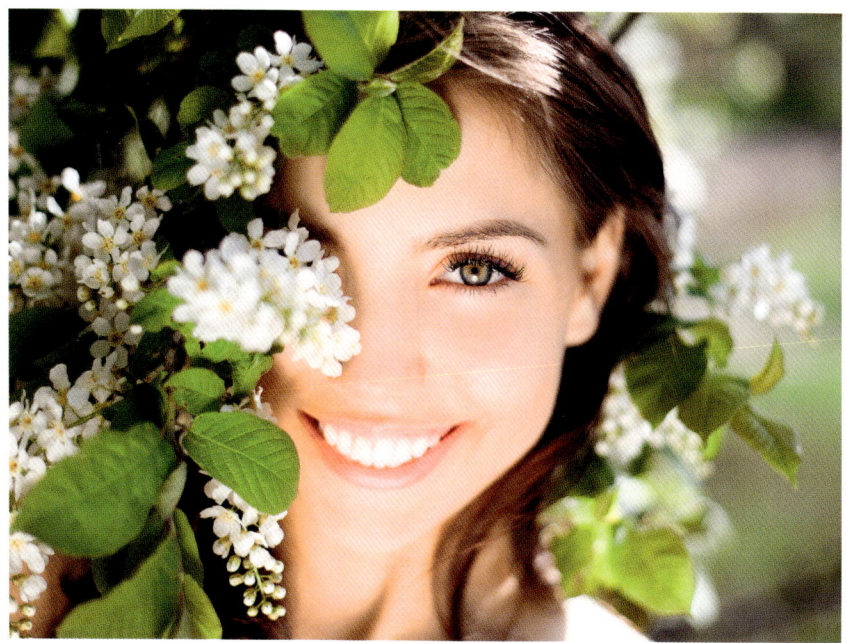

tikprodukt schlechtzumachen, doch möchte ich gern noch einen Gedanken mit Ihnen teilen: Die meisten Kosmetikprodukte sind ein komplexes Gemisch vieler Stoffe, das gilt für Naturkosmetik und für herkömmliche Kosmetik gleichermaßen. Herkömmliche Kosmetik wird häufig auf Basis von Mineralölen entwickelt. Dabei kommen auch Stoffe zum Einsatz, die aufgrund ihrer Eigenschaften gesundheitsbedenklich sein können und deshalb nur begrenzt eingesetzt werden dürfen. Im Sinne des Verbrauchernutzens frage ich mich oft, weshalb diese überhaupt zugelassen werden, wenn man über eine Begrenzung Gesundheitsrisiken ausschließen muss.

Ich möchte Ihnen Informationen an die Hand geben, damit Sie sich bewusst entscheiden können, welche Inhaltsstoffe Ihnen wichtig sind, welche Sie nicht mehr auf Ihrer Haut und auf Ihren Haaren wissen möchten und was für Sie bei der Wahl der Produkte für Ihre tägliche Körperpflege von Bedeutung ist. Sie allein entscheiden über das richtige Maß und den richtigen Zeitpunkt der Umstellung. Naturkosmetik und Ihre Lieblinge aus der herkömmlichen Kosmetik können durchaus eine friedliche Koexistenz führen. Sie müssen auch nicht Ihren Badezimmerschrank radikal entrümpeln und alles in den Müll werfen oder verschenken, worauf kein Naturkosmetik-Siegel abgebildet ist. Gehen Sie es langsam an. Bilden Sie sich eine eigene Meinung, probieren Sie aus und entscheiden Sie dann, was für Ihre Haut und Haare gut ist. Sie finden im Umstiegs-Guide am Ende des Buches wertvolle Tipps sowie etliche Tricks und Hinweise von Experten im ganzen Buch.

Naturkosmetik zu verwenden ist Ausdruck eines Lebensstils, der mit Werten und Ethik zu tun hat

Im ersten Kapitel möchte ich klären, was Naturkosmetik eigentlich ist. Denn selbst Naturkosmetik ist nicht gleich Naturkosmetik. Im Gegensatz zu Bio-Lebensmitteln, bei denen es ein einheitliches EU-Siegel gibt, das den kleinsten gemeinsamen Nenner definiert, fehlt bei Naturkosmetik ein gesetzliches Siegel, das ein vergleichbares Mindestlevel festlegt. Aus dieser Situation heraus haben viele private Organisationen und Verbände eigene Kriterien aufgestellt, um Naturkosmetik zu beschreiben. Diese Selbstorganisation des Marktes brachte eine wichtige Orientierung, doch im Zuge dieser Entwicklung schossen weitere Siegel und Qualitätsauslobungen wie Unkraut aus dem Boden. Trotzdem, Siegel für zertifizierte Naturkosmetik garantieren geprüfte Qualität. Die Kriterien mögen sich bei den einzelnen Verbänden geringfügig unterscheiden, doch bei zertifizierter Naturkosmetik können Sie sicher sein: Jedes Produkt, jede Rezeptur hat ein aufwendiges Prüfverfahren durchlaufen, bevor das Siegel auf der Packung aufgedruckt werden darf.

Für viele Konsumenten ist die Vielzahl an Produkten und Siegeln sicher verwirrend. Denn neben den Standardsiegeln für Naturkosmetik spielen zunehmend ethisch motivierte Siegel eine Rolle, die beispielsweise für vegane Kosmetik stehen, Produkte mit Fair-Trade-Rohstoffen ausloben oder garantieren, dass Tieren kein Leid widerfahren ist. Außerdem gibt es Siegel, die

Verträglichkeit oder besondere Anstrengungen zu Nachhaltigkeit im Unternehmen signalisieren. Zudem überprüft ÖKO-TEST Produkte auf ökologisch umstrittene und bedenkliche Inhaltsstoffe. Deshalb finden Sie auch dieses Siegel auf vielen Produkten im gesamten Kosmetikangebot.

Quer durch alle Kosmetikregale sind Produkte mit Begriffen und Auslobungen wie »natural«, »vegan« oder mit einzelnen Bio-Wirkstoffen zu finden. Grüne Verpackungen mit Pflanzen, sogenanntes Greenwashing, oder verblüffend ähnlich gestalteten Fantasiesiegeln sollen den Eindruck von Naturkosmetik vermitteln. Dies ist ein Versuch vieler Kosmetikhersteller, am Trend Naturkosmetik teilzuhaben. Hier sind mehr Informationen und ein Blick auf die Inhaltsstoffe notwendig, um entscheiden zu können. Je mehr Sie über Naturkosmetik wissen, desto schneller können Sie unterscheiden. Und dabei zählt nicht nur das Produkt, sondern auch die Transparenz und Glaubwürdigkeit eines Unternehmens.

Um den Grad an Natürlichkeit und die Qualitätsunterschiede zu erkennen, habe ich für Sie einen Natürlichkeitsindex entwickelt, der Ihnen hilft, den Grad an Natürlichkeit und weitere Unterschiede bei Kosmetikprodukten schnell zu erkennen. So können Sie von Produkt zu Produkt entscheiden, was für Sie wichtig ist. Diesen Natürlichkeitsindex finden Sie in Kapitel 4.

In diesem Ratgeber finden Sie viel Wissenswertes, aber auch zahlreiche praktische Tipps von Naturkosmetik-Experten. Wagen Sie einen neuen Blick auf ein aktuelles Thema!

Ich verzichte bewusst auf die Nennung einzelner Marken, da es so viele tolle Naturkosmetik-Produkte gibt und es den Rahmen dieses Buches sprengen würde, allen gerecht zu werden. Ich habe für Sie jedoch Tabellen zusammengestellt, in denen eine relevante Auswahl von Marken mit und ohne Siegel aufgeführt sind, und im Anhang eine kleine Einkaufshilfe mit spezialisierten Geschäften, Onlineshops und Informationsquellen.

Wissenswertes rund um Haut und Haar

HÄTTEN SIE GEWUSST …

- dass die Haut rund 1,8 bis 2 Quadratmeter groß ist?
- dass das menschliche Haar im Monat circa einen Zentimeter wächst?
- dass sich in einem Quadratzentimeter Haut u. a. vier Meter Nervenbahnen und ein Meter Blutbahn befinden?
- dass der Mensch zwischen 80 000 und 120 000 Haare auf dem Kopf hat?
- dass rund drei Millionen Schweißdrüsen und 300 000 Talgdrüsen für die Geschmeidigkeit der Haut sorgen?
- dass zwanzig Billionen gute Bakterien auf der Haut dafür sorgen, dass keine Krankheitserreger eindringen können?
- dass der Geruchssinn bereits im Mutterleib voll ausgebildet wird?
- dass Babyhaut bis zu zehnmal dünner ist als die von Erwachsenen?
- dass Sie Ihren CO_2-Footprint um ca. 219 Kilogramm CO_2 im Jahr verringern können, wenn Sie täglich drei Minuten kürzer duschen?
- dass mehr als 8 000 kosmetische Rohstoffe in der EU zugelassen sind?
- dass der erste Lippenstift aus Rizinusöl, Bienenwachs und Farbpigmenten bestand?
- dass eine Tonne Rosenblüten für einen Liter Rosenöl notwendig ist?
- dass knapp dreißig Prozent der herkömmlichen Kosmetikrohstoffe ähnlich wie Hormone wirken?
- dass ein Lippenpflegestift durchschnittlich sechsmal am Tag benutzt wird und damit jede Menge Mineralölbestandteile verschluckt werden können?
- dass dreißig Prozent des Palmölbedarfs in die Kosmetikproduktion fließen?
- dass die Haut nachts am aktivsten ist?

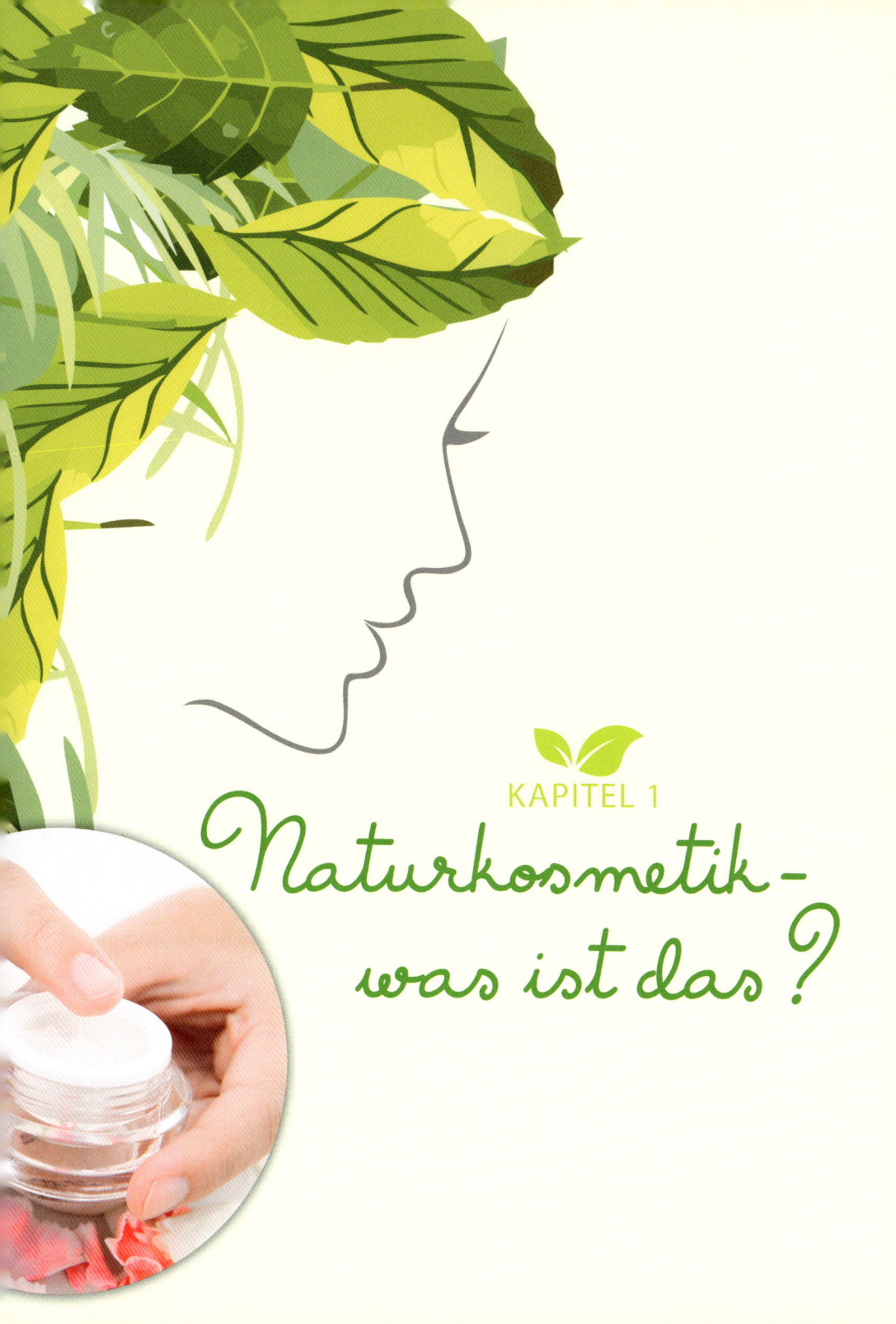

KAPITEL 1

Naturkosmetik – was ist das?

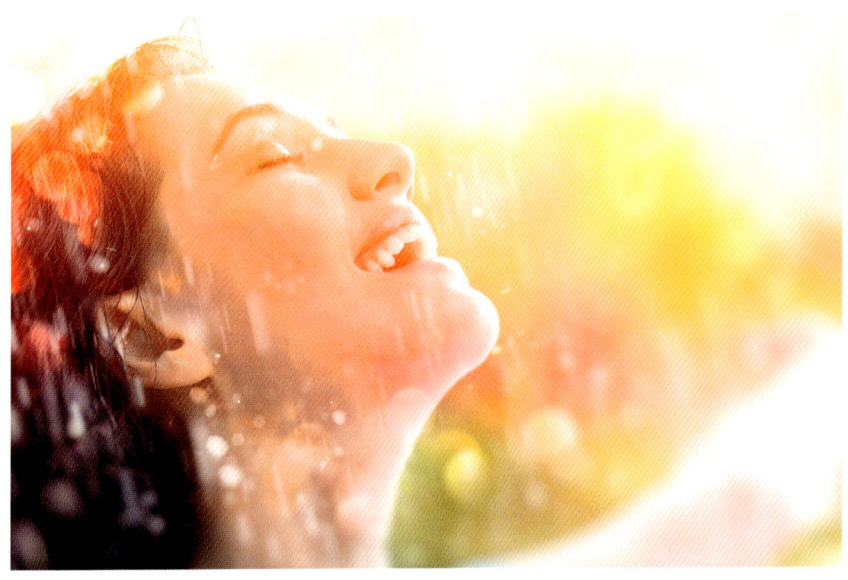

Die Haut, in der wir stecken, tragen wir ein Leben lang. Viele Menschen schenken ihr wenig Beachtung, bis sie vielleicht plötzlich Probleme macht oder sich die ersten Falten zeigen.

Rund zwanzig Minuten am Tag verbringen wir durchschnittlich im Badezimmer. Die tägliche Körperpflege ist vielfach Gewohnheit und wird mehr oder weniger bewusst durchgeführt. Dabei kann gerade diese kurze Zeitspanne dazu beitragen, dass wir uns wohlfühlen – in unserer Haut. Wer sich diese Zeit bewusst gönnt und dabei die passenden Produkte verwendet, ist gerüstet für den ganzen Tag. Natürlich müssen Sie die Produkte mögen, die Sie verwenden. Sie müssen gut riechen, sie müssen wirksam und verträglich sein.

Immer mehr Menschen achten darauf, welches Duschbad sie benutzen, mit welcher Creme sie sich täglich das Gesicht eincremen, wie sie sich schminken oder welches Deo nun das richtige ist. Der Grund ist einfach: Wir entscheiden heute sehr selbstbewusst, was wir auf unserer Haut haben wollen und was nicht. Wir informieren uns und beurteilen ganz individuell, womit wir unsere Haut pflegen möchten.

Allerdings können nur Sie für sich entscheiden, welche Qualität Ihnen wichtig ist. Sie bestimmen den Grad an Natürlichkeit, Luxus, Verträglichkeit und natürlich auch, was Ihnen das Produkt wert ist. Der Grad an Natürlichkeit variiert bei vielen Kaufentscheidungen: Bei einigen Produkten ist Naturkosmetik wichtig, bei anderen weniger. Mal ist es ein Naturkosmetik-Produkt mit Siegel, das im Einkaufskorb landet, ein anderes Mal handelt es sich um ein Produkt, das Naturkosmetik schon ziemlich nahe kommt, aber die Kriterien für zertifizierte Naturkosmetik nicht erfüllt, und manchmal entscheiden Sie sich für ein Produkt, das Sie schon lange kennen.

Vorbehalte gegenüber chemischen Inhaltsstoffen

Viele Menschen haben Vorbehalte gegen chemische Inhaltsstoffe in ihren Kosmetikprodukten. Lange wurden die Möglichkeiten der chemischen Industrie für Kosmetik und Körperpflegeprodukte als unendlich positiv erlebt, ermöglichte doch der Einsatz synthetischer Stoffe, die einfach und billig aus Mineralöl herzustellen sind, dass Kosmetik für alle erschwinglich wurde. Die Kosmetikindustrie entwickelte sich zu einer sehr profitablen Sparte der chemischen Industrie. Fast jeder große Weltkonzern der chemischen Industrie ist in der Kosmetikindustrie aktiv.

Mehr als 8 000 Substanzen sind für Kosmetikprodukte in der EU erlaubt, viele davon auf Mineralölbasis, z. B. synthetische Konservierungsstoffe wie Parabene, hormonwirksame Sonnenschutzfilter oder Microbeads in Peelings. Darunter befinden sich auch jede Menge chemische Stoffe, die wegen möglicher Gesundheitsgefahren mit einer Höchstmenge im Produkt belegt sind. Die Sicherheit von Kosmetik und Körperpflege sei hoch in Europa, sagen die

Verantwortlichen, und die Transparenz sei durch die Auflistung aller Inhaltsstoffe gegeben. Offensichtlich reicht das vielen Konsumenten jedoch nicht mehr aus. Sie suchen nach mehr Informationen und wollen verstehen, was genau die Produkte enthalten und ob das gut für sie ist. Auch Medienberichte und Forschungsergebnisse weisen immer häufiger auf die negativen Auswirkungen oder Begleiterscheinungen chemischer Stoffe in Kosmetikprodukten hin. Die Sorge, dass diese Stoffe Mensch und Natur schaden und sogar gesundheitsgefährdend sein können, lässt viele Konsumenten weltweit umdenken. Von Naturkosmetik erwarten sie deshalb in erster Linie, dass keine chemischen, gesundheitsbedenklichen oder umstrittenen Inhaltsstoffe enthalten sind.

Viele Kosmetiksubstanzen basieren auf Mineralöl

Naturkosmetik erlebte in den letzten Jahrzehnten einen regelrechten Boom. Lange wurden die »versponnenen Ökos« als Hauptklientel abgetan, doch längst ist Naturkosmetik salonfähig geworden und überall dort zu finden, wo es auch herkömmliche Kosmetik zu kaufen gibt. Der Markt ist attraktiv und zeichnet sich seit Jahren durch satte Zuwachsraten aus. Was ist passiert? Moderne Naturkosmetik hat nichts mehr mit den festen Salben und öligen Texturen, wie sie vor zwanzig oder dreißig Jahren noch üblich waren, zu tun. Es wurde viel geforscht und entwickelt. Experten sind sich einig, dass Naturkosmetik heute keinen Vergleich mehr scheuen muss. Im Gegenteil, einige Naturkosmetik-Produkte überflügeln manch herkömmliche Produkte an Wirksamkeit und Verträglichkeit. Doch es gibt auch Produkte, die mit den erlaubten Inhaltsstoffen der zertifizierten Naturkosmetik schwerer zu entwickeln sind. Dazu zählt beispielsweise die wasserfeste Mascara oder das natürliche Antitranspirant, das 48 Stunden wirken soll. Warum das so ist, erfahren Sie in diesem Ratgeber.

Naturkosmetik gibt es in Hülle und Fülle, jährlich kommen neue Marken hinzu. Fast in jedem vierten Haushalt in Deutschland ist Naturkosmetik im Badezimmer zu finden. Tendenz steigend. Das hat die Gesellschaft für Konsumforschung (GfK) für Deutschland festgestellt.[3] Zählt man natürliche Kosme-

---

[3] Das GfK-ConsumerPanel erhebt mit 40 000 Haushalten in Deutschland das Konsumverhalten.

tikprodukte dazu, die zwar nicht dem Standard zertifizierter Naturkosmetik entsprechen, aber nah an Naturkosmetik heranreichen, dann sind es sogar knapp die Hälfte aller Haushalte, die mindestens ein natürliches Kosmetikprodukt im Badezimmer stehen haben.

Die Richtlinien für zertifizierte Naturkosmetik

Zertifizierte Naturkosmetik bietet heute moderne Kosmetikprodukte von Kopf bis Fuß, die nach festgelegten Standards produziert werden. Sie schließen sehr viele Inhaltsstoffe, die gesetzlich erlaubt sind, aus.

Die Bestimmungen für zertifizierte Naturkosmetik sind hoch: Sie legen fest, welche Qualität die Rohstoffe haben müssen, setzen eine klare Grenze, wie stark ein Naturstoff bearbeitet werden darf und welche natürlichen chemischen Umwandlungsprozesse erlaubt sind, um noch als naturkosmetischer Rohstoff eingesetzt werden zu können. Naturkosmetik ist und kann natürlich viel mehr. In diesem Bereich sind die Hersteller früh einen ganz eigenen Weg gegangen und haben Alternativen zu den herkömmlichen Substanzen gesucht. Naturkosmetik überzeugt, weil sie die Kräfte der Pflanzen zu nutzen weiß.

Die Bestimmungen für zertifizierte Naturkosmetik sind hoch

Pflanzen enthalten eine enorme Power, weil sie Überlebenskünstler sind. Sie bilden Stoffe, um sich vor Feinden zu schützen oder sich ihrer natürlichen Umgebung anzupassen. Dadurch entstehen Wirkstoffe, die sich Naturkosmetik zunutze macht. Dabei kommen immer mehr Pflanzen aus aller Welt zum Einsatz. Die Produkte haben heute eine große Reife erreicht. Generell verzichtet Naturkosmetik auf mineralölbasierte Rohstoffe und zieht natürliche Substanzen vor, die wieder in den Naturkreislauf zurückgeführt werden können. Teilweise werden sie vom Produzenten selbst angebaut. Naturkosmetik den

Vorzug zu geben heißt auch, Werte wie Fair Trade, Tierschutz und Nachhaltigkeit in seine Kaufentscheidung miteinzubeziehen.

Von Naturkosmetik wird außerdem erwartet, dass das Produkt genauso funktioniert wie jedes andere auch. Naturkosmetik weist in der Tat einen hohen Qualitätsstandard auf, der über die einzelnen Inhaltsstoffe hinausweist. Hier muss der Kunde nicht blind irgendwelchen Produktversprechungen glauben, denn die Kriterien der führenden Naturkosmetik-Siegel regeln, was erlaubt ist und was nicht, und zwar über die gesamte Strecke eines Produktzyklus hinweg. Vom Anbau und der Qualität der Rohstoffe über die Herstellverfahren bis hin zur Verpackung gibt es Kriterien, die festlegen, was enthalten sein darf und welche Materialien verwendet werden dürfen. Hinzu kommen zahlreiche Anbauprojekte, die seit vielen Jahren Menschen in ärmeren Ländern ein sicheres Einkommen bieten. Auch dieser Aspekt ist heute vielen Konsumenten wichtig.

Neben zertifizierter Naturkosmetik gibt es jede Menge Marken und Produkte, die sich zwar keiner Zertifizierung unterziehen, aber dennoch bereits auf viele mineralölbasierte Stoffe wie Parabene, PEGs und Silikone verzichten und dafür einzelne Naturrohstoffe einsetzen. Der Grad an Natürlichkeit ist bei diesen Produkten nicht einfach zu bestimmen, da die Gesamtrezeptur noch Substanzen enthält, die bei zertifizierter Naturkosmetik verboten sind. Diese Produkte enthalten so viel Chemie wie nötig und so viel Natur wie möglich, ohne sich den hohen Anforderungen zertifizierter Naturkosmetik zu stellen. Sie finden diese Produkte häufig mit dem Zusatz »natural«, »Free from …« oder »ohne Inhaltsstoffe auf Mineralölbasis« im Kosmetikregal. Ich verwende dafür häufig den Begriff »naturnah«.

Die Kraft der Natur

Die Natur bietet alles, was Sie brauchen, um Ihre Haut gut zu schützen und zu pflegen. Sie finden heute für jedes Pflegebedürfnis das passende Naturkosmetik-Produkt – versprochen! Zwei wichtige Aspekte zum Verständnis von Naturkosmetik sollten Sie kennen:

Zum einen zielt das Pflegeprinzip bei Naturkosmetik auf die Stärkung der Eigenaktivität der Haut ab. Dadurch werden ihre Funktionen angeregt, sie wird nicht nur passiv versorgt. Das fördert die Hautbalance, die Haut wirkt vital und schön. Ist sie aus dem Gleichgewicht geraten, kann sie so wieder zu ihrem Gleichgewicht zurückfinden.

Zum anderen sind Naturkosmetik-Produkte ganz anders aufgebaut als herkömmliche Kosmetikprodukte. Zur Wirkung trägt jede einzelne Substanz bei. Statt Paraffin und Silikon werden als Grundstoffe Pflanzenöle und -wachse eingesetzt, statt synthetischer Hilfsstoffe wird ein gekonnter Mix natürlicher Substanzen verwendet, statt Hightech-Substanzen aus dem Labor werden moderne, natürliche Pflanzenwirkstoffe genutzt. Die einzelnen Inhaltsstoffe verstärken gegenseitige ihre Wirkung – so entsteht ein Produkt, das mehr ist als die Summe der einzelnen Bestandteile.

Ein gutes Beispiel sind vor allem die hochwertigen Pflanzen- und Samenöle, die reich an ungesättigten Fettsäuren sind und zahlreiche sogenannte sekundäre Pflanzenwirkstoffe enthalten. Sie können freie Radikale in der Haut unschädlich machen und vielfältig wirken.

Naturkosmetik-Produkte sind ganz anders aufgebaut als herkömmliche Kosmetikprodukte

In Anti-Aging-Produkten werden bevorzugt Pflanzen eingesetzt, die auf Mikroentzündungen in der Haut reagieren, die für die Hautalterung verantwortlich gemacht werden, wie beispielsweise die Ballonrebe. Feuchtigkeitsbindende Substanzen wie Aloe vera und pflanzliches Hyaluron stärken die Hautbarriere und gelten als natürliche Faltenfiller. Quitten- und Rosenwachs verhindern Feuchtigkeitsverluste in der Haut. Diese Beispiele machen deutlich, wie das Zusammenspiel der einzelnen Wirkstoffe maßgebend für ein gutes Ergebnis ist.

Zahlreiche Anwendungsstudien bestätigen zudem die Wirksamkeit von Naturkosmetik. Ergebnisse zur Reduktion von Faltentiefe, Festigkeit der Haut und Feuchtigkeitsanreicherung können sich sehen lassen und stehen herkömmlichen Kosmetikprodukten in nichts nach. In der Kosmetikforschung werden immer häufiger Pflanzen als Ausgangsstoff für neue Wirkstoffe herangezogen und verblüffende Ergebnisse erzielt. Deshalb finden Sie immer häufiger einzelne Pflanzenwirkstoffe auch in herkömmlichen Kosmetikprodukten.

Naturkosmetik ist in – vor allem bei der Hautpflege. Bei allem, was auf der Haut verbleibt, vertrauen Konsumenten Naturkosmetik besonders. Über fünfzig Prozent aller Ausgaben für Naturkosmetik werden für Gesichts- und Hautpflegeprodukte getätigt,[4] ein Beweis für die Verträglichkeit. Bei der Gesichtspflege werden effektive Produkte erwartet, die wirksam sind und einen sichtbaren Effekt haben. Sie verzeichnen deshalb die höchsten Innovationsraten.

Naturkosmetik überzeugt mehr und mehr durch modische Produkte, die man gern in seiner Schminktasche hat. Naturkosmetik setzt bei dekorativer Kosmetik Zeichen und überzeugt mit modernen Produkten, die beispielsweise dank einer pflanzlichen Alternative zu Silikon tolle Texturen ermöglichen.

Vegane Produkte sind eines der aktuellsten Themen in der Naturkosmetik. Der aktuelle Trend, sich vegan zu ernähren und auch vegane Kosmetik zu verwenden, ist Ausdruck einer Lebenseinstellung, für die sich immer mehr, vor allem auch junge Menschen entscheiden. Im Naturkosmetik-Regal finden Sie sehr viele vegane Produkte. Wer sichergehen möchte, sollte auf eine entsprechende Auslobung achten. Zwar besteht Naturkosmetik hauptsächlich aus Pflanzenrohstoffen, doch neben Mineralien gehören auch einige wenige tierische Substanzen wie Bienenwachs, Lanolin, Ziegenmilch und auch der rote Farbstoff Carmin zu den erlaubten Rohstoffen.

Männer entdecken Naturkosmetik! Der Markt für die Männerpflege wandelt sich: Weg von Rasierwässern hin zu effektiven Pflegeprodukten, die speziell für Männerhaut geeignet sind. Moderne Unisex-Produkte und designte Produkte für die Bartpflege sind der jüngste Hit für den gepflegten Mann.

---

[4] Naturkosmetik-Jahresreport 2014

Ein weiterer Trend ist die basische Kosmetik. Es gibt viele Fans, die darauf schwören. Diese Produkte zeichnen sich dadurch aus, dass sie die Haut anregen, vermehrt Schadstoffe auszuscheiden, und einer Übersäuerung der Haut entgegenwirken.

Mythen der Naturkosmetik

Zum Schluss dieses Kapitels möchte ich auf einige Mythen im Bereich der Naturkosmetik eingehen.

MYTHOS 1:
TIERVERSUCHE

Über viele Jahre hinweg wurde tierversuchsfreie Kosmetik mit Naturkosmetik gleichgesetzt. Die Ursache dafür ist in den 1980er-Jahren zu finden. Damals starben noch unzählige Tiere für Kosmetikprodukte oder wurden zur Überprüfung der Verträglichkeit dafür gequält. Tierversuche waren ein heiß diskutiertes Thema, das vor allem von Tierschutzvereinen und auch der Gründerin von The Body Shop, Anita Roddick, stark in die Öffentlichkeit gebracht wurde. Seit 2013 sind Tierversuche für Kosmetikprodukte EU-weit endlich verboten, d. h., in der EU darf kein Kosmetikprodukt mehr an Tieren getestet werden, weder für Natur- noch für herkömmliche Kosmetik. Leider haben sich diesem Verbot bisher viele Länder nicht angeschlossen. Aufgrund der starken Resonanz sind weltweit Initiativen und Regierungen vieler Länder aktiv geworden, um Tierversuche zu verbieten oder weiter einzudämmen. Deshalb kann für Sie ein Naturkosmetik- oder Tierschutzsiegel eine wichtige Orientierung bei der Kaufentscheidung darstellen. Bei zertifizierter Naturkosmetik waren Tierversuche nie erlaubt und wurden auch nie in Auftrag gegeben.

Seit 2013 sind Tierversuche für Kosmetikprodukte EU-weit verboten

MYTHOS 2:
NATURSTOFFE HABEN EIN HOHES ALLERGIEPOTENZIAL

Bestimmte Stoffe wie einige Farb- und Duftstoffe oder Konservierungsmittel sind besonders prädestiniert dafür, Allergien auszulösen. Theoretisch kann jedoch jede künstliche und sogar jede natürliche Substanz Allergien auslösen. Gerade bei Kontaktallergien durch Kosmetikprodukte ist es schwer zu sagen, welcher Stoff nun tatsächlich die Allergie ausgelöst hat, denn auf die Haut wirken auch viele Stoffe aus der Kleidung, Umgebung und sogar aus der Nahrung ein. Es stehen auch einige Pflanzen im Verdacht, eine Allergie auslösen zu können, beispielsweise Arnika und Kamille. Sie gehören zur Pflanzenfamilie der Korbblütler und diese sind bekannt für ihre allergene Wirkung. Das heißt, sie können, müssen aber keine allergene Reaktion auslösen. Zudem kommt es auf die eingesetzte Sorte und die Konzentration an. Im Vergleich zu den zahlreichen synthetischen Stoffen in herkömmlichen Kosmetikprodukten sind Naturstoffe, die eine Kontaktallergie auslösen können, gering. Naturkosmetik ist besonders gut verträglich.

MYTHOS 3:
NATURKOSMETIK HAT IMMER BIO-QUALITÄT

Biokosmetik ist das High End der Naturkosmetik. Viele Verbände für zertifizierte Naturkosmetik unterscheiden zwischen Natur- und Biokosmetik. 95 Prozent der Pflanzenstoffe müssen aus Bioanbau stammen, damit ein Produkt als Biokosmetik bezeichnet werden darf. Die Regeln sind weltweit leider nicht einheitlich und variieren von Siegel zu Siegel. Nicht alle eingesetzten Pflanzenrohstoffe stammen aus kontrolliert-biologischem Anbau. Biokräuter und Bio-Pflanzenöle werden primär für Bio-Lebensmittel verwendet. Für Naturkosmetik reicht die angebaute Menge oft nicht aus.

MYTHOS 4:
NATURKOSMETIK WIRKT NICHT

Naturkosmetik könne nicht den gleichen Effekt haben wie moderne Hightech-Wirkstoffe aus dem Labor, ist die Meinung vieler Gegner von Naturkosmetik. Dabei sind moderne natürliche Wirkstoffkomplexe enorm effektiv. Anwendungsstudien beweisen das. Natürliche Rohstoffe werden heute so aufgeschlossen, dass sie gezielt in der Haut wirken können. In Kombination mit der gesamten Naturkosmetik-Rezeptur entsteht so ein Wirkstoffcocktail, der jedem Vergleich messbarer Faltenreduktion und Feuchtigkeitsanreicherung mit einer herkömmlichen Creme standhält. Allerdings kann Naturkosmetik nicht immer den schnellen Aha-Effekt liefern, wie es bei herkömmlicher Wirkstoffkosmetik der Fall ist, da Naturkosmetik nicht wie eine Hightech-Substanz aus dem Labor in das Hautgeschehen eingreift, sondern die Haut in ihrer Eigenaktivität unterstützt. Der Effekt zeigt sich je nach Produkt nicht immer sofort, dafür aber umso nachhaltiger.

Der Effekt zeigt sich nicht immer sofort, aber umso nachhaltiger

MYTHOS 5:
NATURKOSMETIK RIECHT NICHT GUT

Unser Geruchssinn ist in der Regel auf synthetische Düfte konditioniert. Naturkosmetik riecht heute gut, aber manchmal auch bewusst anders, als Sie es vielleicht bisher gewohnt sind. Deshalb kann es für Sie beim allerersten Naturkosmetik-Produkt tatsächlich zu einem ungewohnten Dufterlebnis kommen, da Naturkosmetik nur mit natürlichen Duftstoffen und Fruchtaromen beduftet ist. Lassen Sie sich davon nicht abschrecken und Sie werden eine völlig neue Erfahrung machen. Ihr Duftempfinden verändert sich, Sie nehmen Düfte bald sowohl differenzierter als auch intensiver wahr und spüren deren Wirkung auf Ihre Sinne. Die Bandbreite der Beduftungen ist auch bei Naturkosmetik sehr breit gefächert und ermöglicht sogar jede Menge exotische Düfte.

MYTHOS 6:
DIE HAUT MUSS BASISCH SEIN

Die natürliche Hautflora ist Bestandteil eines funktionierenden Immunsystems. Die Haut schützt sich vor Krankheitserregern, indem sie ein leicht saures Milieu erzeugt (pH-Wert von 5,5 bis 6,5). Sobald die Haut aus dem Gleichgewicht ihres gesunden pH-Werts gerät, schüttet sie Stoffe aus, um ihn wieder einzupendeln. Dieses Puffersystem ist lebensnotwendig. Im Zusammenhang mit basischer Kosmetik wird immer wieder argumentiert, dass die Haut einen pH-Wert von über 7 aufweisen sollte, um gesund zu bleiben. Dann spricht man von einem basischen Wert. Ein höherer pH-Wert als 7 bietet jedoch einen Nährboden für Bakterien, Krankheitserreger und Pilze.

MYTHOS 7:
VEGANE KOSMETIK IST IMMER NATURKOSMETIK

Vegane Kosmetik ist ein großer Trend. Nicht jedes vegane Kosmetikprodukt ist jedoch auch ein Naturkosmetik-Produkt. Die Mehrzahl der Naturkosmetik-Produkte ist vegan, aber nicht alle. Bei Naturkosmetik sind einige wenige tierische Substanzen als Alternative zu synthetischen Inhaltsstoffen erlaubt. Ein konsequenter Verzicht auf tierische Substanzen bringt also auch mit sich, dass in Kosmetikprodukten, die kein Naturkosmetik-Siegel tragen, sehr wohl synthetische, chemische Substanzen enthalten sein können. Hier hilft nur der Blick auf die Inhaltsstoffe.

MYTHOS 8:
NATURKOSMETIK IST DOCH AUCH CHEMIE

Chemische Umwandlungsprozesse und die Aufspaltung natürlicher Stoffe sind notwendig, um gewünschte Eigenschaften von Pflanzen für Naturkosmetik nutzbar zu machen. Naturkosmetik lehnt allerdings chemische Umwandlungsprozesse ab, die Stoffe hervorbringen, die erhebliche Gefahren für Mensch und Natur mit sich bringen können und die auf Erdöl basieren. Naturkosmetik setzt daher klare Grenzen zur Petrochemie. Das Maß ist der Verarbeitungsgrad der natürlichen Ausgangsmaterialien und die Frage, wie der Stoff wieder in den Naturkreislauf zurückgeführt werden kann.

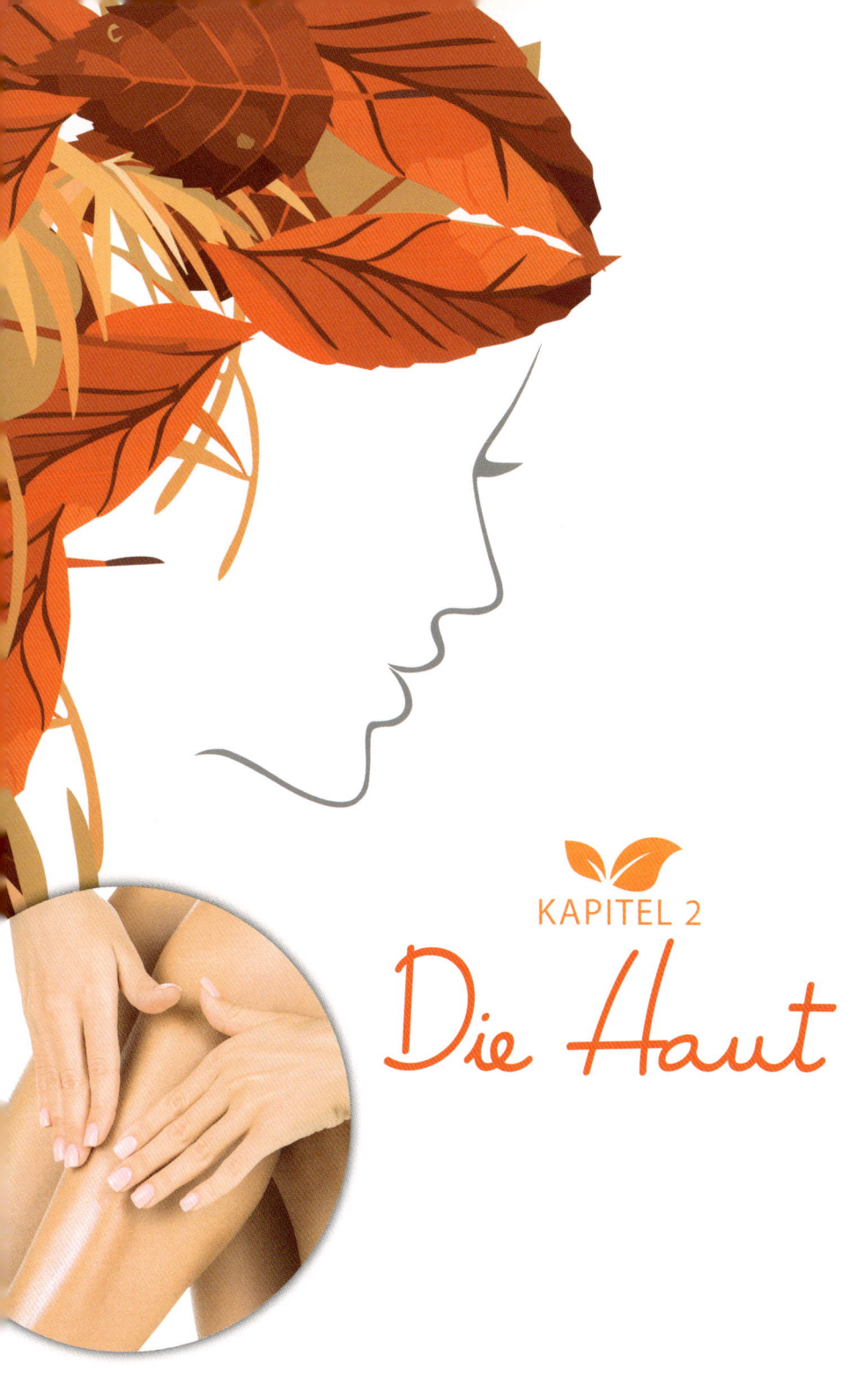

KAPITEL 2

Die Haut

Was für ein fantastisches Organ die Haut ist! Sie ist unser größtes Organ und kann so viel: Wir wären hüllenlos, nichts würde uns in Form halten, hätten wir nicht die Haut mit ihren elastischen Fasern. Ohne unsere Haut sind wir nicht lebensfähig. Sie arbeitet Tag und Nacht für uns. Wenn wir schlafen, läuft sie auf Hochtouren und repariert, was tagsüber kaputtging. Schicht für Schicht schützt sie uns vor Substanzen, die nicht in den Körper gelangen sollten. Auf einer Fläche von rund 1,8 bis 2 Quadratmetern stellt sie als Kontaktorgan die Verbindung von innen und außen her. Sie ist unsere Außenantenne, die blitzschnell alles an die Schaltstelle im Gehirn weiterleitet. Sie verteidigt uns gegen ungewollte Eindringlinge (Krankheitserreger) von außen, ist Teil unseres Immunsystems und hat ihr eigenes Reparaturteam. Ist die Haut beispielsweise verletzt, bekommt sie über das Blut Hilfe von anderen Zellen, um die Wunde schnellstmöglich zu schließen.

Der Zusammenhang zwischen Gefühlen und Haut zeigt sich beim Erröten, beim Blasswerden vor Schreck und auch, ob man jemanden riechen kann oder nicht. Die Haut schüttet nämlich je nach Situation Duftstoffe aus, die genau darüber entscheiden. Sie hilft uns zu spüren, welche Berührung uns guttut, Lust auf mehr macht und welche Schmerzen verursacht. Sie hat ihren eigenen Thermostat, mit dem sie Kälte und Wärme reguliert, und spannt ihren eigenen Sonnenschirm auf, wenn wir es mit der Sonne übertreiben. Das sind nur einige kurze Beispiele, die die Bedeutung der Haut für den gesamten Organismus verdeutlichen.

Die einzelnen Hautschichten

Schicht für Schicht kann man unter dem Mikroskop die einzelnen Hautschichten erkennen.

- Oberhaut (Epidermis)
- Lederhaut (Dermis/Corium)
- Unterhautfettgewebe (Subdermis)

Der Querschnitt der Haut zeigt, wie komplex sie aufgebaut ist. Betrachtet man die Hautschichten unter dem Elektronenmikroskop, kann man einzelne Schichten erkennen, die alle besondere Aufgaben haben. Die obere Hautschicht, dort wo die Pflegeprodukte ihre Wirkung entfalten, ist gerade einmal 0,5 Millimeter dick! Es lohnt sich, diese Schicht von einem halben Millimeter unter kosmetischen Aspekten besonders zu betrachten. Sie gilt es zu pflegen, mit Feuchtigkeit zu versorgen und geschmeidig zu halten, damit sie ihre Funktion erfüllen kann. Denn sie verhindert auf ganz natürliche Weise, dass Substanzen in die Haut eindringen können, die dort nichts zu suchen haben. Je dünner sie ist, desto leichter können ungewollte Substanzen über die Haut in den Körper gelangen.

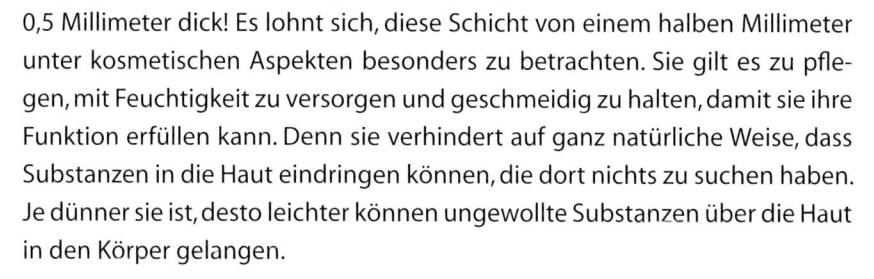

SCHUTZSCHILD DER HAUT: DIE ÄUSSERE PUFFERZONE

Die äußerste Schutzbarriere ist der natürliche Hydrolipidmantel der Haut. Die äußere Hautschicht wird benetzt von einem feinen Sekretfilm aus den Talg- und Schweißdrüsen. Oft wird diese wichtige Hautfunktion fälschlicherweise mit einer Übersäuerung der Haut in Zusammenhang gebracht, weil diese Schicht auch Säureschutzmantel genannt wird. Ich verwende lieber den Fachbegriff Hydrolipidmantel. Die äußere Hautschicht bildet die erste wichtige Barriere, um das Eindringen fremder Stoffe über die Haut in den Organismus zu verhindern. Die Mischung aus Talg, Schweiß und Hautschuppen hält die Haut geschmeidig, schützt sie vor Austrocknung und wehrt Krankheitserreger ab. Mit dem Schweiß werden Milchsäurebakterien ausgeschieden, die auf dieser Schicht einen leicht sauren pH-Wert bilden. In diesem Milieu fühlen sich Bakterien nicht wohl und können nicht überleben. Deshalb weist die gesunde Haut einen pH-Wert von 6,5 auf. Sobald dieser aus dem Gleichgewicht kommt, schüttet die gesunde Haut entsprechende Stoffe aus, um den Schutz wiederherzustellen. Je intakter die Hautbarriere ist, desto widerstandsfähiger ist die Haut. Dieses Puffersystem funktioniert bei Babys noch nicht. Sie benötigen einige Wochen, bis sich der vollständige Schutz ausgebildet hat. Jahreszeiten, Luftfeuchtigkeit, Ernährung oder eine Übersäuerung des Organismus haben Einfluss auf den Hydrolipidmantel. Bei älteren Menschen und Aknepatienten verschiebt sich der pH-Wert der Haut ebenfalls.

Auch wenn Fans von basischer Kosmetik einen anderen Standpunkt vertreten: Fakt ist, die Haut reguliert ihren pH-Wert selbst und stellt ihn im leicht sauren Milieu mit einem pH-Wert um 6,5 immer wieder ein. Wenn Sie sich mit Seife (pH-Wert um 9) oder stark alkalischen (basischen) Reinigungsmitteln waschen oder basische Cremes verwenden (pH-Wert über 8), wird die Haut für kurze Zeit basisch. Die Schweißdrüsen arbeiten dann auf Hochtouren, um den Schutz schnell wiederherzustellen, die Ausscheidung wird beschleunigt und dabei werden auch verstärkt Abbauprodukte über die Haut ausgeschieden. Ein super Detox-Effekt, doch eine tägliche Überreizung kann den Hydrolipidmantel nachhaltig schädigen und zur Austrocknung der Haut führen.

Einmal im Monat ist bei gesunder Haut Schichtwechsel. Denn so lange brauchen die Hautzellen, um von der in Zacken verlaufenden Basalzellschicht am unteren Ende der Epidermis an die Oberfläche zu gelangen. Auf dem Weg nach oben verändern sie Form und Funktion, bis sie immer platter werden und dicht übereinander den äußeren Schutzschild bilden und am Ende unmerklich abschilfern. Die kontinuierliche Veränderung der Hautzellen vom Reifen bis zum Absterben ist ein faszinierender natürlicher Prozess, der keinesfalls gestört werden sollte. Der Sinn von Naturkosmetik ist es, die Haut zu unterstützen, damit sie ihre Funktionen möglichst lange aufrechterhalten kann.

Ist die Haut beispielsweise zu trocken, lösen sich die Hornplättchen zu schnell ab, ist sie zu fettig, bleiben diese zu lange auf der Haut kleben. Beides versucht man über die richtige Pflege auszugleichen. Die Basalschicht ist unsere »Hautfabrik«; hier werden ununterbrochen Zellen geteilt. Wir haben auf einem Quadratzentimeter Haut rund 600 000 Hautzellen. Eine unglaubliche Zahl, die nur erahnen lässt, was für ein komplexes Organ unsere Haut ist. Sie regeneriert sich permanent selbst. Logischerweise wollen viele Kosmetikprodukte auf diese Unmenge an Hautzellen Einfluss nehmen, damit sie sich fleißig teilen. Auf dem Weg dahin haben Kosmetikwirkstoffe allerdings viele Hürden zu überwinden. Nur wenige Inhaltsstoffe schaffen es aus dem Cremetiegel bis hierher. Sie müssen winzig klein sein, um durch alle Zwischenräume der darüberliegenden Hautschichten zu kommen. Das gilt für herkömmliche Kosmetik ebenso wie für Naturkosmetik. Natürliche Wirkstoffe greifen nicht in den Hautstoffwechsel ein wie unzählige Konstrukte aus dem Labor. Ihre Bestandteile sollen die Zellen vitalisieren und die Funktionen der verschiedenen Hautschichten unterstützen. Einige Beispiele: Feine Samenöle wie Kiwisamen-, Acaibeeren- oder Borretschsamenöl gelangen in tiefere Hautschichten. Im Gegenteil zu Olivenöl, dessen Struktur anders ist und das eher auf der Hautoberfläche verbleibt und die Haut schützt. Außerdem schaffen es Vitamine, Spurenelemente und sogenannte Polyphenole (sekundäre Pflanzenstoffe) aus Pflanzen, tief in die Haut einzudringen und die Regeneration gezielt anzuregen. Sie liefern Baustoffe, die für die Zellteilung notwendig sind.

Der Sinn von Naturkosmetik ist es, die Haut zu unterstützen, damit sie ihre Funktionen möglichst lange aufrechterhalten kann

DIE OBERHAUT

Der oberen Hautschicht sollte unsere ganze Aufmerksamkeit gehören. Ein Zuviel an Waschen, Duschen oder Peelings kann die Oberhaut schädigen. Bei einer Dicke von einem halben Millimeter kann das leicht passieren. Zum

Beispiel durch Tenside und Emulgatoren, die in fast jedem Kosmetikprodukt enthalten sind. In herkömmlicher Kosmetik sind das häufig PEGs (Polyethylenglykole), diese stehen im Verdacht, die Hautbarriere durchlässiger zu machen. Dadurch brechen die Zellverbände auf ihrem Weg nach oben zu früh auf und die Haut wird durchlässiger für Stoffe, die nicht in den Organismus gelangen sollen. Naturkosmetik verwendet natürliche Emulgatoren, die aus Pflanzen gewonnen werden, oder bewährte Substanzen wie Bienenwachs, Lecithin oder Wollwachs.

Bedenken Sie: Kosmetik dient zur Pflege der Haut, die Haut wird von innen ernährt! Die Nährstoffe und Spurenelemente, die die Hautzellen benötigen, um sich zu teilen, werden permanent über das Blut herangeführt. Die Pflege von außen unterstützt diesen Prozess, kann die Haut jedoch niemals mit ausreichend Nährstoffen versorgen. Deshalb gilt: Je gesünder die Ernährung und je besser die Blutgefäße in Schuss sind, desto besser sieht Ihre Haut aus. Unterstützen Sie diesen Prozess daher durch eine vitalreiche Kost mit viel Obst und Gemüse, genügend Flüssigkeit (mindestens zwei Liter Wasser am Tag) und ausreichend Bewegung.

Oft hören Sie das Argument, die Haut »atmet«. Der Sauerstoff, den die Haut benötigt, wird ebenfalls über das Blut in die Hautzellen transportiert. Die Haut kann im Sinn einer Sauerstoffzufuhr nicht atmen und Sauerstoff von außen aufnehmen. Lediglich ein Prozent der Sauerstoffaufnahme erfolgt über die Haut. Die Versorgung des Organismus mit Sauerstoff ist Aufgabe der Lungen, nicht der Haut. Von Hautatmung kann man daher nur im übertragenen Sinne sprechen, wenn es um die Ausscheidungen der Haut geht. Hier sollte in der Tat für eine gute Durchlässigkeit gesorgt werden, damit die Stoffe über die Poren nach außen gelangen können. Dazu gehören natürliche Textilfasern für die Bekleidung und auch durchlässige Pflanzenöle, die die Basis von Naturkosmetik-Produkten bilden.

DIE LEDERHAUT

In der Hautschicht, die auch Corium genannt wird, befinden sich die Blut- und Lymphbahnen. An der Grenze zur Basalzellschicht findet der Stoffaustausch statt. Das Blut transportiert alles heran, was die Hautzellen benötigen, und nimmt über die Venen mit, was nicht mehr gebraucht wird. Bis hierher schaffen es kosmetische Wirkstoffe kaum.

Die Lederhaut ist dreimal so dick wie die Oberhaut, ein komplexes Netz an Fasern sorgt für die Festigkeit und Elastizität der Haut. In den Hohlräumen dieser Schicht tummeln sich Blutgefäße, Lymphbahnen und Fettzellen. Aber auch Nervenbahnen und Tastkörperchen sind hier zu finden, die dafür verantwortlich sind, dass wir über die Haut Sinneseindrücke wahrnehmen können. In dieser Hautschicht ist zudem das Haar verwurzelt und hier ankern auch die Schweiß- und Talgdrüsen. Wenn das Fasernetz im Laufe des natürlichen Alterungsprozesses loser wird, die Abstände größer und sich auch mehr Wasser und Fett im Gewebe ansammeln, drückt dies nach außen. Diese Dellen nennt man Cellulite.

Expertentipp:

Wechselduschen oder Trockenbürstenmassagen regen den Kreislauf an und verbessern damit die Versorgung der Haut mit frischen Nährstoffen – von innen!

DAS UNTERHAUTFETTGEWEBE

Diese dritte Hautschicht hat ebenso wichtige Funktionen wie die darüberliegenden Schichten. Sie ist lebenswichtig, da sie die inneren Organe vor Verletzungen schützt und Stöße abpolstert. Diese Schicht besteht aus lockerem Bindegewebe, in dessen Zwischenräumen Fettzellen eingelagert sind. Diese Schicht wird von Kosmetikprodukten von außen nicht mehr erreicht. Allerdings spielt sie in der kosmetischen Chirurgie eine große Rolle, weil sich immer mehr Menschen unliebsame Fettzellen absaugen lassen.

Die Haut als Sinnesorgan

Die Aussagen »Die Haut ist das Spiegelbild der Seele« oder »Das geht mir unter die Haut« deuten darauf hin, dass die Haut ein Supersystem für Sinnesempfindungen ist. Sie ist unser Außenfühler und leitet alles an die Schaltstelle im Gehirn weiter. Dort wird dann entschieden, welche Stoffe notwendig sind, um unseren Organismus zu schützen, oder ob Glückshormone ausgeschüttet werden. Bei Sonnenschein und liebevollen Berührungen werden Glückshormone aktiviert. Bei Verletzungen wird die Blutpolizei losgeschickt, um die Wunde zu schließen. Bei Kälte oder Schreck ziehen sich die Blutgefäße so schnell zusammen, dass eine Gänsehaut entsteht. Und dringt eine fremde Substanz über die Haut ein, die nicht dorthin gehört, fährt unser Immunsystem hoch und vertilgt den Fremdkörper einfach. Damit hat es jede Menge zu tun. Umweltgifte und auch einzelne Substanzen von Kosmetikprodukten können das Immunsystem ebenfalls auf Trab halten. Es arbeitet permanent auf Hochtouren. Auch über die Nahrung oder über die Lunge kommen Substanzen in unseren Körper, die ihn belasten können. Sind es zu viele Substanzen oder eine Kombinationen weiterer Faktoren, reagiert der Körper mit Unverträglichkeiten oder einer Allergie. Wird die Allergie von einem Kosmetikprodukt ausgelöst, spricht man von einer Kontaktallergie. Damit wird bereits deutlich, dass es wichtig ist, mit welchen Substanzen die Haut in Berührung kommt. Eigentlich logisch: Je hautverwandter ein Stoff ist, desto besser. Je künstlicher ein Stoff ist, desto fremder ist er für die Haut. Das gilt für Kosmetik und Kleidung gleichermaßen. Denn auch über Kleidung (unsere zweite Haut) kommt die Haut mit chemischen Stoffen, die in der Kleidung hängen, in Berührung, die ihr schaden können. Auch Stress und falsche Ernährung (zu sauer) können zu einer Störung des Hautstoffwechsels führen.

Hauttyp und Hautzustand

Die Haut weiß selbst, was sie braucht, doch wir haben verlernt, das zu erkennen. Solange wir jung sind, arbeiten alle Hautschichten perfekt zusammen. Doch bereits ab einem Alter von 25 Jahren lassen die Funktionen nach. Keine Sorge, dann dauert es noch eine Weile, bis sich die ersten Fältchen zeigen. Ich finde, eine schöne Haut ist zwar nicht immer faltenfrei, aber sie ist ausgeglichen und gesund. Sie verfügt über eine Ausstrahlung, die das Zusammenspiel der inneren und äußeren Schönheit widerspiegelt. Dieses Schönheitsideal hat Elisabeth Sigmund geprägt, die Kosmetikerin, die Dr.-Hauschka-Kosmetik entwickelt hat. Ein wichtiger Grundsatz bei Naturkosmetik ist deshalb, die Haut in ihren Funktionen zu unterstützen und ihre Eigenkräfte zu mobilisieren, damit sie möglichst lange eigenständig alle Funktionen aufrechterhält. Ist sie aus den Fugen geraten und Sie fühlen sich nicht wohl in Ihrer Haut, sollten Sie sie wieder ins Gleichgewicht bringen. Das ist vielleicht leichter gesagt als getan. Es gibt zwei Wege bei Hautirritationen: Sie behandeln sie oberflächlich, dann verschwinden zwar die Symptome, nicht aber die Ursache. Geben Sie Ihrer Haut Zeit, dauert es zwar etwas länger, bis sie sichtbar besser wird, doch dann ist die Balance in allen Hautschichten wieder hergestellt. Ich bin überzeugt, wenn Sie die Grundprinzipien von Naturkosmetik beachten und keine Hautkrankheit vorliegt, schaffen Sie das mit etwas Geduld, guter Beratung und Begleitung durch eine Naturkosmetikerin oder einen guten Hautarzt auf ganz natürlichem Weg. Ich habe viele Menschen beraten und konnte nach wenigen Wochen schon sehr gute Ergebnisse feststellen.

Ein wichtiger Grundsatz bei Naturkosmetik ist, die Haut zu unterstützen und zu mobilisieren

Ist die Haut einmal aus dem Gleichgewicht geraten, ist das richtige Produkt entscheidend. Im Naturkosmetik-Sortiment finden Sie zahlreiche Produkte, deren Wirksamkeit nicht an einen einzelnen Wirkstoff gebunden ist, sondern die so konzipiert sind, dass jeder einzelne Inhaltsstoff zur gewünschten Wirkung beiträgt. Das kann bei einer trockenen Haut z. B. bedeuten, dass nicht nur Fett zugeführt wird, um sie geschmeidig zu halten, sondern sie zusätzlich durch weitere Inhaltsstoffe stimuliert wird, selbst mehr Feuchtigkeit zu speichern. Dazu verwendet Naturkosmetik Stoffe aus der Natur wie beispielsweise Aloe vera als natürlichen Feuchtigkeitsspender, Mandel- oder Sesamöl, da sie dem natürlichen Hautfett ähnlich sind, und die Fruchtsamen der Quitte, die Schleimstoffe enthalten, die den natürlichen Feuchthaltefaktor der Haut erhöhen. Bienen- und Rosenwachs bieten einen guten Schutz und feine Samenöle fangen freie Radikale in der Haut ein. So wirken diese natürlichen Rohstoffe auf die Hautbalance unterschiedlich ein und hinterlassen keine unliebsamen Spuren wie manche chemischen Wirkstoffe auf Mineralölbasis.

Nur wenn Sie wissen, welchen Hauttyp Sie haben und in welchem Zustand sich Ihre Haut aktuell befindet, können Sie die richtigen Produkte verwenden. Wie Sie bereits wissen, unterliegt die Haut vielfältigen eigenen Rhythmen. Der wichtigste ist sicher der 28-Tage-Rhythmus, in dem die Hautzellen gebildet und wieder abgestoßen werden, der Tag-Nacht-Rhythmus, die Lebensphasen, aber auch Sommer und Winter. Auf den Hautzustand haben auch die altersgerechte Pflege und die Lebensführung Einfluss.

> **Alexander Ehrmann, Inhaber der Saint-Charles-Apotheke, Wien**
> »Ich bin immer wieder begeistert vom ganzheitlichen Ansatz der Marke Dr. Hauschka. Sowohl im pharmazeutischen wie auch im kosmetischen Bereich. Um sich in seiner Haut wohlzufühlen, ist auch die Gesundheit wichtig. Das Vulkanmineral Zeolith unterstützt eine Entgiftung und übernimmt im Magen-Darm-Trakt die Rolle eines natürlichen Filters. Die im Körper abgelagerten Umwelt- und Nahrungsmittelgifte werden gebunden und vollständig ausgeschieden. Denn die Haut ist der Spiegel des Darms.«

Wer seine Haut schon in jungen Jahren gut pflegt, schafft die beste Voraussetzung für später, wenn die Spannkraft nachlässt. Ich rate daher, die Pflege unbedingt dem Alter anzupassen. Anti-Aging mit zwanzig kann zu einer frühen Ermüdung der Haut führen. Anti-Aging-Pflege Mitte zwanzig ist nicht ratsam, denn die Haut braucht in dieser Lebensphase andere Wirk- und Pflegestoffe als die Haut ab fünfzig.

HAUTPFLEGE IST TYPSACHE

Weshalb die Haut bei der einen trocken und beim anderen fettig ist, hängt vom Hauttyp ab, der übrigens seit unserer Geburt feststeht. Allerdings verändert sich die Haut im Laufe des Lebens durch vielfältige Einflüsse, je nach Lebensphase und Lebensumstand. Naturkosmetik-Marken gehen selten nur vom Hauttyp aus, sondern passen die Pflege dem aktuellen Hautzustand an.

Können Sie von sich sagen, »Ich habe eine normale Haut«? Dann gehören Sie zu einer Minderheit, denn so wie wir heute leben, findet sich das normale Hautbild immer seltener bei Erwachsenen. Gerade in den letzten Jahren haben Dermatologen und Kosmetikfachleute festgestellt, dass es eine zunehmende Tendenz zu trockener und empfindlicher Haut gibt.

Die Grundtypen der Haut sind:
- die normale Haut
- die trockene Haut
- die fettige Haut
- die Mischhaut

Die normale Haut: Glücklich, wer sie hat – ich kenne kaum jemanden. Sie ist feinporig, rosig, glatt und elastisch, weder zu fett noch zu trocken. Der Fett- und Feuchtigkeitshaushalt befindet sich in einem gesunden Gleichgewicht. Fast alle Kinder haben eine normale Haut, bei Erwachsenen ist der »Normalzustand« allerdings weit weniger verbreitet.

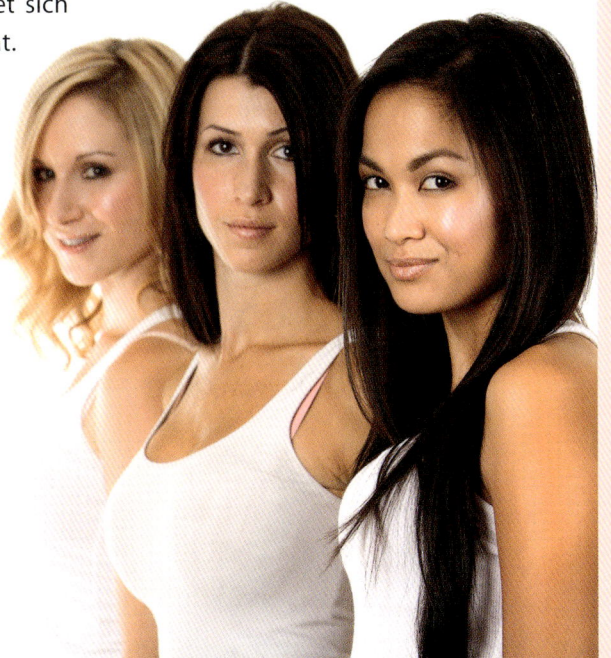

Die trockene Haut sondert zu wenig Talg ab. Die Oberhaut wirkt dadurch matt, rau, schuppig und glanzlos. In extremen Fällen kann Juckreiz auftreten oder die Haut wird rissig. Diese Haut altert schneller, neigt zu erweiterten Äderchen und ist oft sehr empfindlich und spannt.

Bei der fettigen Haut verhält es sich genau umgekehrt. Ein Zuviel an Fett verstopft die Porenausgänge. Infolgedessen wird die Haut grobporig, es bilden sich Mitesser und Pusteln. Sie wird unrein und das kann leicht zu Akne führen. Die Hornschicht ist bei fettiger Haut dicker und schlechter durchblutet. Der Hautschutzmantel gerät aus der Balance. Es entsteht ein basisches Milieu, in dem sich Mitesser und Pickel besonders gut entwickeln können.

Die Mischhaut schließlich zeigt Anteile von allen drei oben genannten Hautzuständen. An der Stirn-, Nasen- und Kinnpartie, der sogenannten T-Zone, glänzt sie schon mal am Morgen und hat auch ein paar Mitesser um die Nase und das Kinn; die Wangen, die Augenpartie und der Hals dagegen sind eher normal oder trocken.

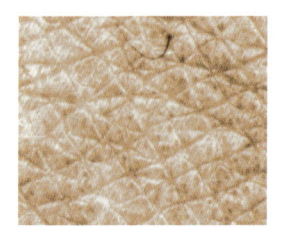

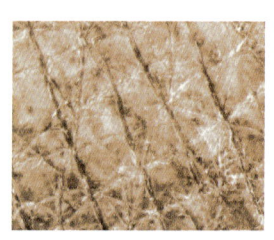

| normale Haut | trockene Haut | alternde Haut |

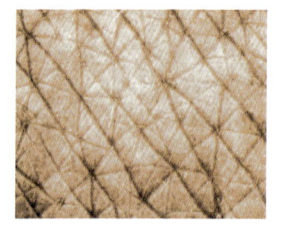

Unter dem Mikroskop lassen sich die Unterschiede zwischen normaler und faltiger Haut gut erkennen. Hier sehen Sie die Oberfläche einer normalen, trockenen und älteren Haut. Mit diesen Fotos leuchtet ein, weshalb typgerechte Pflege wichtig ist.

DER AKTUELLE HAUTZUSTAND

Im Laufe des Lebens verändert sich die Haut. Der Hautzustand kann empfindlicher sein, feuchtigkeitsarm oder zu starken Verhornungen neigen. Als reif wird die Haut bezeichnet, wenn ihre Festigkeit deutlich nachgelassen hat. Vor allem nach einer Krankheit, während der Schwangerschaft, im Sommer, im Winter oder in den Wechseljahren passt die bisherige Pflege oft nicht mehr zum aktuellen Hautzustand. Dann ist es häufig notwendig, die Pflege umzustellen. Von den Rhythmen der Haut haben wir bereits gesprochen, sie beeinflussen den Hautzustand und sind unbedingt einzubeziehen. Manchmal fehlt ihr mehr Feuchtigkeit als Fett oder sie reagiert empfindlicher, spricht schnell auf Wärme und Kälte an, und bisweilen zeigt sich ein Pickel, wenn man diesen gerade gar nicht haben möchte.

Im Winter wird die Haut durch niedrige Außentemperaturen und trockene Heizungsluft zusätzlich strapaziert und benötigt eine andere Pflege als im Sommer. Die Folge kann sein, dass sie spannt und irritiert ist, da die Empfindlichkeit im Winter zunehmen kann. Dann zeigen sich Rötungen, schuppige Stellen, Unreinheiten oder erweiterte Äderchen. Ob ihr Feuchtigkeit oder Fett fehlt, ist für den Laien gar nicht so leicht zu erkennen. Feine längliche Linien deuten auf feuchtigkeitsarme Haut hin, schuppige Hautstellen und Spannungsgefühl auf Mangel an Fett.

Sie können selbst viel dazu beitragen, Ihren Hautzustand zu beeinflussen. Dazu gebe ich Ihnen einige Tipps:

- Passen Sie Ihre Hautpflege den Jahreszeiten an. Das gilt nicht nur für die Gesichts-, sondern auch für die Körperpflege.
- Braucht die Haut eine Extraportion Unterstützung, finden Sie passende Nahrungsergänzungsmittel oder probieren Sie Schüßler-Salze aus.
- Gönnen Sie sich ruhig mal ein kleines Stück dunkle Schokolade, das fängt die freien Radikale ein!
- Schwangerschaft und Stillzeit zeigen sich auch an der Haut. Gönnen Sie sich häufiger eine Maske oder ein Ölbad, das stärkt die Haut, denn die Kräfte sind woanders gebunden. Und pflegen Sie regelmäßig die sich dehnende Haut am Bauch.
- Hormonelle Schwankungen und Wechseljahre hinterlassen sichtbare Spuren, passen Sie Ihre Pflege an!

◗ Auch während und nach Krankheiten ist die Haut oft verändert und braucht neue Impulse. Intensivieren Sie Ihre Pflege oder wechseln Sie sie!

Was lässt uns alt aussehen?

Zunächst: das Leben selbst, ob wir wollen oder nicht. Ab Mitte zwanzig fängt es an. Die Hautzellen teilen sich langsamer und nehmen im Laufe des Lebens immer mehr ab. Geben Sie nicht Ihren Genen die Schuld, nicht sie sind hauptsächlich dafür verantwortlich, wie Ihre Haut aussieht, sondern Ihr Lebensstil. Moderne Hautforschung hat herausgefunden, dass vor allem winzig kleine Entzündungen in der Haut für die Geschwindigkeit des Alterns verantwortlich sind. Diese werden u. a. durch die im Organismus und der Haut herumirrenden freien Radikale verursacht. Diese Moleküle werden so genannt, weil sie nach einem passenden Partner suchen, um dann in einen chemisch stabilen Zustand zu gelangen. Sowohl über die Ernährung als auch über die Hautpflege sind daher Wirkstoffe hilfreich, die genau hier ansetzen und diese freien Radikale bändigen. Dafür sind beispielsweise die ungesättigten Fettsäuren aus den feinen Samenölen ideal. Sie verbinden sich mit den freien Sauerstoffmolekülen der freien Radikale und machen sie unschädlich.

Was tun bei Unverträglichkeiten?

Wenn Sie unter Unverträglichkeiten und Hautirritationen leiden, sollten Sie als ersten Schritt die Pflege reduzieren und die Haut ein paar Tage ganz in Ruhe lassen. Zeigt sich eine Beruhigung, dann war es einfach zu viel an Pflege.

Klingen die Irritationen jedoch nicht ab, ist der Weg zum Arzt angeraten. Nun gilt es zu klären, ob es sich um ein Kontaktekzem handelt. Gleichzeitig sollten Sie auf die Inhalte Ihrer Produkte achten. Auf der sogenannten INCI-Liste (International Nomenclature of Cosmetic Ingredients, Internationale Nomenklatur für kosmetische Inhaltsstoffe), die für jedes Produkt vorhanden sein muss – entweder aufgedruckt auf der Packung oder bei Kleinartikeln wie Mascara und Kajal als Liste einsehbar im Geschäft –, finden Sie alle Inhaltsstoffe. Falls Sie die Packung nicht mehr haben, finden Sie in der Regel im Internet alle Inhaltsstoffe des Produkts. Am besten drucken Sie die INCI-Liste des fraglichen Produkts aus und nehmen sie mit zum Arzt. Auch wenn nicht immer leicht zu bestimmen ist, wodurch die Irritation ausgelöst wurde, können Sie sich vom Arzt testen lassen, auf welche Substanzen Sie allergisch reagieren. Sie erhalten dann mehr Sicherheit, zu welchen Inhaltsstoffen Sie greifen können.

Auf der INCI-Liste stehen alle Inhaltsstoffe

Ich halte allerdings nicht viel davon, einer einzelnen Substanz die Schuld zu geben, da häufig viele Faktoren zur Irritation beigetragen haben. Das Immunsystem ist schon vor dem Ausbruch einer Allergie geschwächt, daher können ganz andere Umstände die Unverträglichkeit ausgelöst haben, die nicht unmittelbar mit dem verwendeten Kosmetikprodukt zusammenhängen müssen. Deshalb hilft zunächst einmal: Pflege zurückfahren und die Haut gegebenenfalls durch Produkte mit wenigen Inhaltsstoffen beruhigen, keinesfalls mit Produkten mit hoher Wirkstoffkonzentration und ätherischen Ölen. Lassen Sie Ihr Immunsystem zur Ruhe kommen und unterstützen Sie Ihren Körper durch ein Detox-Programm – und sei es nur durch einen Gemüsetag mit zwei bis drei Litern Wasser (ohne Kohlensäure!) und ohne Fleisch, Kaffee oder Alkohol.

Hätten Sie gedacht, dass fast jede zweite Frau das Gefühl hat, ihre Haut werde immer empfindlicher? Kein Wunder, dass immer mehr Verbraucher gut verträgliche Produkte suchen und dabei oft Naturkosmetik-Produkten wegen deren guter Verträglichkeit den Vorzug geben. Auch wenn einige wenige Menschen auf natürliche Allergene aus Pflanzen reagieren, die in der Natur vorkommen, so bleibt Naturkosmetik doch Vorreiter in Sachen Verträglichkeit und Unbedenklichkeit.

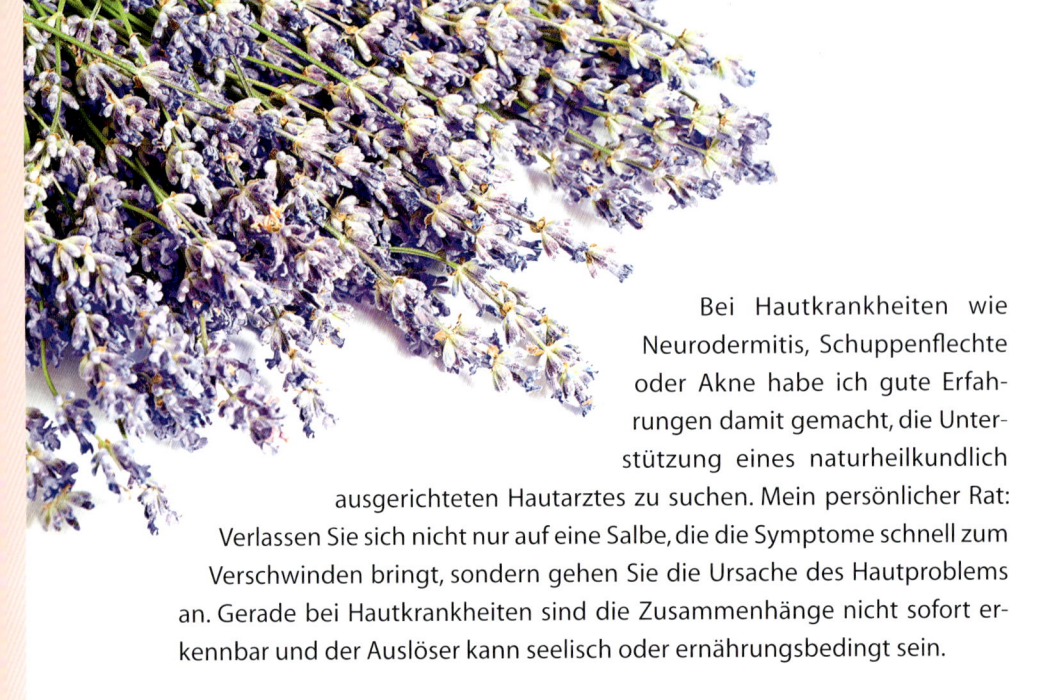

Bei Hautkrankheiten wie Neurodermitis, Schuppenflechte oder Akne habe ich gute Erfahrungen damit gemacht, die Unterstützung eines naturheilkundlich ausgerichteten Hautarztes zu suchen. Mein persönlicher Rat: Verlassen Sie sich nicht nur auf eine Salbe, die die Symptome schnell zum Verschwinden bringt, sondern gehen Sie die Ursache des Hautproblems an. Gerade bei Hautkrankheiten sind die Zusammenhänge nicht sofort erkennbar und der Auslöser kann seelisch oder ernährungsbedingt sein.

Sie haben es in der Hand! Typgerechte Pflege ist die Grundlage schöner Haut. Ihre Ausstrahlung hängt vom Zusammenspiel der äußeren und inneren Schönheit ab. Kümmern Sie sich deshalb um Ihre Schönheit und achten Sie darauf, womit Sie sich pflegen. Sie werden es sehen: Ihre Haut ist und bleibt gesund. Das Sprichwort, die Haut ist das Spiegelbild der Seele, möchte ich gern so erweitern: Die Haut ist das Spiegelbild der Seele und Ausdruck des eigenen Lebensstils.

KAPITEL 3

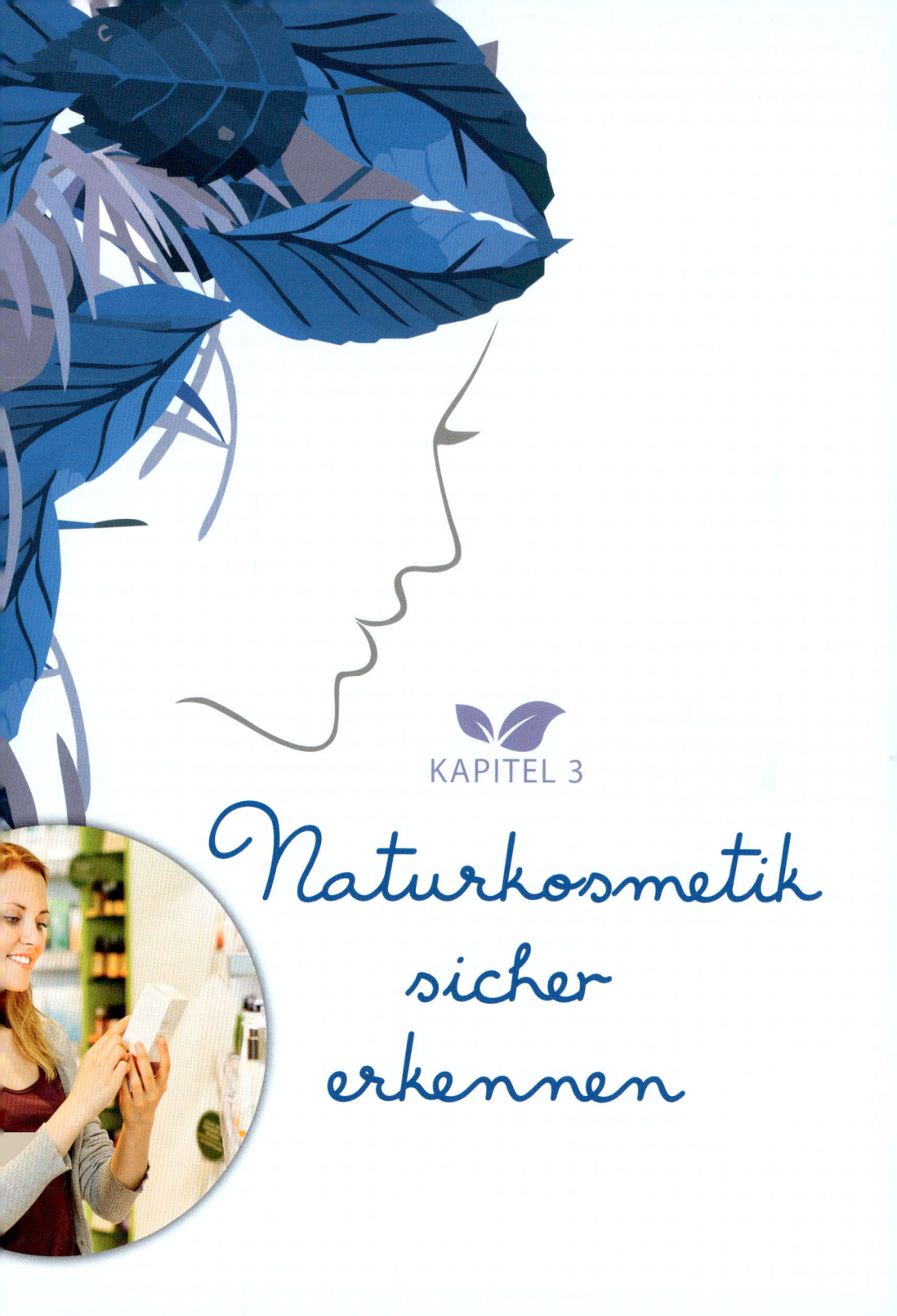

Naturkosmetik sicher erkennen

Der Begriff Naturkosmetik ist nicht klar definiert. Naturkosmetik gibt es in Hülle und Fülle und in unterschiedlicher Ausprägung. Sie finden Produkte mit und ohne Siegel, Marken, die mehrere Siegel tragen, und Kosmetikmarken, die sich stark von Naturkosmetik inspirieren lassen, aber noch lange nicht den Kriterien zertifizierter Naturkosmetik entsprechen. Es gibt herkömmliche Kosmetik mit einzelnen Bio-Wirkstoffen, die weit von Naturkosmetik entfernt sind, und Marken, auf deren Produkten »Natur« steht, aber nur wenig drin ist. Und es gibt Pflanzenkosmetik, die Naturkosmetik manchmal schon sehr nahe kommt. Das kann oftmals ziemlich verwirrend sein. Gütesiegel für zertifizierte Naturkosmetik geben Ihnen eine wichtige Orientierung. Sie können sicher sein, dass ein Produkt, das ein Naturkosmetik-Siegel trägt, geprüft wurde und den Kriterien des jeweilgen Verbandes entspricht.

Zum besseren Verständnis habe ich die Siegel zunächst thematisch zusammengeführt.

Siegel für zertifizierte Naturkosmetik

Da es keine gesetzliche Definition für Naturkosmetik gibt, helfen Siegel, Naturkosmetik zu erkennen. Verschiedene Verbände haben eigene Kriterien festgelegt, um eine klare Grenze zu Greenwashing und herkömmlicher Kosmetik zu ziehen. Sie umfassen die Qualität der Rohstoffe, aber auch Herstellverfahren und Verpackungskriterien. Vor allem schließen sie aus, was in einem Naturkosmetik-Produkt nicht enthalten sein darf.

Auch wenn sich die einzelnen Siegel im Detail unterscheiden oder verschiedene Schwerpunkte aufweisen, so sind sie die einfachste und schnellste Orientierung, um sicher zu sein, dass es sich um ein geprüftes Naturkosmetik-Produkt handelt.

Ich habe die wichtigsten Zertifizierungen, die Sie immer wieder auf Naturkosmetik-Produkten finden, zum besseren Verständnis in Rubriken unterteilt. Auch wenn sich die Kriterien der einzelnen Verbände in einigen Punkten unterscheiden, bei diesen Standards für zertifizierte Naturkosmetik können Sie sich sicher sein: Jedes Produkt, jede Rezeptur durchläuft ein aufwendiges Prüfverfahren, bevor es das Siegel erhält.

Die verschiedenen Siegel helfen, zertifizierte Naturkosmetik zu erkennen

Um die größtmögliche Transparenz zu erhalten, werden die einzelnen Produkte zertifiziert und nicht die gesamte Marke. Wenn ein Produkt (beispielsweise ein Nagellack) die Kriterien für zertifizierte Naturkosmetik nicht erfüllt, erhält dieses Produkt logischerweise kein Siegel. So können Sie Marken im Regal entdecken, bei denen fast alle Produkte ein Naturkosmetik-Siegel tragen – mit Ausnahme der Nagellacke.

Beispiele: NATRUE, BDIH, Ecocert, Cosmebio, ICADA, neuformQUALITÄT, Demeter, SOIL, ICEA und NCS.

COSMOS-STANDARD

Eine Besonderheit ist der Zusammenschluss verschiedener Verbände zur europäischen COSMOS-Gruppe. Dazu gehören die Verbände und Zertifizierungsorganisationen BDIH (DE), Ecocert (FR), Cosmebio (FR), SOIL Association (GB) und ICEA (IT).

Die einzelnen Mitglieder haben ihre unterschiedlichen Ansätze bezüglich der zugelassenen Rohstoffe und Herstellverfahren harmonisiert und bieten nun eine einheitliche Zertifizierung an. Der COSMOS-standard unterscheidet zwei Kategorien: Naturkosmetik und Biokosmetik. Bei COSMOS natural ist kein verbindlicher Bioanteil vorgeschrieben, bei COSMOS organic dagegen schon: Mindestens 95 Prozent der Pflanzen müssen aus Bioanbau stammen, damit das Produkt mit dem COSMOS-organic-Siegel ausgezeichnet werden darf.

Vegane Kosmetik

Vegane Kosmetik enthält keine tierischen Inhaltsstoffe, weder vom lebenden noch vom toten Tier. Ein Vegan-Siegel garantiert, dass keinerlei tierische Bestandteile im Produkt enthalten sind. Am bekanntesten ist die Veganblume der internationalen Vegan Society. Darüber hinaus weist das Siegel des Vegetarierbunds Deutschland wie auch das abgewandelte Reformhaus-Qualitätszeichen auf vegane Kosmetik hin. Es gibt auch jede Menge Hinweise auf den Produkten, die deutlich machen, dass es sich um ein veganes Produkt handelt. Vegane Kosmetik muss allerdings nicht zwingend Naturkosmetik sein. Sie kann deshalb auch synthetische Stoffe enthalten, die bei Naturkosmetik tabu sind.

> **Franziska Schmid, Bloggerin, www.veggie-love.de, Berlin**
> »Veganismus setzt sich bei mir auch im Badezimmer fort. Denn die Ernährungsweisheit ›Du bist, was du isst‹ lässt sich ebenfalls für unsere Haut- und Kosmetikprodukte anwenden. Neben potenziell gesundheitsschädlichen Stoffen möchte ich außerdem nichts vom Tier auf meine Haut auftragen. Zu meinen Favoriten gehört schon lange die vegane Marke i+m Naturkosmetik aus Berlin.«

Tierschutzsiegel

Tierversuche sind bei allen Kosmetikprodukten innerhalb der EU seit einigen Jahren verboten. Tierschutz in der Kosmetikindustrie ist und bleibt jedoch ein wichtiges ethisches Thema, denn es kommt auch darauf an, wie die Substanzen gewonnen werden.

Tierschutz und die Verwendung tierischer Substanzen sind Bestandteile der Kriterien für zertifizierte Naturkosmetik, doch die einzelnen Verbände regeln Tierschutz unterschiedlich: Einige Verbände schließen Substanzen von toten Wirbeltieren aus, andere verwenden generell keine Stoffe von toten Lebewesen. Bei Erzeugnissen von lebenden Tieren kommt es auf die Tierhaltung an und ob dem Tier Leid zugefügt wurde, um die Substanzen zu gewinnen. Deshalb haben Tierschutzvereine und auch der internationale Herstellerverband für tierschutzgeprüfte Naturkosmetik, Kosmetik und Naturwaren e.V. (IHTN) Kriterien weiterentwickelt, die besonders den Tierschutz im Fokus haben. Wer also über zertifizierte Naturkosmetik hinaus besonders auf den Tierschutz achten möchte, kann bei Produkten mit diesen Siegeln sicher sein, dass sie umfassende Kriterien zum Tierschutz erfüllen. Die Siegel haben allerdings unterschiedliche Kriterien – wer ganz sichergehen will, muss die einzelnen Unterscheidungsmerkmale vergleichen.

Beispiele: Leaping bunny, »Mit gutem Gewissen kaufen«, Peta cruelty-free.

Staatliche Biosiegel

Das US-amerikanische Landwirtschaftsministerium vergibt ein Biosiegel auch an Kosmetikprodukte, wenn diese in der Herstellung und dem Vertrieb den Richtlinien des National Organic Program entsprechen (USDA ORGANIC).

Der gesetzlich verbindliche Lebensmittelkodex in Österreich definiert Kriterien für die Zusammensetzung, Produktion, Verarbeitung und Kennzeichnung von Biokosmetik (Austria BIO-Garantie).

Weitere Qualitätssiegel und Kontrollzeichen

Qualitätsauslobungen, die besondere Aspekte wie Nachhaltigkeit, Fair Trade oder Verträglichkeit garantieren oder auch einen Hinweis darauf geben, ob die Produkte ohne genmanipulierte Substanzen hergestellt wurden, finden Sie häufig ergänzend auf Produkten. Diese können sowohl auf herkömmlicher Kosmetik als auch auf Naturkosmetik-Produkten zu finden sein.

Neben Siegeln, die verbindliche Kriterien aufstellen und die Produkte vergleichbar machen, finden Sie auch immer wieder ein Kontrollzeichen auf Produkten, das garantiert, dass die Angaben zur ökologischen Ausrichtung des Unternehmens stimmen. Das Kontrollzeichen EcoControl wird von der gleichnamigen Inspektions- und Zertifizierungsstelle für Naturkosmetik und ökologische Produkte vergeben. EcoControl überprüft in Unternehmen deren firmeneigene ethische und ökologische Kriterien.

Noch ein Hinweis: Neben den seriösen Siegeln und Kontrollzeichen finden Sie jede Menge nachgeahmter Siegel, die von Unternehmen selbst kreiert werden, um eine bestimmte Qualität auszuloben. Sie sehen manchmal den bekannten Siegeln sehr ähnlich und können beim schnellen Griff ins Regal leicht verwechselt werden. Also Augen auf beim Einkaufen.

In der folgenden Tabelle finden Sie in alphabetischer Reihenfolge eine Kurzbeschreibung der Siegel für zertifizierte Naturkosmetik und weiterer Qualitäts- und Kontrollsiegel. Wer mehr Hintergründe und Details wissen möchte, kann diese am bequemsten über die Webseiten der einzelnen Organisationen erfahren.

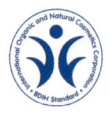

Siegel für zertifizierte Naturkosmetik	
	Mit dem BDIH-Standard wurde 2001 der erste fundierte Kriterienkatalog für Natur- und Biokosmetik geschaffen. Die strengen Vorgaben decken den gesamten Herstellungsprozess, die Rohstoffgewinnung und ethische Aspekte ab. Der Non-Profit-Verband vergibt das Siegel weltweit. Das Zeichen wird auch im Rahmen des COSMOS-standard weiter international als Erkennungszeichen für Hersteller und Verbraucher dienen (Gründungsmitglied der COSMOS-standard AISBL). www.kontrollierte-naturkosmetik.de

Siegel für zertifizierte Naturkosmetik	
BIO	Der französische Naturkosmetikverband vergibt ein eigenes Siegel, das zwei Stufen von Naturkosmetik unterscheidet – je nach Anteil der Naturstoffe (»Eco«: 50 Prozent der Pflanzenrohstoffe stammen aus kbA, »Bio«: 95 Prozent). **www.cosmebio.com**
COSMOS ORGANIC / COSMOS NATURAL / NAT COSMOS NATURAL / BIO COSMOS ORGANIC / ECOCERT COSMOS NATURAL / ECOCERT COSMOS ORGANIC	Den COSMOS-standard haben BDIH, COSMEBIO, ECOCERT, ICEA und SOIL ASSOCIATION vereinbart, um für Natur- und Biokosmetik international vereinheitlichte Kriterien unter besonderer Berücksichtigung von Nachhaltigkeitszielen und um ein einheitliches Zertifizierungsverfahren zu schaffen. Der internationale Non-Profit-Verband COSMOS-standard AISBL regelt die Vergabe der Bezeichnungen »COSMOS natural« bzw. »COSMOS organic«, die zusätzlich zu den bestehenden Siegeln der Mitgliedsorganisationen vergeben werden. »COSMOS organic« ist hierbei Erzeugnissen vorbehalten, die zusätzlich den hierfür geforderten hohen Bioanteil aufweisen. **www.cosmos-standard.org**
demeter	Demeter ist der Verband für biologisch-dynamische Landwirtschaft. Die Richtlinien für Naturkosmetik sehen vor, dass die Gesamtzutaten in Naturkosmetik-Produkten über 90 Prozent Demeter-Qualität aufweisen. **www.demeter.de**
ECOCERT	Die französische Zertifizierungsorganisation prüft seit 2002 Kosmetik und schreibt garantierte Höchst- und Mindestmengen für die natürlichen und biologisch angebauten Inhaltsstoffe vor (»natural«: 50 Prozent der Pflanzenrohstoffe aus kbA, »organic«: 95 Prozent). **www.ecocert.com**
natural ICADA	Die Bio-und-Naturkosmetik-Richtlinie schreibt die obligatorische Verwendung von Bio-Rohstoffen vor, wenn diese mit der Qualität, der Verfügbarkeit und angemessenen Kosten vereinbar ist. Alle anderen Rohstoffe müssen aus der Natur oder positiv gelistet sein. **www.icada.eu**

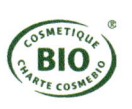

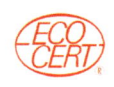

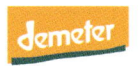

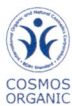

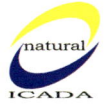

Siegel für zertifizierte Naturkosmetik	
	Das italienische Naturkosmetik-Siegel legt seinen Fokus auf die Qualität der Pflanzen und der Herstellverfahren. Das Siegel beinhaltet auch Kriterien für eine umweltfreundliche Verpackung. www.icea.info
	Das Siegel wird von dem internationalen Verband für Naturkosmetik mit Sitz in Brüssel vergeben, um weltweit Naturkosmetik zu fördern und zu schützen. Gegründet 2007, liefert der Verband NATRUE einen sehr hohen Standard und unterteilt Naturkosmetik in drei Stufen, je nach Grad des enthaltenen Bioanteils. Es gelten strenge Höchst- und Mindestmengen für jeden Level. www.natrue.org
	Die Kosmetik-Richtlinien des Bio-Anbauverbandes Naturland basieren auf den Richtlinien des europäischen COSMOS-standards. 95 Prozent der Inhaltsstoffe müssen aus Naturland-zertifizierten Betrieben stammen. **www.naturland.de**
	Der Natural Cosmetic Standard ist eine Produktzertifizierung von Natur- und Biokosmetik. Die Zertifizierung wird verbandsunabhängig durchgeführt. **www.cse-label.org**
	Dieses Qualitätszeichen kennzeichnet Produkte im Reformhaus. Exklusiv- und Qualitätspartner dürfen das neuform-Qualitätszeichen auf den Produkten verwenden. Das Qualitätszeichen gilt über Naturkosmetik und dermatologisch-medizinische Kosmetik hinaus auch für andere Warengruppen. **www.reformhaus.de**
	Das Siegel des englischen Anbauverbands finden Sie auf internationalen Naturkosmetik-Produkten, vor allem aus englischsprachigen Ländern. Soil überprüft den Anteil biologischer Pflanzenrohstoffe und legt die Verarbeitungsschritte fest. **www.soilassociation.org**

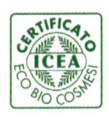

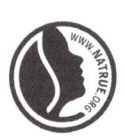

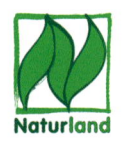

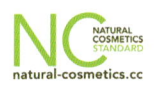

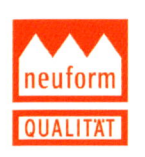

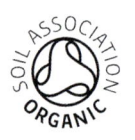

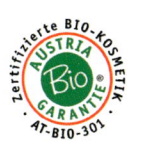

Staatliche Biosiegel	
	Österreich hat eigene Kriterien für Natur- und Biokosmetik verabschiedet, welche im Österreichischen Lebensmittelbuch definiert sind. Bei Bio-Kosmetikprodukten müssen mind. 95 Prozent der pflanzlichen Rohstoffe aus kbA stammen, wobei 100 Prozent anzustreben sind. Die Kontrolle und Zertifizierung durch die Austria-Bio-Garantie sind durch das Siegel erkennbar – zu finden auf Bio-Kosmetikprodukten aus Österreich. **www.abg.at**
	Auf Naturkosmetik-Produkten aus den USA und auch auf Produkten, die dort verkauft werden, finden Sie häufig dieses staatliche Biosiegel. **www.ams.usda.gov**
Weitere Qualitäts- und Kontrollsiegel	
	Der Certified-Sustainable-Economics-Standard deckt alle Bereiche der Nachhaltigkeit ab – Ökologie, Soziales und Ökonomie. Der Kriterienkatalog ermöglicht es, unternehmenseigene Schwerpunkte zu setzen. **www.cse-label.org**
	Produkte mit diesem Siegel des Deutschen Allergie- und Asthmabundes sind frei von Duftstoffen und bekannten Allergieauslösern, daher sind sie für Kontaktallergiker, Asthmatiker und empfindliche Personen besonders geeignet. Die Rezepturen werden vom DAAB bewertet und die gute Verträglichkeit der Produkte im Anwendertest bestätigt. **www.daab.de**
	Dieses Kontrollzeichen versichert, dass der ökologische Standard in einem Unternehmen sowie der Einsatz von Bio-Rohstoffen eingehalten werden. **www.eco-control.com**
	Die fair-for-life-Richtlinien umfassen soziale, ökologische und ethische Aspekte zur Verbesserung der Lebens- und Arbeitsbedingungen und haben den fairen Handel im Fokus. **www.fairforlife.net**

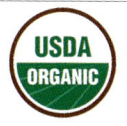

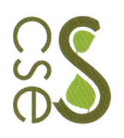

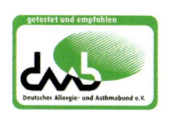

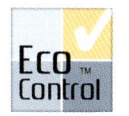

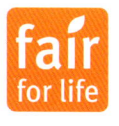

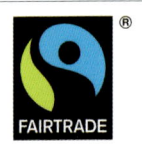

	Dieses Siegel finden Sie auf Kosmetik und vielen anderen Produkten, wenn sie einen Mindestanteil Fair-Trade-Rohstoffe enthalten. Der Anteil fair gehandelter Rohstoffe ist bei einzelnen Produktgruppen unterschiedlich. **www.fairtrade.de**
Tierschutzsiegel	
	Das Siegel »Mit gutem Gewissen kaufen« des internationalen Herstellerverbands für tierschutzgeprüfte Naturkosmetik, Kosmetik und Naturwaren e.V. (IHTN), früher (IHTK), hat seine Kriterien neben umfassendem Tierschutz um Kriterien zu Nachhaltigkeit und Rohstoffen erweitert. **www.ihtn.de**
	Dieses internationale Tierschutzzeichen garantiert Ihnen, dass das Produkt nicht an Tieren getestet wurde. **www.leapingbunny.org**
	Die internationale Tierrechtsorganisation Peta listet alle Marken auf, die schriftlich zugesichert haben, dass keine Tierversuche durchgeführt oder in Auftrag gegeben werden. **www.peta.de**
Vegane Kosmetik	
	Das Siegel des internationalen Verbandes Vegan Society mit Sitz in Birmingham findet man global nicht nur auf Kosmetikprodukten, sondern auch auf Lebensmitteln, Kleidung, Reinigungsprodukten und anderen Produkten. Es garantiert, dass keinerlei tierische Substanzen enthalten sind. **www.vegansociety.com**
	Das Qualitätszeichen der Reformhaus eG zeichnet vegane Produkte mit diesem Siegel aus. **www.reformhaus.de**

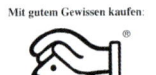

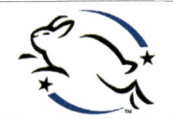

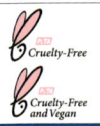

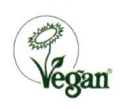

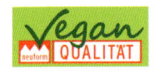

Sie sehen, es gibt jede Menge Unterscheidungen und eine Vielzahl von Siegeln. Neben den Siegeln für zertifizierte Naturkosmetik überprüft das Magazin *ÖKO-TEST* monatlich Produkte auf Inhalts- und Schadstoffe und weitere ökologische Aspekte wie z. B. den Verpackungsaufwand. Zur besseren Unterscheidung werden die Testergebnisse im Heft gesondert dargestellt. Sie finden eine Rubrik mit Naturkosmetik und eine mit herkömmlicher Kosmetik.

Stiftung Warentest ist eine Bundesstiftung und hat die offizielle Aufgabe der Regierung, Produkte auf deren Werbeaussagen und Wirkversprechen hin zu überprüfen. Die Stiftung prüft mehrmals im Jahr Kosmetikprodukte. Besondere Aufmerksamkeit erhielt jüngst die Analyse von Stiftung Warentest zu Bestandteilen von Mineralöl in Kosmetikprodukten, die auf erhebliche gesundheitliche Risiken durch die Stoffgruppen gesättigter Kohlenwasserstoffe (MOSH) und aromatischer Kohlenwasserstoffe (MOAH) hindeutet. Welche und wie viele Bestandteile des Mineralöls durch die Haut eindringen, ist nicht ausreichend erforscht – nun bleibt nur zu hoffen, dass Reaktionen aus der Politik und Industrie erfolgen.

In Österreich finden sich im Verbrauchermagazin *Konsument* Testergebnisse, diese lehnen sich häufig an die Ergebnisse der Stiftung Warentest an.

In der Schweiz gibt es die beliebte TV-Sendung *Kassensturz*, in der auch immer wieder Kosmetikprodukte vorgestellt und kritisch bewertet werden. Die Zeitschrift *K-Tipp* veröffentlicht ebenfalls Ergebnisse von Kosmetiktests.

Bei all den Auslobungen stellt sich die Frage nach einem einheitlichen Siegel für Naturkosmetik – das ist jedoch nicht in Sicht. Nun hat es sich allerdings eine internationale Arbeitsgruppe, in der die gesamte Kosmetikindustrie vertreten ist, zusammen mit der Internationalen Organisation für Normung, besser bekannt unter ISO, zur Aufgabe gemacht, internationale ISO-Richtlinien für Naturkosmetik zu entwickeln. Der Prozess läuft noch und das Ergebnis ist zur Zeit der Drucklegung offen. Ob dies nun eine bessere Orientierung für Konsumenten bringt, bleibt abzuwarten. Experten gehen davon aus, dass die ISO-Richtlinien deutlich schwächer sein werden als der bereits erreichte Standard für zertifizierte Naturkosmetik.

Naturkosmetik ist nicht immer Biokosmetik

Immer wieder gibt es auch Unsicherheiten, ob Naturkosmetik eigentlich auch immer Biokosmetik ist. Zwischen Naturkosmetik und Biokosmetik gibt es jedoch einen feinen Unterschied. Diese beiden Gruppen unterscheiden sich innerhalb zertifizierter Naturkosmetik durch den Anteil der Rohstoffe aus kontrolliert-biologischem Anbau. Zur Berechnung des Bioanteils darf der Wasseranteil in Produkten nicht dazugezählt werden. Das hat zur Folge, dass alle Produkte wie Emulsionen und Shampoos, deren Rezepturen Wasser enthalten, den Status Biokosmetik nicht erreichen können.

Die Begriffe Naturkosmetik und Biokosmetik werden zudem im internationalen Markt unterschiedlich verwendet. Im deutschen Sprachraum sprechen wir von Naturkosmetik und schließen damit Biokosmetik meist mit ein. Genauer wäre es, von Natur- und Biokosmetik zu sprechen. Zur Verwirrung tragen auch Übersetzungen bei. Im internationalen Markt spricht man meist von »organic«, und verwendet diesen als Oberbegriff für Naturkosmetik.

Pflanzenkosmetik und »Free from«

Eine wichtige Unterscheidung möchte ich an dieser Stelle nochmals aufgreifen.

Zwischen Naturkosmetik und herkömmlicher Kosmetik gibt es einen Bereich im Kosmetikmarkt, den man am besten folgendermaßen umreißt: So viel Natur wie möglich, so wenig Chemie wie nötig. So könnte man die Idee von Marken beschreiben, die schon jede Menge natürlicher Rohstoffe, vor allem Pflanzenwirkstoffe, einsetzen oder aber auflisten, was nicht enthalten ist. Die Marken nach dem Konzept »Free from …« verfolgen ihr eigenes Natürlichkeitskonzept. Sie loben beispielsweise aus, dass sie frei von Parabenen, SLS oder gentechnisch veränderten Organismen sind, allerdings offenbart erst der Blick auf die INCI-Liste, wie natürlich die Rezeptur wirklich ist. Oft findet man dann weitere bedenkliche Inhaltsstoffe, die nicht ausgetauscht wurden. Diese Marken verzichten auf viele umstrittene Inhaltsstoffe und sind in der Tat natürlicher, aber sie entsprechen nicht den Anforderungen zertifizierter Naturkosmetik. Die Übergänge sind fließend und reichen von einfacher Pflanzenkosmetik wo lediglich die Wirkstoffe pflanzlich sind, bis zu Naturkosmetik-Produkten ohne Siegel.

Viele Marken verzichten auf einige umstrittene Inhaltsstoffe, entsprechen aber nicht den Anforderungen zertifizierter Naturkosmetik

Ohne Siegel müssen Sie daher selbst den gewünschten Grad an Natürlichkeit erforschen. Mein Natürlichkeitsindex auf Seite 84 kann Ihnen dabei Orientierung geben.

Die INCI-Deklaration

Um die Verbraucher besser zu informieren, hat der Gesetzgeber vor vielen Jahren beschlossen, eine einheitliche Kennzeichnungspflicht einzuführen. Jeder Hersteller ist verpflichtet, alle Inhaltsstoffe auf der Packung anzugeben. Auch wenn sich diese Liste wie ein Chemielexikon liest, empfiehlt sich immer ein Blick darauf. Zugegeben, diese sogenannte INCI-Liste, die eine vereinheitlichte internationale Schreibweise darstellt, ist nicht einfach zu lesen. Der Mix aus englischen und chemischen Fachbegriffen, lateinischen botanischen Bezeichnungen für Pflanzenteile, numerischen Abkürzungen für Farbpigmente (C.I.), die erlaubte Zusammenfassung von Duftstoffen (Fragrance) und gleichzeitig die Anforderung, 26 einzelne Duftbestandteile, die ein hohes Allergierisiko aufweisen, einzeln anzugeben, sind auf den ersten Blick wenig hilfreich und können verwirren. Wenn man sich etwas auskennt, ist es aber gar nicht so schwer: Die Inhaltsstoffe werden in absteigender Reihenfolge nach Menge genannt.

Die Angabe, ob die Rohstoffe aus kontrolliert-biologischem Anbau stammen, ist freiwillig. Einige Naturkosmetik-Anbieter vermerken, welche Bestandteile aus biologischem Anbau stammen, andere Marken verzichten auf diese Kennzeichnung auf dem Produkt. Sie geben im Internet oder in ihren Broschüren Auskunft über die Rohstoffqualität.

> **Expertentipp:**
>
> Bei Kleinartikeln ohne Umverpackung wie Lippenstift oder Mascara hält der Handel für Sie in Reichweite eine Liste mit den Inhaltsstoffen bereit, denn auf diesen Miniartikeln hätte die INCI-Liste keinen Platz. Wenn Sie überprüfen möchten, ob bestimmte Inhaltsstoffe im Produkt enthalten sind oder solche, die Sie vermeiden möchten, gibt es Apps, mit denen Sie schnell und direkt vor Ort im Geschäft die Qualität prüfen können. So können Sie direkt beim Einkaufen die Auswahl treffen. Außerdem finden Sie im Adressteil weitere Hinweise und Literaturempfehlungen.

Naturkosmetik einkaufen

Naturkosmetik ist heute überall dort zu finden, wo es auch andere Kosmetikprodukte zu kaufen gibt. Naturkosmetik bietet ein ausgewogenes Preis-Leistungs-Verhältnis und ist in allen Preislagen verfügbar. Jedoch sind nicht alle Marken – wie bei Kosmetik üblich – überall zu finden. Marken entscheiden sich für bestimmte Vertriebswege und das spiegelt sich im Angebot wider. Viele unbekannte internationale Nischenmarken finden Sie vor allem in deren eigenen Onlineshops, in Webshops oder in spezialisierten Geschäften, während Sie bekanntere Marken an vielen unterschiedlichen Verkaufsstellen erwerben können.

Naturkosmetik-Fans können entsprechend Produkte heute überall im

Handel finden. In der Parfümerie und im Kauf- bzw. Warenhaus entdecken immer mehr Kunden Naturkosmetik. Das beste Einkaufserlebnis bieten spezialisierte Geschäfte oder Shop-in-Shop-Konzepte mit großen Naturkosmetik-Fachabteilungen. Diese Einkaufsorte bieten die größte Vielfalt und Sie erhalten in der Regel eine gute Beratung. Naturkosmetik-Fachgeschäfte verfügen meist noch über eine angeschlossene Kosmetikkabine. Auch in der Apotheke gibt es Naturkosmetik, doch nicht jede Apotheke führt ein breites Angebot. Traditionell wird Naturkosmetik in den Reformhäusern und im Bio-Fachhandel schon seit vielen Jahrzehnten angeboten. Das Reformhaus hat eine lange Tradition, exklusive Reformhauskosmetik und Naturkosmetik gehören zum festen Bestandteil des Sortiments. Die Anfänge des Bio-Fachhandels in den 1970er-Jahren gründeten auf der Idee, sämtliche Bioprodukte unter einem Dach anzubieten, dazu gehört natürlich auch Naturkosmetik. Heute sind Bio-Fachgeschäfte und Bio-Supermärkte Spezialisten für Bio-Lebensmittel. Naturkosmetik ist weiterhin im Angebot – in ganz unterschiedlicher Breite.

Interessanterweise ist Naturkosmetik in der 5-Sterne-Hotellerie gut vertreten. Exklusive internationale Naturkosmetik-Marken bieten hier einen Service der Sonderklasse. Behandlungsrituale, die sich von der üblichen Kosmetikbehandlung absetzen, sind dabei ein Muss. Außerdem finden Sie überall Naturkosmetik-Institute, die einem Geschäft angegliedert sind, oder Naturkosmetikerinnen, die sich auf eine oder mehrere Marken spezialisiert haben. Adressen können Sie leicht recherchieren oder Sie schauen auf der Webseite der gewünschten Marke nach. Zur Umstellung auf Naturkosmetik lohnt sich ein Besuch doppelt, denn Sie erhalten dort eine professionelle Hautdiagnose und einen individuellen Pflegeplan.

> **Corina Müller, Bereichsleitung Naturshop-Vertrieb, Müller Naturshop, Ulm**
> »In unseren Müller Naturshops haben wir eine große Auswahl an Naturkosmetik für jeden Anlass. Wir führen nur Produkte, die uns wirklich überzeugen. Wir wählen bewusst Marken mit und auch ohne Naturkosmetik-Siegel aus, um ganz individuell beraten zu können. Zu meinen Lieblingsprodukten im Alltag gehört das basische Edelsteinbad von Droste-Laux: Erholung und Entspannung für den ganzen Körper.«

Drogeriemärkte sind die Haupteinkaufsstätte für Kosmetik und Körperpflege. Kein Wunder, dass hier Naturkosmetik häufig nachgefragt wird. Sie haben sich in Sachen Naturkosmetik früh engagiert und zu ihrer Verbreitung beigetragen. Und das Angebot wächst. Eine Besonderheit stellen die Naturkosmetik-Eigenmarken des Handels dar. Diese führen oftmals das Sortiment an und bieten einen preisgünstigen Einstieg in Naturkosmetik. Logischerweise gibt es die Marke nur in den Geschäften der jeweiligen Handelskette. Heute verfügen in Deutschland alle Lebensmittelhändler (Verbrauchermärkte, Discounter, Supermärkte) über ihre eigene zertifizierte Naturkosmetik-Linie. Wer es eilig hat und beim Lebensmitteleinkauf Kosmetik sucht, findet auch dort Naturkosmetik. Beim Discounter gibt es mittlerweile ebenfalls Naturkosmetik. Obwohl das Angebot nicht ganzjährig zur Verfügung gestellt wird, finden Sie über bestimmte Zeiträume Naturkosmetik in den Regalen. Achten Sie jedoch darauf, dass das Produkt ein Siegel für zertifizierte Naturkosmetik trägt, denn manchmal werden unter demselben Markennamen herkömmliche Kosmetik und Naturkosmetik angeboten.

Zertifizierte Naturkosmetik
Eigenmarken im Handel, die es nur dort gibt

Marke		BDIH	NaTrue	Vegan	ECOCERT
ALIQUA Naturkosmetik	Iwan Budnikowsky		●	●	
aloive	Edeka		●	●	
Alterra	Rossmann		●	●	
alverde NATURKOSMETIK	dm-drogerie markt		●	●	
b nature	Edeka Südwest		●		
BIOCURA	Aldi Nord / nur saisonal		●		
Cien nature	Lidl		●		
Douglas NATURALS	Parfümerie Douglas		●	●	
LACURA	Aldi Süd / nur saisonal		●		
lenz NATURPFLEGE	Naturkostfachgeschäfte		●		
Terra Naturi	Müller		●	●	
YALIA Naturkosmetik	denn`s Biomarkt	●			
Österreich					
alverde NATURKOSMETIK	dm-drogerie markt		●	●	
bi good	BIPA		●	●	
Schweiz					
I am Natural Cosmetics	Migros		●		
naturaline NATURAL COSMETICS	coop, coop City				●

Eine Auswahl zertifizierter Naturkosmetik-Marken

Marken	BDIH	NaTrue	EcoCert	BIO Cosmebio	Soil Association Organic	ICEA	natural ICADA	neuform Qualität	Bio-Siegel	Vegan	Leaping Bunny	Grünes Fundus
absolution (FR)			●									
Alsiroyal (DE)							●					
alva (DE)			●									●
alviana Naturkosmetik (DE)	●	●							●			
amala (USA)		●										
ananné (CH)	●	●							●			
Annemarie Börlind (DE)	○											
Aubrey Organics (USA)	○									○		
ARYA LAYA (DE)							●					
benecos (DE)	●											
Bergland Naturkosmetik (DE)	●											
BIOKOSMA (CH)		●										
BIOMARIS nature (DE)		●										
BIOTURM (DE)	●											
Burt's Bees (USA)										●		
Cattier (FR)			●	●								
CMD Naturkosmetik (DE)						●						
Dr. Bronner's (USA)	●	●								●		
Dr. Hauschka (DE)	○	●										
Dr. Scheller (DE)	●	●							●			
Dudu Osun (NG)						●						
eco cosmetics (DE)			●						●			
Ecoworld (AT)	●							●				
Esse (ZA)			●									
eubiona (DE)			●									
Farfalla (CH)	●	●										
Florame (FR)			●	●								
GO&HOME (AT)			●						●			
Green Energy Organics (IT)						●						
Grüne Erde (AT)			●					●				
Heliotrop (DE)			●									
i+m Naturkosmetik (DE)	●											
in Nature Dr. Joseph (IT)	●					●						
Inlight Organic Skincare (GB)					●						●	
Intelligent Nutrions (USA)											●	
John Masters Organics (USA)											●	
KHADI Naturprodukte (DE)	●											
Kivvi (LV)			●									
Kneipp Naturkosmetik (DE)			●									
Lavera (DE)			●						●			
Life Resonance (CH)	●											
LIVING NATURE (NZ)	●											
LOGONA (DE)	●	●										
lovea (UK)				●								
Luke + Lilly (DE)		●										
Lüttes Welt (DE)	●											

Eine Auswahl zertifizierter Naturkosmetik-Marken

Marken	NaTrue	BDIH	ECOCERT	Cosmébio	Soil Association	ICEA	natural ICADA	USDA ORGANIC	Zertifiziert Austria Bio Garantie	Vegan	Leaping Bunny	Hase (geschützt)
Luvos® (DE)	●											
Madara (LV)			●									
Maria Pieper (AT)								●				
marie w. (DE)		●										
Melvita (F)			●	●								
Michael Droste-Laux® (DE)	●											
Natura Siberica (RUS)			●			●						
Neal's Yard Remedies (GB)					●							
NONIQUE (DE)	●											
Oceanwell (DE)		●										
pai (GB)					●					●	●	
PHARMOS NATUR® (DE)							●					
Phyt's (FR)			●	●								
Primavera® (DE)		●										●
Provida organics (DE)	○						●					●
Radico Organic (IN)			●					●				
Regulat®Beauty(DE)							●					
Sanoll Biokosmetik (AT)								●				●
SANS SOUCIS Naturkosmetik (DE)	●											
SANTAVERDE (DE)		●									●	
SANTE (DE)	●	●										
Savon du Midi Pflanzenseifen (DE)	○											
Schoenenberger (DE)	●											
Similasan (CH)		●										
SPEICK Naturkosmetik (DE)	●											
SpiruSkin Naturkosmetik (DE)	●											
Studio 78 Paris (GB)			●									
Surya Brasil (BR)			●									
TAOASIS (DE)	●	●							●			
Tautropfen (DE)	●											
Terre d'Oc (FR)			●	●								
TINTI (DE)	●											
UNE Natural beauty (FR)			●									
UND GRETEL (DE)	●											
Urtekram (DK)			●							●	○	
VOYA (IE)					●							
Weleda (CH)		●										
Yverum (DE)	●											

Legende: ● = überwiegend | ○ = teilweise

Marken	demeter	ECOCERT	Hase
Lakshmi® (DE)	●	●	
Martina Gebhardt Naturkosmetik (DE)	●		●

50 KOSMETIKMARKEN MIT EIGENEN NATÜRLICHKEITSKRITERIEN

Diese Naturkosmetik-Marken ohne Naturkosmetik-Siegel und internationale Nischenmarken stellen ihre eigenen Natürlichkeitsregeln auf:

A4 Cosmetics (DE)	www.A4cosmetics.de
Antipodes (NZ)	www.antipodesnature.com
Aveda (USA)	www.aveda.com
balance me (GB)	www.balanceme.co.uk
bareMinerals (USA)	www.bareminerals.de
Brooklyn Soap Company	www.bklynsoap.com/de
bulldog (GB)	de.meetthebulldog.com/
Burt's Bees (USA)	www.burtsbees.com
Caudalie (FR)	www.caudalie.com
Cowshed (GB)	www.cowshedonline.com
Dr. Alkaitis (USA)	www.alkaitis.com
Dr. Grandel (DE)	www.grandel.de
EJO (CH)	www.ejo-lifestyle.com
EOS (USA)	www.evolutionofsmooth.com
Human + Kind (IE)	www.humanandkind.com
Hurraw! (USA)	www.hurrawbalm.com
ila (GB)	www.ila-spa.com
ILIA (USA)	www.iliabeauty.com
JĀSÖN (USA)	www.jason-personalcare.com
Jean & Len (DE)	www.jeanlen.de
Jurlique (USA)	www.jurlique.com
Karawan authentic (FR)	www.karawan.fr
Kiehl's (USA)	www.kiehls.de
Kimberly Sayer (GB)	www.kimberlysayer.com
Kjær Weis (USA)	www.kjaerweis.com
KORRES (GR)	www.korres.com
L:A BRUKET (SE)	www.labruket.se
Liz Earle Beauty (USA)	de.lizearle.com

Luxsit (SE)	www.luxsit.se
Natura (BR)	www.www.naturabrasil.fr
NEOM Luxury organics (GB)	www.neomorganics.com
Nuxe (FR)	www.nuxe.com
nvey Eco Cosmetics (NZ)	www.nveymakeup.com
OLIVEDA (DE)	www.oliveda.com
Organic Glam (GB)	www.theorganicpharmacy.com
PACIFICA (USA)	www.pacificabeauty.com
Paula's Choice (USA)	www.paulaschoice.de
REN Skincare (GB)	www.renskincare.com
RINGANA (AT)	www.ringana.com
sodashi (TH)	www.schnaitmann.eu
SNOWBERRY (NZ)	www.snowberrybeauty.com
SPA Ritual (CA)	www.sparitual.de
STOP THE WATER WHILE USING ME! (DE)	www.stop-the-water-while-using-me.com
Susanne Kaufmann (AT)	www.susannekaufmann.com
TANAMERA (MY)	www.spavivent-vertrieb.de
TATA HARPER (USA)	www.tataharperskincare.com
The Handmade Soap Company (IE)	www.thehandmadesoapcompany.ie
The Organic Pharmacy (GB)	www.theorganicpharmacy.com
VERSO (SE)	www.versoskincare.com
Vinoble (AT)	www.vinoble-cosmetics.at

KAPITEL 4

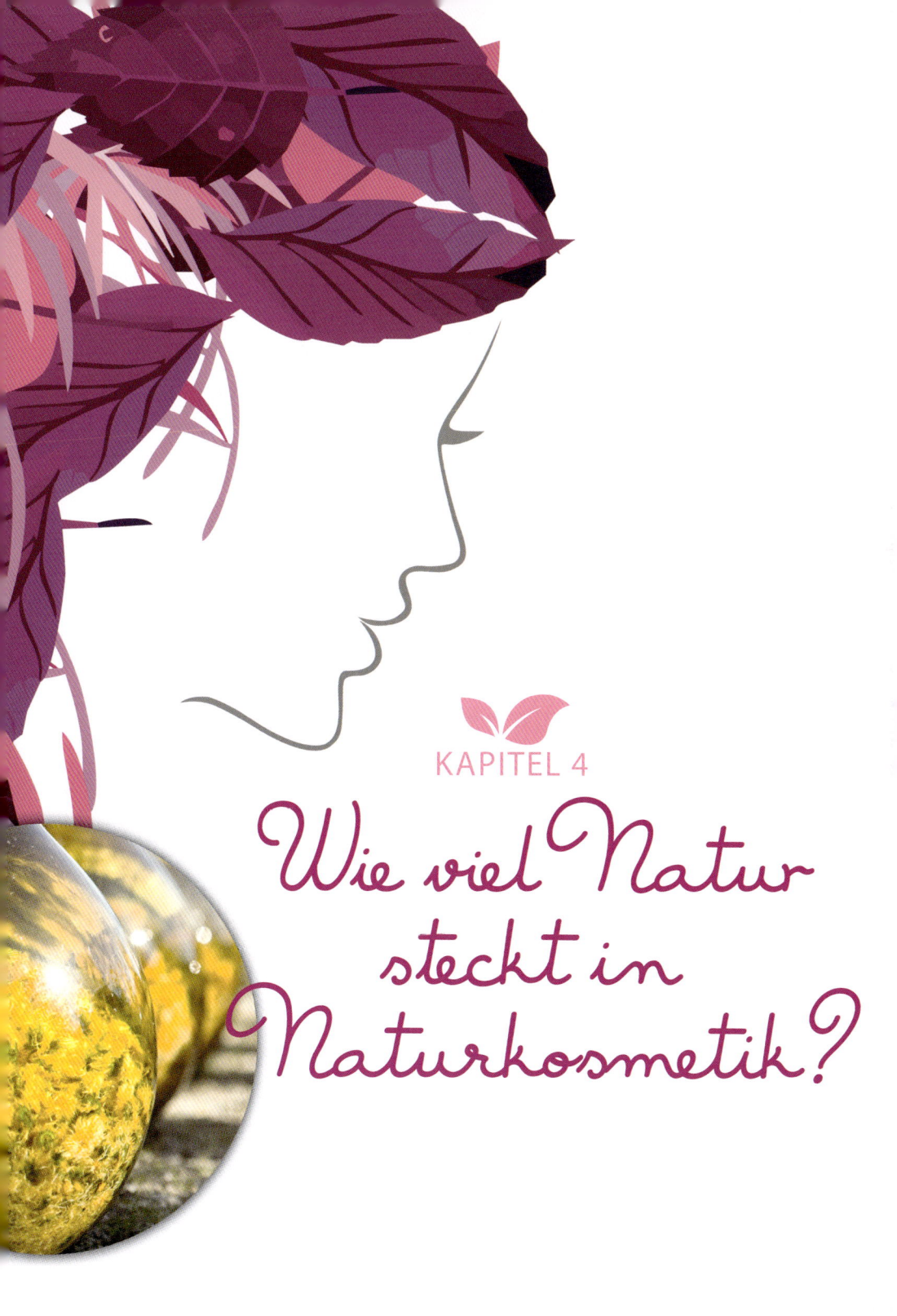

Wie viel Natur steckt in Naturkosmetik?

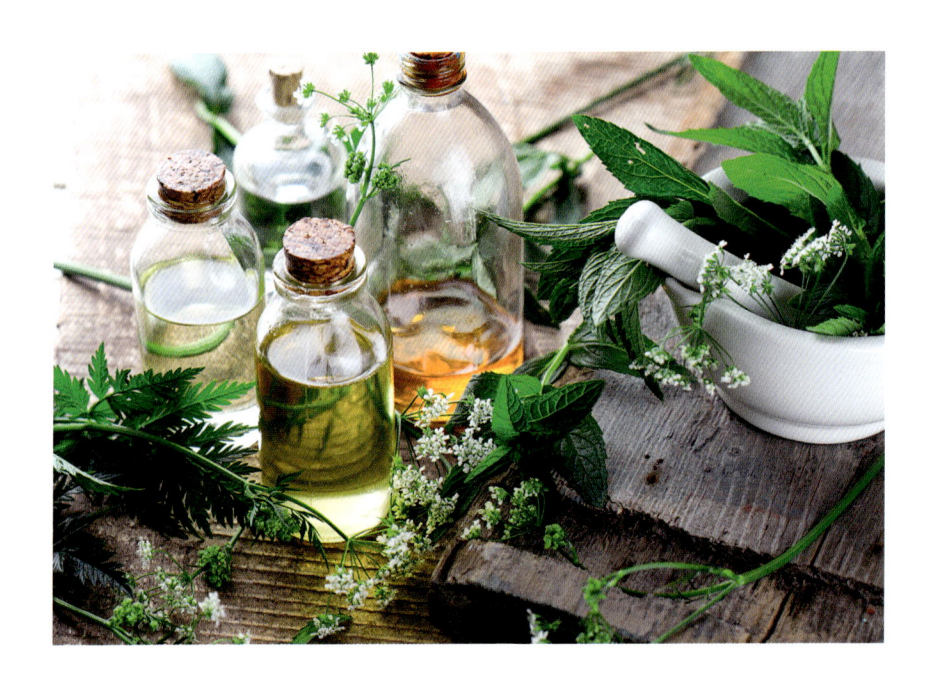

Natürlich steckt jede Menge Natur in Naturkosmetik! Naturkosmetik muss heutzutage überzeugen – auf der ganzen Linie. Mit der Vorstellung, ein paar Blüten und Kräuter, mit ein bisschen Öl und Bienenwachs vermischt, sei schon Naturkosmetik, hat ein modernes Naturkosmetik-Produkt allerdings wenig zu tun. Die Thematik ist weitaus komplexer.

Verträglichkeit, Wirksamkeit und Qualität werden durch Qualitätssicherungsmaßnahmen gewährleistet

In den 1980er-Jahren sah die Welt bezüglich Naturkosmetik-Produkten noch anders aus. Damals stand hauptsächlich der ökologische Aspekt im Vordergrund: Man wollte die Welt retten, egal was aus der Tube kam. Heute jedoch wird von Naturkosmetik erwartet, dass sie genauso gut funktioniert wie herkömmliche Kosmetik. Die Cremes sollen geschmeidig sein, die Körperlotionen schnell einziehen, das Make-up soll halten und letztendlich sollen alle Produkte gut riechen. Dieses Ziel haben die meisten Naturkosmetik-Produkte heute dank langjähriger Forschung und Entwicklung erreicht. Vor allem im Bereich der Hautpflege gibt es viele wirksame Produkte, die von immer mehr Menschen gekauft werden. Zugegeben, bei einigen Produkten ist noch die Akzeptanz des derzeit Möglichen angesagt, etwa bei Shampoos, die das Haar so füllig und glänzend machen wie ein Shampoo mit Silikonen, oder einer wasserfesten Mascara, die auch Tränen standhält. Diese Produkte können mit der eingeschränkten Rohstoffpalette, die Standards für zertifizierte Naturkosmetik vorschreiben, noch nicht ohne Einschränkung hergestellt werden, denn um tränenfest zu sein, braucht eine Mascara jede Menge Chemie.

Eine Creme, ein Shampoo oder eine Körperlotion ist ein komplexes Gemisch vieler Stoffe. Der Unterschied zwischen herkömmlicher Kosmetik und Naturkosmetik liegt vor allem in der Qualität der Ausgangsstoffe und der Herstellprozesse. Aus rechtlicher Sicht sind Produkte herkömmlicher Kosmetik und Naturkosmetik gleichgestellt. Alle Produkte müssen im Sinne des Gesetzes sicher sein. Naturkosmetik-Hersteller legen sich eine freiwillige Selbstbeschränkung auf und verzichten auf den Großteil der zugelassenen Stoffe, da sie nicht ihren Anforderungen an Natürlichkeit und Verträglichkeit entsprechen. Deshalb enthalten Naturkosmetik-Produkte keine Silikone, Parabene, PEGs oder synthetische Farb- und Duftstoffe und die Shampoos keine aggressiven Tenside wie Sodium Laureth Sulfat (SLS).

Die Verträglichkeit, die Wirksamkeit sowie die Qualität der Rohstoffe werden durch aufwendige Qualitätssicherungsmaßnahmen gewährleistet, angefangen beim Anbau der Pflanzen. Naturkosmetik-Hersteller verfolgen die Qualität der Rohstoffe für ihre Produkte von Anfang an. Die Pflanzen, die die Firma nicht selbst anbauen oder verarbeiten kann, werden von verlässlichen Partnern bezogen. Die Qualitätsanforderungen sind so hoch und die Kontrollen so engmaschig, um sicherstellen zu können, dass die Qualität stimmt. Bei Pflanzen aus kontrolliert-biologischem Anbau prüfen unabhängige Institute bereits auf dem Feld, ob sie ohne Pestizide und Herbizide angebaut werden. Nach der Ernte erfolgen die Überprüfung des Wirkstoffgehalts der Pflanzen sowie Rückstandskontrollen, um sicherzustellen, dass keine Schadstoffe oder andere Verunreinigungen ins Produkt gelangen können. Während und nach

Christa Wolf-Staudigl, Inhaberin der ersten Naturparfümerie Österreichs, Wien

»Seit Generationen lebt unsere Familie mit und für die Pflanzenheilkunde. Seit mehr als 35 Jahren vermitteln wir das Lebensgefühl ›Natur als Gesundheitsvorsorge‹ auch unseren Kunden. Mein Geheimnis für strahlend schöne Haut liegt in der konsequenten Reinigung. Sie allein ist schon der halbe Pflegeerfolg. Die beiden Wildkräuter Meisterwurz und Spitzwegerich sind meine Sauberwunder im Reinigungsgel von Susanne Kaufmann Kosmetik.«

der Produktion werden mikrobiologische Untersuchungen vorgenommen und letztendlich werden die Naturkosmetik-Produkte auf Verträglichkeit und Wirksamkeit überprüft.

Stets wird intensiv geforscht und nach Alternativen gesucht, um die Qualität garantieren oder steigern zu können. So entstanden in der Vergangenheit immer mehr Produkte für alle Anwendungsbereiche. Manches Naturkosmetik-Produkt gelang auf Anhieb und manches musste über Jahre hinweg verbessert werden. Wenn ich heute z. B. ein Naturkosmetik-Shampoo benutze, erkenne ich große Unterschiede zu den Shampoos, die es vor zwanzig Jahren gab.

Für die jüngste Generation Naturkosmetik stehen sehr leistungsstarke Substanzen zur Verfügung. Ein großer Fortschritt ist bei wirksamen Hautpflegeprodukten und dekorativer Kosmetik auszumachen. Dank der heutigen Entwicklung und eines pflanzlichen »Ersatz-Silikons« können beispielsweise natürliche Creme-Make-ups geschaffen werden, die so manch herkömmliches Make-up in den Schatten stellen.

Gesicherte Qualität: der Anbau der Rohstoffe

Die Rohstoffbeschaffung stellt die Hersteller vor vielfältige Herausforderungen. Lange waren die gewünschten Ausgangsmaterialien nicht in ausreichender Menge und gesuchter Qualität verfügbar. Auch heute sind immer noch nicht alle Pflanzen in kontrolliert-biologischer Qualität vorhanden oder schlichtweg zu teuer. Deshalb ist es so wichtig, die Qualität der eingesetzten Rohstoffe sicherzustellen. Für den Anbau der benötigten Menge an Pflanzen verpflichten Hersteller oftmals Landwirte und Kommunen auf der ganzen Welt, diese nach ihren Qualitätsvorstellungen zu kultivieren. Das reicht von kontrolliert-biologischem Anbau (kbA) bis zum traditionellen Anbau. Wenige Pflanzen dürfen nach strengen Kriterien wild gesammelt werden. Auch dafür gibt es eigene Kriterien, um die Art nicht zu gefährden.

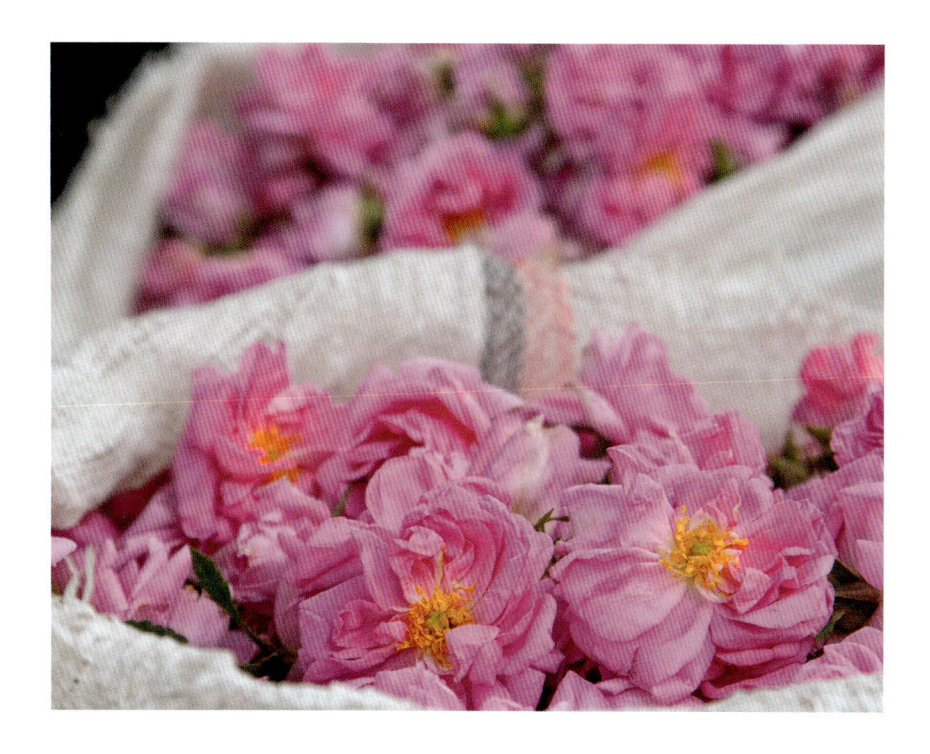

Der Vertragsanbau gewährleistet den Nachschub und gleichzeitig vielen Menschen ein gesichertes Einkommen. Viele Naturrohstoffe stammen aus Fair-Trade-Projekten, z. B. Rosen aus Afghanistan und dem Iran, Sheabutter aus Afrika, Arganöl aus Marokko, biologisches Henna aus Ägypten, Lemongrass aus Bhutan oder Wildrosenöl aus Südamerika. Beispielsweise sind durch die Förderung des biologischen Anbaus des Sheabaums zahlreiche Shea-Projekte in Afrika entstanden, die zu einem gesicherten Einkommen vieler Regionen führen.

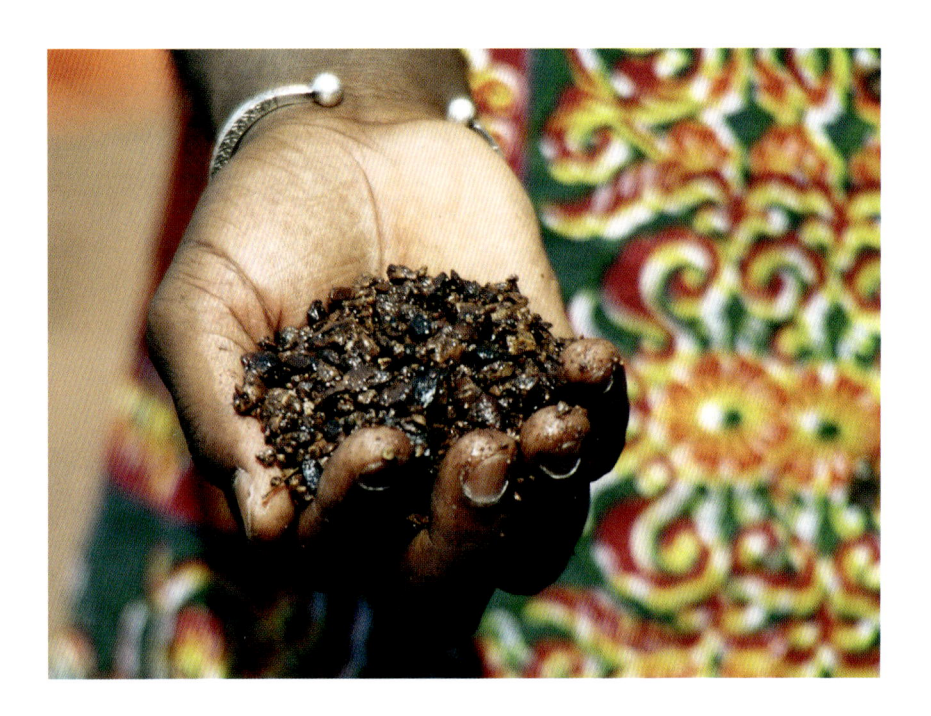

Mangobutter, ein neuer Rohstoff, der aus den Kernen der Mangofrucht gewonnen wird, konnte durch die Zusammenarbeit mit Experten aus der Bio- und Naturkosmetik-Branche zu einem neuen Rohstoff für Naturkosmetik entwickelt werden und gleichzeitig neue Einnahmequellen in ländlichen Regionen Afrikas schaffen. Die gemeinsame Aufbauarbeit, die sowohl die Verarbeitung vor Ort beinhaltet als auch eine Abnahmegarantie der Naturkosmetik-Unternehmen in den jeweiligen Ländern, sind positive Beispiele für gelebten Fair Trade.

Naturstoffe unterliegen natürlichen Schwankungen. Hersteller von Naturkosmetik müssen dies miteinbeziehen und haben daher einen höheren Aufwand bei der Rezepturerstellung. Bei mineralölbasierten Rohstoffen ist dies nicht notwendig, da sie immer vollkommen gleich und somit exakt berechenbar sind. Das ermöglicht eine profitable Basisrezeptur, die Unterscheidung erfolgt erst durch die eingesetzten Wirk-, Duft- und Farbstoffe.

Für die Herstellung von Naturkosmetik-Produkten benötigt man dagegen viel Erfahrung und jede Menge Know-how, um diese Schwankungen auszugleichen. Wie und wo die Pflanzen angebaut werden, ist entscheidend für die Qualität. Wie bei gutem Wein kommt es bei Naturkosmetik-Rohstoffen auf die Qualität des Jahrgangs und des Anbaugebiets an.

Palmöl in Naturkosmetik-Produkten?

Palmöl ist in Verruf geraten, und zwar zu Recht. Jahrzehntelang wurde stillschweigend Urwald gerodet, um in riesigen Monokulturen Palmöl anbauen zu können. Es ist so beliebt, da es von seiner Struktur her sehr gut als Grundstoff verwendet werden kann. Ein Fett oder Öl ist als Rohstoff für Cremes nötig und Palmöl ist ein nachwachsendes Ausgangsmaterial, was Mineralöl nicht ist, zudem ist es pflanzlich, also auch eine Alternative zu tierischen Fetten und damit vermeintlich eine ideale Substanz für die Kosmetikindustrie. Erst als die Diskussionen um die enormen Umweltschäden durch Urwaldrodungen publik wurden, änderte sich das. Große Kosmetikkonzerne und auch Zulieferbetriebe für Naturkosmetik-Unternehmen haben sich zusammen mit dem WWF über eine Regelung zum Anbau nachhaltigen Palmöls verständigt. Dieser Kompromiss reicht einigen Naturkosmetik-Herstellern allerdings nicht aus, weshalb einige komplett auf Palmöl verzichten oder biologisch angebautes Palmöl bevorzugen, das allerdings um ein Vielfaches teurer ist.

Viele Naturkosmetik-Unternehmen setzen auf nachhaltig angebautes Palmöl

Dieses Beispiel zeigt das ganze Dilemma: Nun wird statt Palmöl häufig Rapsöl verwendet, was wiederum andere Umweltprobleme nach sich zieht. Wie so oft kommt es auf nachhaltiges Wirtschaften und Transparenz an. Zum einen ist es die Verantwortung der Hersteller, zum anderen entscheiden wir Konsumenten, was wir kaufen, und nehmen darüber auch Einfluss auf den Markt.

Naturkosmetik und Chemie: die Verarbeitung der Rohstoffe

Pflanzenstoffe müssen aufgeschlossen werden, damit sie ihre Wirkung entfalten können. Dazu werden viele unterschiedliche Verfahren angewendet. Der Verarbeitungsgrad ist von Inhaltsstoff zu Inhaltsstoff unterschiedlich und erfordert verschiedene physikalische Verfahren (Pressen, Zentrifugieren, Wasserdampfdestillation, Extraktion), chemische Umwandlungsprozesse (einfache chemische Umwandlung von Fettsäuren, Verseifung) oder Derivate, die aus natürlichem Ausgangsmaterial bestehen. Diese sind nur in Ausnahmefällen erlaubt. Die Kriterien für zertifizierte Naturkosmetik legen die erlaubten Umwandlungsschritte fest.

Viele Konsumenten erwarten, dass Naturkosmetik keine chemischen Inhaltsstoffe enthält. Was jedoch darunter verstanden wird, ist oft sehr unterschiedlich. Fakt ist, allein die Umwandlung von Fetten in Seife ist ein chemischer Vorgang und niemand käme auf die Idee, ein Stück Seife als Chemieprodukt zu bezeichnen. Naturkosmetik schließt Stoffe aus, die chemisch so verändert wurden, dass sie Mensch und Umwelt schaden können und nicht mehr ohne weiteres in den Naturkreislauf zurückgeführt werden können. Sie können also unbesorgt sein, dass Naturkosmetik in diesem Sinne keine Chemie enthält.

Herausforderung Verpackung: Plastik oder Glas?

Irgendwie muss die Creme oder das Shampoo verpackt sein, und zwar so, dass man möglichst alles wieder rausbekommt aus der Flasche oder Tube. Zudem muss die Verpackung vor Verkeimung schützen. Glas ist nicht immer das richtige Material, weil es im Badezimmer oder Schwimmbad beim Zerbrechen eine Verletzungsgefahr darstellt. Also gehen viele Naturkosmetik-Hersteller einen Kompromiss ein und verwenden Kunststoffe.

Plastik ist jedoch nicht gleich Plastik. Deshalb wird viel geforscht, was zum Produkt passt oder die Qualität sichert. Heute gibt es moderne Kunststoffe, die von ihrer Ökobilanz mit Glas vergleichbar sind. Einige Verbände schreiben bei ihren Kriterien für zertifizierte Naturkosmetik sogar vor, welche Verpackungsmaterialien erlaubt sind.

Die meisten Unternehmen setzen im Rahmen ihrer Nachhaltigkeitsbemühungen auf Materialeinsparung in jeder Beziehung, sei es die dünnwandigere Tube, der kleinere Verschluss oder weniger Umverpackung. Einige Naturkosmetik-Produkte kommen sogar ganz ohne Karton aus. Alles trägt dazu bei, Ressourcen zu schonen.

Was ist drin in Naturkosmetik?

Ich vergleiche ein Naturkosmetik-Produkt gern mit einem Musikstück. Stimmt die gesamte Komposition, hört sich die Musik gut an, wohlklingend, ohne Misstöne. So ist es auch bei Naturkosmetik: Passen alle Inhaltsstoffe optimal zusammen, entfaltet jeder einzelne davon seine Wirkung, und das spüren Sie bei der täglichen Körperpflege.

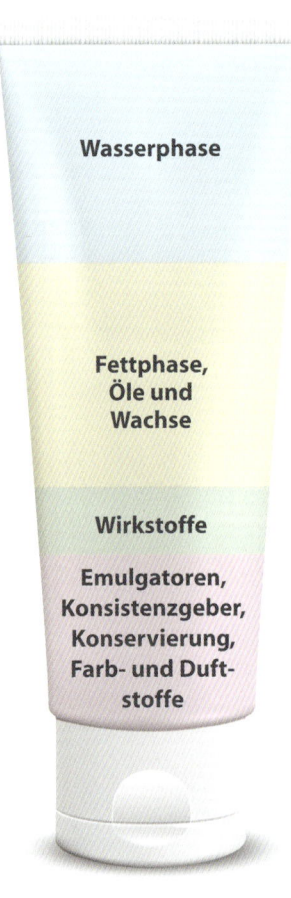

Im Folgenden beschreibe ich einige Stoffgruppen, um die Inhaltsstoffe und die Qualität von Naturkosmetik deutlich zu machen. Dabei beginne ich mit dem schematischen Aufbau einer Creme und erläutere im Anschluss weitere Stoffgruppen, die für Naturkosmetik relevant sind.

Wasserphase

Fettphase, Öle und Wachse

Wirkstoffe

Emulgatoren, Konsistenzgeber, Konservierung, Farb- und Duftstoffe

DIE KOMPONENTEN EINER CREME

Die Hauptkomponenten einer Emulsion sind Wasser und Fette und daher mengenmäßig mit Abstand die größten Stoffgruppen. Naturkosmetik nutzt für die Fettphase Pflanzenöle und -wachse und macht sich damit die ganze Kraft der Pflanzen zunutze. Vor allem die Begleitstoffe, die sogenannten sekundären Pflanzenstoffe, enthalten wertvolle Pflegesubstanzen.

Die Wasserphase

Alle Wässer müssen für Kosmetikprodukte gereinigt werden, damit sich keine Keime bilden können. Dazu wird demineralisiertes und destilliertes Wasser eingesetzt, aber auch Quellwasser, Thermalwasser, Meerwasser, Hydrolate oder der reine Saft von Pflanzen (z. B. Aloe vera), um die Wirkung zu verstärken.

Die Fettphase

Pflanzenöle und -wachse übernehmen vielfältige Aufgaben in der Creme. Pflanzenöle sind für die Hautpflege auch deshalb so wertvoll, weil die enthaltenen Pflanzenlipide den Lipiden in der Haut sehr ähnlich sind. Feine Samenöle sind reich an ungesättigten Fettsäuren und können Alterungsprozesse verlangsamen. Wildrosenöl, Arganöl, Borretschsamen, Nachtkerzenöl, Granatapfelsamenöl, Traubenkernöl, Brokkolisamenöl, Sanddornöl, Kameliensamenöl und Himbeersamen sind bekannte Vertreter dieser Alleskönner. Sie sind durch ihre Begleitstoffe, die sogenannten sekundären Pflanzenstoffe, sehr wirksam, da sie den Hautstoffwechsel aktiv unterstützen. Sie wirken den Minientzündungen in der Haut entgegen und fangen die freien Radikale ein. Beide Prozesse sind wesentlich für die Hautalterung verantwortlich.

Zusammen mit weiteren Bestandteilen aus den Pflanzenölen wie Phytosterolen, Flavonoiden und Vitaminen können diese Stoffe wichtige Pflege- und Reparaturfunktionen der Haut übernehmen. Sie stärken die Hautbarriere, sind zellregenerierend, vermindern den Abbau kollagener Fasern und erhöhen die Aufnahme von Wirkstoffen auf ganz natürliche Weise.

Wachse

Wachse sind aufgrund ihrer Molekularstruktur von fester Form. Bis auf Bienenwachs (INCI: Cera Alba oder Beeswax) stammen alle verwendeten Wachse bei Naturkosmetik von Pflanzen. Schalenwachse stammen beispielsweise aus Sonnenblumenkernen oder Reis, Fruchtwachse aus Äpfeln, Quitten, Orangen oder Beeren, Karnaubawachs und Rosenwachs aus Blättern und Candelillawachs aus Gräsern.

Bei Naturkosmetik bestehen die Fette aus Pflanzenölen und -wachsen

Wachse übernehmen eine Doppelfunktion. Sie sind wichtig für die Konsistenz der Creme und liefern gleichzeitig wertvolle pflegende Substanzen, die die Haut vor Umwelteinflüssen und Feuchtigkeitsverlust schützen.

Biologische Sheabutter aus Afrika ist ein so vielfältiges Wachs für Naturkosmetik, dass Sie es in vielen Hautpflegeprodukten finden. In Afrika wird sie pur zur Massage verwendet. Wird Sheabutter in Cremes eingearbeitet, trägt sie durch viele Komponenten zur Wirkung bei. Sie hält die Haut geschmeidig, macht sie glatt und zart und schleust wertvolle fettlösliche Begleitstoffe in die Haut.

Multifunktionale Wirkstoffe

Lanolin, Bienenwachs und Lecithine gehören zur Gruppe natürlicher Emulgatoren. Sie schaffen nicht nur eine Verbindung von Wasser und Fetten, sondern liefern jede Menge Pflegesubstanzen.

Lanolin (INCI: Lanolin) stammt aus dem Wollvlies der Schafe. Es ist ein natürlicher Stoff, der aufgrund seiner guten Eigenschaften häufig eingesetzt wird. Die Angabe auf dem Produkt lässt jedoch keine Rückschlüsse auf die Qualität zu. Für den Verbraucher ist nicht ersichtlich, ob das Wollfett von Schafen stammt, die artgerecht gehalten werden, oder von Tieren aus einem landwirtschaftlichen Massenbetrieb. Hier ist Transparenz gefragt. Seriöse Hersteller geben Auskunft darüber, prüfen das Lanolin auf seine Reinheit und verfügen in der Regel über Herkunftszertifikate.

Lecithine, Squalen und Fettalkohole werden aus Pflanzenölen gewonnen. Dazu wird das Pflanzenöl fraktioniert, d. h. zerlegt, um einzelne Bestandteile daraus zu gewinnen. Pflanzliche Lecithine (INCI: Lecithin) fungieren als natürlicher Emulgator und wirken gleichzeitig befeuchtend, rückfettend, glättend und regulierend auf die oberste Hautschicht. Sie helfen der Haut, Fett und Feuchtigkeit aufzunehmen. Außerdem tragen Lecithine aufgrund ihrer Molekularstruktur dazu bei, dass sich die Creme nicht fettig anfühlt, was bei Augen- und Handcremes besonders wichtig ist.

Die Stoffgruppe der Fettalkohole wird ebenfalls aus Pflanzenölen gewonnen. Squalen (INCI: Squalane) wird beispielsweise aus Olivenöl gewonnen. Pflanzenöle enthalten jede Menge Vitamine, sie gehören deshalb zu den Multitalenten in der Hautpflege. Sie sind sowohl fett- als auch wasserlöslich und können daher unterschiedlich tief in die Haut eindringen. In Cremes, Hautölen und Lotionen verstärken sie die Wirkung von Naturkosmetik-Produkten.

Pflanzenextrakte

Die Pflanzenqualität ist nicht unerheblich für die Güte des Extraktes. Je gesünder die Pflanzen sind und je schonender die Extrakte gewonnen werden, desto mehr sekundäre Pflanzenstoffe sind im Extrakt enthalten. Es gibt verschiedene Verfahren, um an die Schätze im Inneren der Pflanzen zu gelangen.

Naturkosmetik verzichtet auf chemische Lösungsmittel oder radioaktive Bestrahlung von Saatgut und Pflanzen. Naturkosmetik verwendet häufig das klassische Verfahren der Mazeration, eine natürliche Auszugsmethode ohne chemische Lösungsmittel. Im traditionellen Verfahren zerkleinert man das Pflanzengut und lässt es einige Wochen in einem Wasser-Alkohol-Gemisch ruhen. Allmählich lösen sich die Wirkstoffe, der Pflanzenbrei wird anschließend ausgepresst und gefiltert und das Extrakt kann dann in die Rezeptur eingesetzt werden. Der Trester, also die Pflanzenrückstände, wird verkompostiert und zu Dünger für die nächsten Ernten. Ein schönes Beispiel für den Naturkreislauf!

Einige Hersteller nehmen frische oder getrocknete Pflanzen und setzen die Extrakte mit Öl an. Eine weitere Methode ist die Extraktion von Pflanzen mittels einer CO_2-Destillation. Dazu wird das Pflanzenmaterial durch einen Nebel von CO_2 gepresst, dabei lösen sich Wirkstoffe aus den Pflanzen, ohne dass chemische Lösungsmittel eingesetzt werden müssen.

Moderne Naturwirkstoffe

Neben den klassischen Pflanzenextrakten werden immer häufiger moderne Wirkstoffkomplexe wie Pflanzenstammzellen, pflanzliche Hyaluronsäure (INCI: Hyaluronic Acid) und Q10 (INCI: Ubiquinone) für Naturkosmetik eingesetzt. Um diese zu gewinnen, sind aufwendige Herstellprozesse notwendig. Deshalb werden sie auch nicht von allen Marken verwendet. Diese neue Generation von naturkosmetischen Einsatzstoffen bringt leistungsstarke, effiziente Wirkstoffe hervor, die mit technischen und biotechnologischen Verfahren (Beispiel Fermentierung) gewonnen werden.

Feuchtigkeitsbindende Inhaltsstoffe sind Substanzen, die das Wasser in der Haut binden können. Dazu gehören Stoffe wie Harnstoff und Hyaluronsäure. Sie sorgen dafür, dass die Haut nicht austrocknet. Denn wenn der natürliche Feuchtigkeitsfaktor der Haut zu gering ist, führt das zur Austrocknung der Haut und eine trockene Haut altert schneller. Die Substanzen, die das Verdunsten des Wassers in der Haut verhindern, nennt man natürliche Feuchtigkeitsfaktoren (Natural Moisturizing Factor), abgekürzt NMF. Sie kommen auch natürlicherweise in der Haut vor. Für zertifizierte Naturkosmetik ist der Einsatz von Harnstoff aktuell nicht möglich, da dieser chemisch hergestellt wird, pflanzliche Hyaluronsäure dagegen wird durch ein biotechnologisches Verfahren mittels Fermentierung gewonnen und darf verwendet werden.

Die neue Generation von naturkosmetischen Einsatzstoffen bringt effiziente Wirkstoffe hervor

Duftstoffe

Ätherische Öle sind feine, sehr flüchtige, duftende Öle. Sie werden überwiegend aus Pflanzen, aber auch aus Schalen, Hölzern und Harzen gewonnen. In Naturkosmetik eingesetzt, sind sie bestimmend für den Duft und tragen sowohl zur Wirkung als auch zur Stabilisierung des Produkts bei. Je nach Beschaffenheit haben sie eine anregende, beruhigende oder regenerierende Wirkung.

Bei zertifizierter Naturkosmetik unterliegen die Duftstoffe strengen Kontrollen, denn es werden keine synthetischen Duftstoffe eingesetzt. Auch hier bestimmt die Qualität der Ausgangspflanzen die Qualität des ätherischen Öls. Viele ätherische Öle, die in Naturkosmetik eingesetzt werden, stammen aus kontrolliert-biologischem Anbau, gewonnen ohne Zusatz von chemischen Lösungsmitteln, denn die Kriterien für zertifizierte Naturkosmetik verbieten, ätherische Öle zu verwenden, die mithilfe chemischer Lösungsmittel gewonnen wurden. Hier besteht die Gefahr, dass Reste der Lösungsmittel in das Öl übergehen. Lediglich einige wenige Substanzen wie Jasmin, die nicht über eine Wasserdampfdestillation gewonnen werden können, dürfen über ein kontrolliertes Verfahren anders ausgezogen werden. Die meisten ätherischen Öle werden durch eine Wasserdampfdestillation gewonnen. Für Naturkosmetik werden sowohl die wertvollen ätherischen Öle als auch das Kühlwasser, das dabei anfällt, das sogenannte Hydrolat, in Emulsionen und Gesichtswässern verwendet. Darüber hinaus gibt es heute enzymatische und mikrobiologische Verfahren, um aus Früchten oder Hölzern Duftstoffe zu gewinnen, diese sind bei Naturkosmetik eingeschränkt erlaubt.

Tierische Substanzen in Naturkosmetik

Eigentlich logisch: Auf der Suche nach natürlichen Alternativen setzt Naturkosmetik geeignete tierische Substanzen ein, um damit synthetische Stoffe zu ersetzen. Die häufigsten sind Bienenwachs, Lanolin, Ziegenmilch, Molke, Propolis, eine wertvolle Substanz aus dem Bienenstock (wird deshalb auch Gelée Royale genannt), und maritimes Kollagen aus Quallen – alles Substanzen von hervorragender Verträglichkeit und Wirkung.

Schellack (INCI: Shellac), die Absonderungen von Schildläusen, und Chitin (INCI: Chitin), der abgestoßene Panzer einer Krebsart oder anderer Schalentiere, sind Substanzen, die vor allem für Haarstylingprodukte zur Formgebung eingesetzt werden.

Der viel diskutierte tierische Farbstoff Carmin, der von einer Laus stammt, ist nicht nur in Lippenstiften zu finden, sondern ermöglicht auch die rote Farbe des Camparis. Auf der INCI-Liste finden Sie diesen als Color Index C.I. 75470.

Mittlerweile gibt es eine Vielzahl veganer Naturkosmetik-Produkte

Mittlerweile gibt es jedoch auch eine Vielzahl veganer Naturkosmetik-Produkte, darunter auch Lippenstifte. Das ist die beste Wahl. Verwenden Sie jedoch vegane Kosmetik, die nicht den Kriterien für zertifizierte Naturkosmetik entspricht, sollten Sie darauf achten, dass der Tierschutz gewährleistet ist, denn es gibt viele synthetische Inhaltsstoffe, die zwar vegan sind, jedoch irgendwann am Tier getestet wurden.

Natürliche Konservierungssysteme

Ob Creme, Lotion oder Shampoo: Naturkosmetik muss genauso sicher vor Keimen sein wie jedes andere Kosmetikprodukt auch. Es muss sichergestellt werden, dass jedes Produkt ungeöffnet über Jahre stabil ist.

Am einfachsten ist es, Kosmetikprodukten synthetische Konservierungsstoffe wie Parabene zuzusetzen, die übrigens auch bei Lebensmitteln erlaubt sind. Diese Stoffgruppe verhindert das Wachstum von Mikroorganismen, doch sie ist in Verruf geraten. Einige Parabene aus Kosmetikprodukten können im Körper wie Östrogene wirken, also wie weibliche Geschlechtshormone. Ende 2014 hat die EU reagiert und einige Parabene verboten (Isopropyl-, Isobutyl-, Phenyl-, Pentyl- und Benzylparaben). Darüber hinaus wurden bei einigen Parabenen die zulässigen Höchstgrenzen in kosmetischen Produkten gesenkt. In zertifizierten Naturkosmetik-Produkten sind Parabene nicht zu finden.

Naturkosmetik geht bei der Konservierung einen eigenen Weg. Hier spricht man von natürlichen Konservierungssystemen, die mehrere Komponenten beinhalten. Um Keime zu vermeiden, wird penibel sauber produziert, ähnlich wie bei Arzneimitteln. Viele Stoffe in der Rezeptur tragen ebenfalls zur Stabilisierung bei, wie beispielsweise ätherische Öle oder Pflanzenextrakte.

Leichte Emulsionen enthalten einen hohen Wasseranteil und sind besonders keimanfällig. Deshalb werden sie häufig mit einem kleinen Zusatz reinen Weingeists (INCI: Alcohol) versetzt. Dieser verhindert, dass sich Keime bilden können. Beim Auftragen verdunstet dieser und kann daher in der Regel gesunde Haut nicht austrocknen. Achten Sie trotzdem auf den Alkoholanteil. Wer sehr empfindliche und trockene Haut hat, sollte ggf. Produkte ohne jeden Zusatz von Weingeist wählen.

> **Expertentipp:**
>
> Brauchen Sie angebrochene Naturkosmetik-Produkte zügig auf, halten Sie den Tuben- und Flaschenrand sauber und stellen Sie die Produkte nicht in die Sonne. Eine Aufbewahrung im Kühlschrank ist nicht notwendig. Bei Tiegeln ist es am sichersten, einen Spatel zu verwenden.

Ein weiterer Baustein des natürlichen Konservierungssystems ist die Verpackung. Damit keine Keime in die Creme gelangen können, bieten Naturkosmetik-Marken ihre Produkte häufig in Tuben mit sehr kleiner Öffnung oder in Spendern an, die keine Luft ansaugen können. Bei Produkten in Tiegeln mit großer Öffnung muss mit zusätzlichen Maßnahmen dafür Sorge getragen werden, dass angebrochene Produkte stabil bleiben.

Tenside

Duschen, baden, Haare waschen, Hände waschen: Alles, was sauber macht und schäumt, hat mit Tensiden zu tun, deshalb möchte ich an dieser Stelle auf diese Stoffgruppe ausführlicher eingehen.

Tenside sind Stoffe, die, in Wasser gelöst, Schmutz und Fettpartikel lösen können. Sie bestehen aufgrund ihrer chemischen Struktur aus einem wasserliebenden und einem fettliebenden Teil. Sie bilden im Wasser kleinste Tröpfchen und ordnen sich dort so an, dass ein Tropfen »weich« wird, um Schmutz aufnehmen zu können und ihn danach auszuspülen. Das ist das Grundprinzip der Tenside. Sie sind deshalb der bestimmende Inhaltsstoff für Shampoos, Duschcremes, Waschlotionen und flüssige Seifen.

Ein Tensid herzustellen ist ein komplexer, technisch-chemischer Vorgang. Reste herkömmlicher Tenside gelangen über die Kläranlagen hinaus in den Naturkreislauf. Zudem fallen bei der Produktion bereits jede Menge unerwünschte Nebenprodukte an, die Mensch und Umwelt belasten können. Dabei ist auf Tensidprodukten oft zu lesen, sie seien zu hundert Prozent abbaubar. Diese Formulierung suggeriert, dass Tenside völlig unschädlich seien, bevor sie in den Naturkreislauf zurückgeführt werden. Dieser Begriff dokumentiert jedoch lediglich die Ergebnisse eines bestimmten Testverfahrens (OECD-Test). Man spricht dabei von Primärabbau. Dieser bestimmt, dass mindestens achtzig Prozent der Tenside in der Kläranlage abgebaut sein müssen, bevor die Reste der Tenside und deren Begleitstoffe wie Phthalate und Dioxine in den Naturkreislauf zurückfließen. Diese gelangen dann ungehindert in die Natur und belasten Flüsse, Seen und die Tierwelt.

Tenside für Naturkosmetik werden ohne Erdölderivate hergestellt

Am einfachsten lassen sich Tenside aus Mineralöl in Verbindung mit Palmöl herstellen, diese Stoffe nennt man Erdölderivat.

Die Verbände für zertifizierte Naturkosmetik schreiben vor, welche Herstellverfahren erlaubt sind und welche Tenside überhaupt eingesetzt werden dürfen. Tenside für Naturkosmetik werden ohne Erdölderivate hergestellt. Für ein natürliches Tensid dürfen ausschließlich Naturstoffe wie Zuckerrübe, Raps- oder Kokosöl als Ausgangsstoff verwendet werden. Diese veränderten neuen Stoffe nennt man dann natürliche Derivate.

Es hat lange gedauert, bis natürliche Tenside, die vollständig abbaubar sind, auch gleichzeitig zufriedenstellende Waschergebnisse bei Shampoos hervorgebracht haben. Ich probiere heute noch fast jedes Naturkosmetik-Shampoo aus, das auf den Markt kommt. Heute sind für Naturkosmetik-Produkte Tensidmischungen verfügbar, die zufriedenstellende Ergebnisse für Shampoos, Dusch- und Schaumbäder bringen und die Haut nicht austrocknen.

TONERDEN, FARBPIGMENTE, MINERALS

Heilerde, grüne und weiße Tonerde und Kaolin gehören zur Stoffgruppe der Mineralien. Diese Rohstoffe sind wertvolle Pflegestoffe für Naturkosmetik. Tonerden sind sehr aufnahmebereit, sie können daher Ausscheidungsprodukte der Haut bei Unterlagerungen, Übersäuerung oder bei Akne sehr gut aufnehmen und so zur Klärung der Haut beitragen. Deshalb werden sie häufig in Gesichtsmasken, Peelings oder Waschcremes eingearbeitet. Rhassoul, eine Tonerde aus Afrika, wird sogar für die tensidfreie Haarwäsche verwendet. Vielleicht ungewohnt, aber hilfreich. Wer auf Reisen Gewässer nicht mit Tensiden belasten möchte, findet darin eine prima Alternative.

Bunte Erden und Eisenoxide bringen Farbe in die Naturkosmetik. Diese Farbpigmente sind die Grundlage von Mineral-Make-ups, Lidschatten und Rouge. Rote und braune Tonerden und einige Mineralien kommen ganz natürlich vor, Eisenoxide werden durch Oxidation mit Metallen gewonnen, ein aufwendiger Prozess, der eingeschränkt bei zertifizierter Naturkosmetik erlaubt ist. Gesteine, die abgebaut werden, wie Glimmer (INCI: MICA) oder das technisch gewonnene Titandioxid (INCI: Titaniumdioxide), sind für Schimmer und Glanz bei den Lidschatten sowie für den Perlglanz in Shampoos und

Make-ups verantwortlich. Als mineralischer Lichtschutz in Naturkosmetik-Sonnencremes reflektieren sie das Sonnenlicht.

Die Farben für die Lidschatten sind eine Kombination der Eisenoxide und der Perlglanzpigmente. Neben den mineralischen Farbpigmenten werden auch färbende Pflanzen und Gewürze wie rote Beete, Kurkuma und Chlorophyll in Naturkosmetik eingesetzt.

Natürlichkeitsindex

Naturkosmetik setzt Rohstoffe ein, die alle eins gemeinsam haben: Sie stammen aus der Natur. Vor allem Pflanzen, Pflanzenöle, Pflanzenfette, ätherische Öle, aber auch Mineralien oder einige wenige tierische Substanzen sind erlaubt, wie beispielsweise Bienenwachs, Lanolin, Propolis oder Molke. Tabu sind hingegen synthetische Stoffe, wie sie meist auf Basis von Mineralöl im Labor entwickelt werden.

Um den Grad der Natürlichkeit besser bestimmen zu können, habe ich für Sie zur schnellen Orientierung einen Natürlichkeitsindex entwickelt, der eine Übersicht über die eingesetzten Stoffe in Kosmetikprodukten ermöglicht.

Naturkosmetik setzt auf Rohstoffe aus der Natur

Dazu habe ich wichtige Stoffgruppen oder Begriffe aufgelistet, die häufig zur Unterscheidung von Kosmetikprodukten verwendet werden, und diese vier unterschiedlichen Stufen zugeordnet – von konventioneller Kosmetik bis hin zu Naturkosmetik mit Siegel. Da die Übergänge vor allem bei Pflanzenkosmetik und Naturkosmetik ohne Siegel nicht eindeutig sind, kann diese Tabelle eine erste Orientierung sein, die wesentlichen Unterschiede zu erkennen.

NATÜRLICHKEITS-INDEX	Herkömmliche Kosmetik	Pflanzenkosmetik/ naturnahe Kosmetik	Naturkosmetik ohne Siegel	Naturkosmetik mit Siegel
Einsatz von pflanzlichen Rohstoffen	●	●	●	●
Einsatz von einzelnen Bio-Pflanzen	●	●	●	●
Verbindliche Mengen an Bio-Pflanzen				●
Tierische Substanzen	●	●	○	○
Unterstützung von Fair-Trade-Projekten			●	●
Rohstoffe auf Mineralölbasis	●	○		
Gentechnik zulässig	●	○		
Synthetische Farbstoffe	●	●	○	
Synthetische Duftstoffe	●	●	○	
Synthetische Konservierungsstoffe	●	●	○	
Synthetische Aluminiumsalze	●	○		
Synthetische Lichtschutzfilter	●	●	○	
Mineralische Lichtschutzfilter	●	●	●	●
Hormonwirksame Substanzen	●	●		
Paraffin	●	●		
Silikonöle	●	●		
SLS (Sodium Laureth Sulfate)	●	●		
Parabene	●	●		
PEG (Polyethylenglykole)	●	●		
EDTA (Ethylendiamintetraessigsäure)	●	●		
Radioaktive Bestrahlung von Rohstoffen	●	○		
Einsatz von synthetischen Lösungsmitteln	●	●		
Derivate 100% natürlich	●	●	●	○
Derivate mit Mineralölanteil	●	●		
Tierversuche in der EU	nicht zulässig	nicht zulässig	nicht zulässig	nicht zulässig

Legende: ● = zulässig | ○ = möglich oder mit Einschränkung zulässig

KAPITEL 5

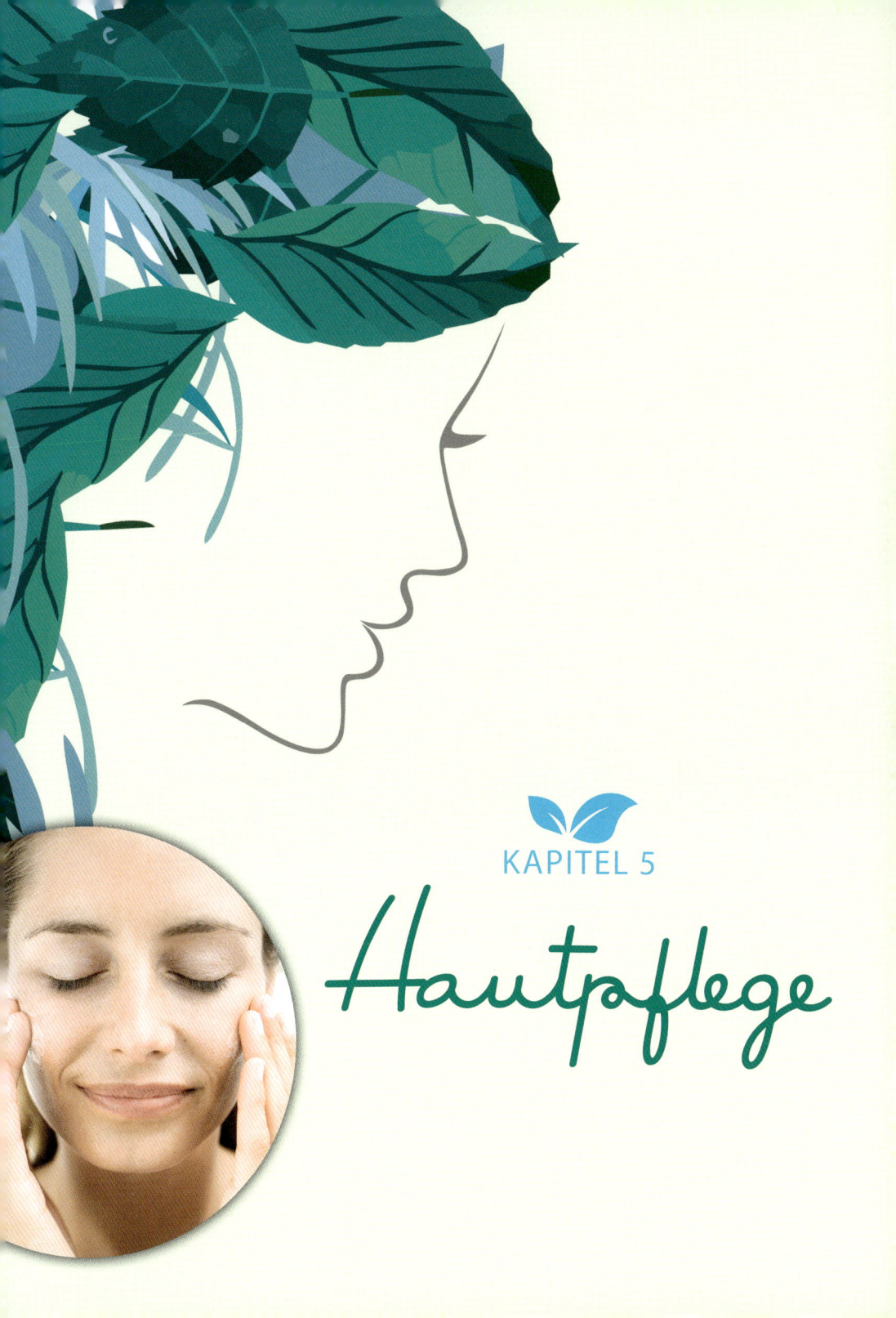

Hautpflege

Der Zustand der Haut spielt eine große Rolle, damit wir uns in ihr wohlfühlen. Heute weiß man, dass nicht die Gene ausschlaggebend für das Hautbild sind, sondern vor allem der Lebensstil und die Pflegegewohnheiten. Je nach Alter und Hautzustand ist das Bedürfnis, sie zu pflegen, unterschiedlich. Wie gesagt, die Haut ist unsere Außenantenne. Sie weiß eigentlich selbst, was sie braucht.

Das Wirkprinzip von Naturkosmetik ist ganz einfach und logisch: Unterstützung hauteigener Prozesse statt Substitution. Das bedeutet, der Haut über die tägliche Pflege Substanzen zuzuführen, die sie befähigen, möglichst lange ihre eigene Funktion aufrechtzuerhalten. Das Wirkprinzip vieler herkömmlicher Kosmetikprodukte ist anders. Wirkstoffe werden auf die Haut gebracht, die die hauteigenen Stoffe und Funktionen ersetzen sollen. Das führt zu einem tollen Soforteffekt, aber die Haut verlernt, diese Funktion weiterhin selbst zu übernehmen. Eine Folge davon ist, dass sich die Eigenaktivität der Haut verlangsamt.

Das Wirkprinzip von Naturkosmetik ist einfach: Sie unterstützt die hauteigenen Prozesse

Die Rhythmen der Haut sind uns nicht immer bewusst und sie werden kaum beachtet, doch sie spielen in jeder Lebensphase eine wichtige Rolle in der Hautpflege. Wer diese Rhythmen mit in seine Pflegerituale einbezieht, hat eine gesunde Haut bis ins hohe Alter.

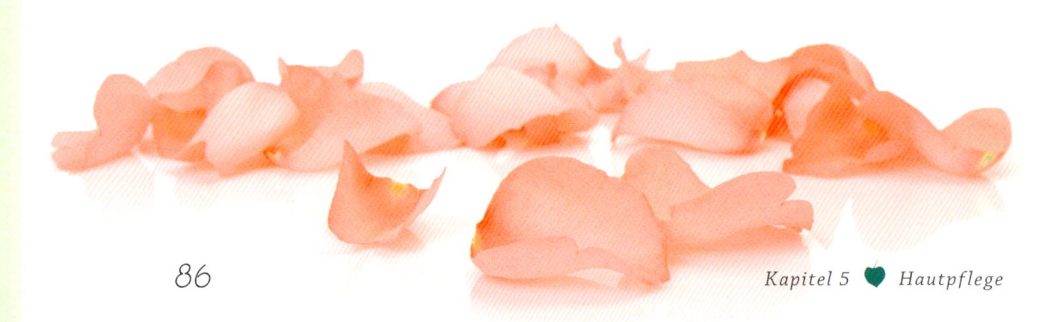

Richtige Hautpflege in jedem Alter

NATÜRLICHE PFLEGE VON KLEIN AUF

Fangen wir bei den Babys an. Direkt nach der Geburt ist ihre Haut noch durch die sogenannte Käseschmiere geschützt. Wird diese abgewaschen, ist die Haut zunächst ungeschützt, denn der hauteigene Schutz funktioniert noch nicht. Der natürliche Säureschutzmantel, der als Puffer vor Krankheitserregern wichtig ist, wird erst in den nächsten Wochen aufgebaut. Das Neugeborene macht über die Haut wichtige sinnliche Erfahrungen mit der Umwelt und erfährt Geborgenheit und Sicherheit. Das Empfinden von Wärme und Kälte wird ebenfalls über die Haut vermittelt.

Die Haut von Babys ist noch sehr durchlässig, deshalb ist entscheidend, womit sie gereinigt und gepflegt wird. Reichhaltige Cremes und Öle sind eher wärmend, während Körperlotionen kühlend wirken. Achten Sie auf die Qualität der Inhaltsstoffe. Auch wenn »sensitiv« auf dem Produkt steht, ist noch nicht klar, welche Substanzen enthalten sind. Gerade jetzt sind zertifizierte Naturkosmetik-Produkte wichtig. Belasten Sie die Babyhaut nicht mit Paraffinöl, Vaseline oder mit Produkten, die Konservierungsmittel, Tenside und PEGs enthalten. Bedenken Sie: Babyhaut ist nicht wirklich schmutzig und braucht noch keine aggressiven, schmutzlösenden, waschaktiven Substanzen. Oft reicht ein natürliches Babyöl zur Reinigung der Haut.

Viele Hebammen empfehlen, ein Baby nicht täglich zu baden, und raten von Schaumbädern mit Tensiden ab. Diese können die Haut austrocknen und den Aufbau des natürlichen Hautschutzes beeinflussen. Achten Sie auch darauf, dass in Babypflege keine synthetischen Konservierungsmittel und Duftstoffe enthalten sind. Ihr Baby kommt mit einem komplett entwickelten Geruchssinn auf die Welt. Wird es zu früh auf synthetische Duftstoffe konditioniert, lernt das Gehirn einfach zu wenig Vielfalt kennen.

Wenn die Kinder größer werden, spielt auch der Spaß an der täglichen Körperpflege eine große Rolle. Farbe und Duft der Produkte werden wichtiger. Im Naturkosmetik-Regal finden Sie jede Menge Badeprodukte, die das

Duschen oder Baden zum Erlebnis machen. Bunte Duschschäume, Knisterbäder mit unbedenklichen Inhaltsstoffen und auch Kinderzahncremes, die sie bedenkenlos verschlucken können, sind ideal für Kinder in jedem Alter.

Der hauteigene Sonnenschutz ist in den ersten Lebensjahren noch nicht vollständig entwickelt. Für Babys sollten direkte Sonneneinstrahlung und auch Sonnenschutzmittel tabu sein. Zarte Baby- und Kinderhaut ist um ein Vielfaches schutzbedürftiger als die Haut von Erwachsenen. Belasten Sie sie daher nicht mit Sonnencremes, denn Sonnenschutzmittel mit hohen Lichtschutzfaktoren sind wahre chemische Keulen. Bedenken Sie, dass es bis zu vierzig Wochen dauert, bis sich die Hautfunktionen nach der Geburt voll ausgebildet haben. Wenn es sich überhaupt nicht vermeiden lässt, eine Sonnencreme zu verwenden, nehmen Sie ein Naturkosmetik-Produkt, das besteht zu hundert Prozent aus mineralischem Lichtschutz. Der beste natürliche Sonnenschutz sind jedoch nach wie vor Schatten und sonnengerechte Kleidung.

Im Winter braucht die Haut einen Extraschutz: Wenn es rausgeht in die Kälte, ist ein guter Wetterschutz angesagt. Wind- und Wettercremes sowie ein Lippenbalsam ohne Wasseranteil schützen besser vor Kälte.

NATÜRLICHE PFLEGE AB 10 JAHREN

Bei dieser Altersstufe ist es wichtig, die Kinder an eine regelmäßige Körperpflegeroutine heranzuführen. In diesem Alter werden sie bereits stark von der Werbung beeinflusst und orientieren sich nicht zuletzt an den vielen Bloggern und Vloggern, die ihre Schönheitsrituale im Netz kundtun. Im Alter von 14, 15 Jahren ist man besonders beeinflussbar und sucht nach eigenen Vorbildern. In diesem Alter spielen Kosmetikprodukte eine Rolle, die exakt dem angesagten Trend und dem Image der Marken entsprechen, die gerade »in« sind. Ethische Aspekte wie Tierschutz oder vegane Produkte werden Jugendlichen zunehmend wichtiger. Hier kommt Naturkosmetik ins Spiel, denn es gibt jede Menge Produkte, die vegan sind. Damit sich Jugendliche mit Naturkosmetik identifizieren können, brauchen sie ihre eigenen Produkte und die sind rar für diese Altersgruppe. Glücklicherweise finden Sie im Handel Produkte, die auch in diesem Alter Spaß machen.

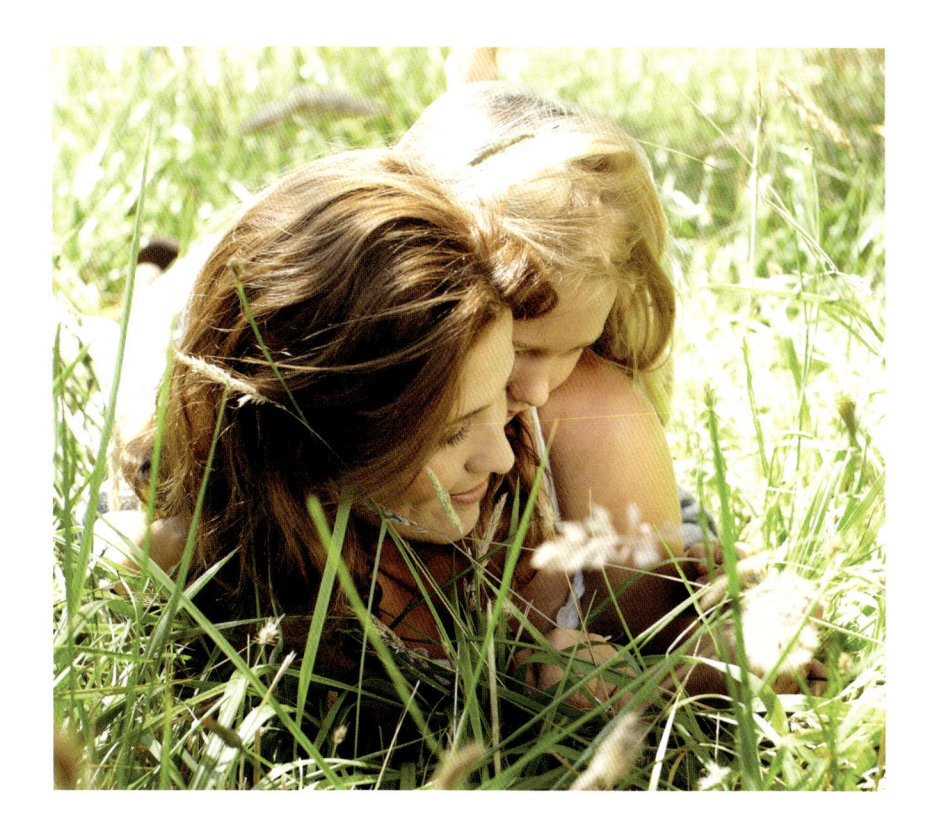

In der Pubertät schlagen die Hormone Purzelbäume und das wirkt sich leider oft auf die Haut aus. Sie produziert mehr Talg als gebraucht wird, das führt zum Stau in den Poren, diese verstopfen, werden erst zum Mitesser und dann zum Pickel. Kommt es dadurch zu Akne, sind Problemlöser gefragt. Naturkosmetik unterstützt die Haut dabei, wieder ins Gleichgewicht zu kommen, ohne sie mit einer chemischen Keule zu malträtieren. Schrubbt man die Haut zu stark oder verwendet stark alkoholhaltige Gesichtswässer, wird sie nur umso stärker angeregt, wieder Fett nachzuproduzieren. Auch fettige Haut braucht Fett, allerdings das richtige. Deshalb werden Sie bei Naturkosmetik keine aggressiven Reinigungsmittel und austrocknenden Tinkturen finden, sondern Produkte, die darauf ausgerichtet sind, die Haut zu klären und zu beruhigen. Klingt die Akne nicht ab, ist ein naturheilkundlich ausgerichteter Hautarzt eine gute Adresse.

Für Jugendliche ist es wichtig zu lernen, dass auch Sport und Ernährung zur Hautgesundheit beitragen. Junkfood, zu viel Süßes und leere Kalorien wirken sich negativ auf das Hautbild aus. Vor allem bei Akne ist eine vollwertige Ernährung unterstützend. Obst und Gemüse und sogar dunkle Schokolade (über siebzig Prozent Kakaoanteil) haben einen positiven Einfluss.

Ein Sonnenbrand ist in jedem Alter zu vermeiden. Schützen Sie die Haut Ihrer Kinder und achten Sie darauf, dass sie nicht zu lange ungeschützt in der Sonne sind.

In der kalten Jahreszeit braucht das Gesicht einen guten Schutz. Auch Kinderhaut sollte dick eingecremt und durch Wind- und Wettercremes gut geschützt werden. Cremes mit viel Pflanzenfetten und wenig Wasser schützen die Haut. Dazu gibt es einige Allroundcremes im Naturkosmetik-Regal. Die pflegenden Pflanzenwachse schützen Kinderhaut vor Kälte und Wind. Jugendliche in der Pubertät wollen ihre eigenen Produkte verwenden. Ein Heranführen an die tägliche Gesichtsreinigung ist der erste wichtige Schritt. Eine leichte Feuchtigkeitspflege ist ein guter Start in den Tag. Lippenbalsame mit natürlichen Wachsen sind eine tolle Alternative zu den herkömmlichen Lippenpflegestiften, die die Lippen stark austrocknen können.

Mittlerweile gibt es sogar eigene Naturkosmetik-Pflegelinien für Kids

NATÜRLICHE PFLEGE AB 20 JAHREN

Die Haut ist knackig, fest und prall, sie produziert ausreichend Hautzellen, weist keine sichtbaren Falten auf und zeigt sich in bester Form. Die Jugendakne sollte allmählich abgeklungen sein. Die Zellteilung ist in diesem Alter am aktivsten und voll intakt. Jetzt ist regelmäßiger Schutz angesagt, allerdings ohne zu übertreiben. In der Regel scheidet die Haut das richtige Maß an Fett und Feuchtigkeit aus, um geschmeidig zu bleiben. Ein Zuviel an Pflege kann die Haut strapazieren und hat fatale Folgen auf ihre Eigenfunktion.

Die Haut tagsüber gut vor Umwelteinflüssen und Sonne zu schützen, ist unerlässlich. Abgeschminkt wird immer, denn die Haut arbeitet nachts auf Hochtouren und dann sollten keine Make-up-Reste diese Prozesse behindern. Morgens ist es wichtig, das Gesicht nicht nur mit Wasser zu reinigen, sondern eine Reinigungsmilch oder ein Waschgel zu verwenden, denn nur so ist sie richtig vorbereitet für die Tagespflege oder fürs Make-up.

Einige Naturkosmetik-Marken vertreten die Meinung, dass in diesem Alter nicht zwischen Tages- und Nachtpflege unterschieden werden muss. Deshalb finden Sie bei vielen dieser Marken nicht die Bezeichnung »Tages-« oder »Nachtcreme«, sondern eher »light«, »medium«, »rich« oder die Bezeichnungen »Feuchtigkeitscreme« und »Pflegecreme«. Einige Marken empfehlen in der Tat, die Haut in diesem Alter abends gründlich, aber schonend zu reinigen, anschließend mit Gesichtswasser (flüssige Pflege) zu befeuchten und sie dann in Ruhe zu lassen – ohne Nachtcreme, um die Eigenkräfte der Haut anzuregen. Wer jedoch in geheizten Räumen schläft oder zu trockener Haut neigt, kommt damit nicht immer klar. Dann heißt es, nur so viel Creme aufzutragen, dass sie vollständig eingezogen ist oder eine fettfreie Nachtpflege verwenden, bevor man ins Bett geht.

Ab Mitte zwanzig darf es dann schon etwas mehr Pflege sein. Jetzt können zum täglichen Ritual weitere Produkte dazugenommen werden. Es bietet sich an, im Winter eine andere Creme zu verwenden als im Sommer, häufiger eine Maske oder ein Serum als Zusatzpflege anzuwenden und regelmäßig eine Augencreme. Alles, was die Haut geschmeidig hält, ist erlaubt, und vor allem, was ihr Feuchtigkeit zuführt. Abzuraten ist von hoch konzentrierten Wirkstoffcremes und Anti-Aging-Produkten. In dieser Lebensphase arbeitet die Haut auf Hochtouren, sie produziert noch alle Stoffe,

---

Julia Keith, Bloggerin, www.beautyjagd.de, Fürth

»Gesichtsöle lassen die Haut fettig glänzen und verursachen Pickel? Von wegen – mein Hautbild wurde sogar klarer, seitdem ich Öle verwende. Drei bis vier Tropfen reichen für das gesamte Gesicht aus. Ich trage das Öl grundsätzlich auf feuchter Haut auf. Mein Lieblingsöl ist das Wildrosenöl (Hagebuttenkernöl) von Primavera oder Pai Skincare, es zieht sehr schnell ein und wirkt zellregenerierend.«

die sie gesund und prall erscheinen lassen. Prävention ist gut, doch starten Sie nicht zu früh mit Cremes, die nicht zu Ihrem Alter passen, sonst fährt die Haut ihre Eigenaktivität zurück. Sie setzen damit den falschen Pflegeimpuls.

Spachteln Sie Ihre Haut nachts nicht zu, sondern unterstützen Sie die nächtliche Ausscheidung der Haut, indem Sie eine pflegefreie Zeit einführen oder auf fettfreie Nachtpflege umsteigen.

Verwenden Sie nur Produkte, die zu Ihrem Alter passen!

Ist man im Sommer viel draußen, ist auf ausreichend Sonnenschutz zu achten – auch fürs Gesicht. Auf ganz natürliche Weise verhilft ein Make-up oder ein Mineralpuder schon zu einem Extraschutz durch die enthaltenen Mineralpigmente. Wer sichergehen will, sollte eine Tagescreme mit ausgewiesenem Lichtschutzfaktor verwenden. Mit ausreichend Schutz und Vorbeugung bei starker Sonnenbestrahlung ist die Basis langjähriger Hautgesundheit gelegt. Spätere Pigmentstörungen werden hinausgezögert und Fältchen ebenfalls. Wer es mit dem Sonnenbaden oder der Sonnenbank übertreibt, kann sicher sein, dass dies Folgen für die Haut hat. Zwar sind die Auswirkungen erst Jahre später zu sehen, doch sie sind irreparabel. Die Haut altert früher und verliert ihre Elastizität.

Im Winter braucht die Haut je nach Witterung einen besseren Schutz und besondere Pflege. Sobald leichte Spannungsgefühle auftreten, reicht die gewohnte Feuchtigkeitscreme nicht mehr aus. Der Wechsel zu einer reichhaltigeren Creme oder ein paar Tropfen Gesichtsöl oder Samenölkapseln für das Gesicht und für den Körper eine reichhaltige Bodylotion sind dann sinnvoll.

NATÜRLICHE PFLEGE AB 30 JAHREN

Die Haut sieht meistens noch schön und gesund aus. Vielleicht zeigen sich die ersten kleinen Mimikfältchen, doch ansonsten ist sie prall und vital. Sie nehmen es noch nicht wahr, doch allmählich verlangsamt sich der Hautstoffwechsel und langsam lassen auch die elastischen Fasern nach. Mit Mitte dreißig zeigt sich an der Spannkraft der Haut, ob Sie Sport machen und auf Ihre Ernährung achten oder ob Sie rauchen. Ihr Stresspegel und Ihre Lebenssituation haben ebenfalls Einfluss auf Ihre Haut und natürlich auch eine Schwangerschaft.

Der täglichen Hautpflege kommt jetzt eine größere Bedeutung zu. Vielleicht haben Sie das Bedürfnis, nun andere Produkte zu verwenden, oder denken ernsthaft über Ihre erste Anti-Aging-Creme nach. Ab jetzt tun regelmäßige Detox-Rituale wie Saunabesuche oder einige Fastentage dem Organismus und der Haut gut.

Leistungsfähige Naturkosmetik-Produkte müssen der Haut jetzt mehr geben als nur Schutz und Feuchtigkeit. Nun sind Wirkstoffe angesagt, die die eigenen Kräfte der Haut gezielt anregen. Vergessen Sie nicht, Hände, Hals und Dekolleté regelmäßig zu pflegen, das wird jetzt wichtig!

Moderne Hautforschung hat herausgefunden, dass vor allem kleine Entzündungen in der Haut für die Alterung verantwortlich sind. Somit sind Inhaltsstoffe sinnvoll, die diesem Prozess entgegenwirken, wie beispielsweise Samenöle. Intensivieren Sie auch Ihre Körperpflege. Regelmäßige Wechselduschen oder eine Trockenbürstenmassage regen die Durchblutung an und beugen Cellulite vor.

Vergessen Sie nicht, Hände, Hals und Dekolleté in die Pflege miteinzubeziehen!

Bei Wind und Wetter oder trockener Heizungsluft braucht die Haut eine Zusatzpflege, die die Hautbarriere stärkt und Spannungsgefühle vermeidet. An kalten Tagen oder im Wintersport sollte die Hautpflege mit Samenölkapseln oder Gesichtsöl angereichert werden. Diese feinen Öle bieten eine Extraportion Schutz und Pflege. Sie sind in jedem Alter der ideale Schutz vor Kälte.

NATÜRLICHE PFLEGE AB 40 JAHREN

Wurde die Haut bisher gut gepflegt, sieht sie immer noch super aus, auch wenn sich Linien um Augen oder Mund nun deutlicher zeigen. Wenn Sie früher fettige Haut hatten, ist sie jetzt noch sehr geschmeidig. Trockene und sensible Haut kann jedoch schon mehr Feuchtigkeit verloren haben, dann zeigen sich Linien und Falten. Die Produktion von Fett und dem natürlichen Feuchthaltefaktor lässt spürbar nach. Auch die kollagenen Fasern in der Lederhaut verlieren an Elastizität. Cellulite zeigt sich durch mehr oder weniger große Dellen an den Oberschenkeln. Wer die Haut morgens und abends stets gründlich gereinigt und befeuchtet hat, sieht das nun deutlich. Sie wirkt immer noch klar und frisch. Vielleicht zeigen sich aber auch schon Unterlagerungen in der Haut oder längst vergessene Unreinheiten tauchen wieder auf.

Liv, Bloggerin, www.puraliv.com, Amsterdam

»Pigmentflecken sind ein Thema, das an Bedeutung gewinnt. Ich habe sie dank des Age Protect Toners von Santaverde (der biologischen Aloe-vera-Blütennektar enthält) und der Kimberly-Sayer-Tagescreme mit LSF 30 im Griff. Beide lassen sich spielend leicht in die tägliche Pflegeroutine integrieren.«

Für die tägliche Gesichtspflege ist es in diesem Alter besonders wichtig, die Hautbarriere zu stärken. Leistungsstarke Cremes und Lotionen für Gesicht und Körper sollten einen Mix aus wasser- und fettlöslichen Wirkstoffen enthalten. In der richtigen Kombination der Ansprache verschiedener Hautschichten zeigt sich die Leistungsfähigkeit der Produkte. Naturkosmetik-Cremes haben den Vorteil, dass jeder einzelne Rohstoff zur Wirkung beiträgt. Der Effekt zeigt sich daher nicht immer sofort – dafür aber umso nachhaltiger. Ich habe in der Beratung oftmals erlebt, dass sich beim abrupten Absetzen einer Hightech-Wirkstoffkosmetik das Hautbild zunächst stark verschlechtert hat. Nach einer Umstellung auf Naturkosmetik dauerte es einige Wochen, bis die Haut sichtbar vitaler wurde und die Eigenaktivität wieder ansprang. Leistungsfähige Naturkosmetik-Produkte für Gesicht und Körper in dieser Lebensphase enthalten natürlich auch eine höhere Konzentration spezieller Wirkstoffe, um den gewünschten Effekt zu erreichen. Die Forschung entdeckt immer wieder neue Pflanzen mit enormem Potenzial für effektvolle Kosmetikwirkstoffe. Gönnen Sie sich ruhig mehrmals im Jahr eine kurmäßige Extrapflege. Ihre Haut dankt es Ihnen. Auch der regelmäßige Besuch bei einer Naturkosmetikerin sollte eingeplant werden. Die Profibehandlung stimuliert den Hautstoffwechsel optimal, damit Wasseransammlungen und Stauungen verschwinden. Außerdem kann Ihre Naturkosmetikerin Sie ganz individuell begleiten, sie sieht, wie sich Ihr Hautbild verändert, und kann die Pflege anpassen. Mit vierzig schaut man nicht nur kritischer auf die Haut, sondern oft auch auf das Leben. Viele Menschen überprüfen in dieser Lebensphase ihre Zufriedenheit, nicht selten wird in dieser Zeit ein Neustart gewagt.

Jetzt ist es wichtig, weiterhin regelmäßig Sport zu treiben und eine innere Ausgeglichenheit zu erreichen. Natürlich sollten Sie auf Ihre Ernährung achten, ausreichend (mindestens zwei bis drei Liter) trinken und regelmäßig mehr Beauty-Food (z. B. grüne Smoothies) und Phytohormone über Lebensmittel wie Tofu, Sojaprodukte und Yamswurzel in Ihren Speiseplan aufnehmen. Lassen Sie die Finger von Botox, das Nervengift lähmt die Gesichtsmuskeln und macht Sie zwar kurzfristig faltenfreier, doch Ihre natürliche Ausstrahlung geht damit verloren. Außerdem müssen für jede produzierte Charge von Botox jede Menge Tiere sterben, denn Botox gilt nicht als Kosmetikprodukt, sondern als Nervengift. Gönnen Sie sich lieber mehr Beauty-Auszeiten zu Hause, mit Freundinnen oder bei Ihrer Naturkosmetikerin.

NATÜRLICHE PFLEGE AB 50 JAHREN

Wenn Sie Ihre Haut immer gut gepflegt und auf einen ausreichenden Lichtschutz geachtet haben, macht sich das jetzt bezahlt. Besonders auch an Hals, Dekolleté und den Händen. Ihrer Haut sieht man nun an, ob sie durch übermäßiges Sonnenbaden oder die Sonnenbank geschädigt ist. Pigmentflecken vor allem im Gesicht und an den Händen zeigen in diesem Alter ebenfalls frühere UV-Schäden und sind leider nicht immer zu vermeiden. Es gibt Naturkosmetik-Produkte, die speziell solchen Altersflecken entgegenwirken. Pigmentflecken können problemlos auch von Hautärzten durch Lasertechnik entfernt werden.

Jetzt darf Hautpflege durch Nahrungsergänzungsmittel verstärkt werden.

Gelebtes Leben zeigt sich in Ihrem Gesicht, doch nun steht der weibliche Organismus vor einem großen Umbruch. Der Wechsel in die menofreie Phase hat erheblichen Einfluss auf die Haut. Mit der Östrogenproduktion lässt schlagartig auch die Elastizität der Haut nach. Der Körper verändert sich, das Gewicht ist nicht mehr leicht zu halten, alles wird schlaffer und Fett sammelt sich in der Leibesmitte an. Vielleicht kommt verstärkt der Wunsch nach einer

Schönheits-OP auf. Doch auch ohne Skalpell können Sie jede Menge tun, damit Sie sich weiterhin wohlfühlen. Ihr Stoffwechsel verändert sich merklich, Sie benötigen weit weniger Kalorien. Stellen Sie sich darauf ein. Wer dreimal die Woche ins Schwitzen kommt, moderat Sport treibt und seine Ernährung umstellt, kommt mit der Veränderung gut klar. Lassen Sie beispielsweise die Abendmahlzeit weg, das unterstützt die Gewichtsregulierung. Mit Sport und einer Ernährungsumstellung können Sie diesen Wandel gut schaffen und sich dabei körperlich wohlfühlen. Das tut auch der Haut gut.

Sie sollten jetzt mehr Zeit für die tägliche Körperpflege einplanen. In dieser Lebensphase ist der Wunsch nach leistungsstarken Kosmetikprodukten am größten. Hier setzt Naturkosmetik mit einer neuen Generation von Wirkstoffen an: mit Substanzen, die die Haut in ihrer eigenen Regeneration gezielt unterstützen. Naturkosmetik-Produkte für diese Lebensphase enthalten Substanzen, die pflanzliche Hormone z. B. von Rotklee, Hopfen, Traubensilberkerze und Granatapfelsamen aufweisen.

Pflanzenstammzellen zählen zu den modernen Wirkstoffen, die ebenfalls die Regeneration fördern. Diese modernen, aus Äpfeln, Hibiskus oder Edelweiß gewonnenen Wirkstoffe regen die Zellteilung der Haut an. Auch Q10 ist in jeder unserer Körperzellen zu finden. Das Coenzym nimmt durch das Alter oder durch Stress ab. Es kann im Labor nachgebaut oder auf Basis von Pflanzen gewonnen werden. Coenzym Q10 für Naturkosmetik wird aus Pflanzenzellkulturen durch Fermentation mit Bakterien gewonnen (INCI: Ubiquinone).

Cathrin Engelhardt, Geschäftsführerin Reformhaus Engelhardt, Hamburg

»Das Wichtigste für mich und meine Haut ist die Versorgung von innen. Wenn ich nicht genug getrunken habe, sehe ich das sofort. Ich nehme Kieselsäure und viele Antioxidantien, um mich und meine Haut gut zu versorgen, sonst hilft auch kein Cremen. Je älter ich werde, desto mehr Zusatzpflege gönne ich mir, dabei verwende ich auch meine Lieblingsprodukte verschiedener Marken. Die Masken von Dr. Hauschka finde ich toll und davor verwende ich das Enzympeeling von Dr. Grandel.«

Sorgen Sie durch regelmäßige Hautpflege für eine optimale Unterstützung der Haut und gönnen Sie sich immer wieder eine Extraportion Pflege. Gute Nahrungsergänzungsmittel mit Phytohormonen können jetzt ein sinnvoller Zusatz sein, um diese Umstellungszeit zu unterstützen. Regelmäßige Detox-Programme, eine gesunde Ernährung und Auszeiten vom Alltag sehen Sie Ihrer Haut an. Rhythmen wie ausreichend Schlaf und geregelte Mahlzeiten wirken sich ebenfalls auf die Haut aus, Stress natürlich auch. Wenn Sie können, schalten Sie einen Gang runter und nutzen Sie die Zeit für sich selbst. Prüfen Sie, ob Ihr Lieblingslippenstift noch passt. Gönnen Sie sich in dieser Phase eine Farb- und Stilberatung, es kann sehr unterstützend sein, Ihren Stil jetzt zu überprüfen und anzupassen.

Naturkosmetik-Produkte unterstützen die Haut bei der Regeneration

Und bevor Sie sich dem Skalpell ausliefern oder Botox spritzen lassen, testen Sie doch sanftere Methoden. Nutzen Sie Detox-Programme, natürliche Regenerationsmethoden wie eine F.-X.-Mayr-Kur, achten Sie auf einen ausgeglichenen Säure-Basen-Haushalt oder versuchen Sie es mit Schönheitsakupunktur.

NATÜRLICHE PFLEGE AB 60 JAHREN

Spätestens ab 55 Jahren traut sich kein Markenhersteller mehr, eine Altersangabe auf seine Hautpflegeprodukte zu drucken. Es ist schon eigenartig – das Bild »ewiger Jugend« und faltenloser Haut sitzt tief. Wir wollen zwar reicher werden an Erfahrung und das Leben genießen, doch wenn es um die Haut geht, möchten wir das Leben anhalten. Treiben Sie in diesem Alter regelmäßig Sport, der zu Ihnen passt, und halten Sie sich fit. Es gibt motivierende Apps und Fitnessuhren, die Sie unterstützen, ein moderates Tagesprogramm an Bewegung zu absolvieren.

Die Gesichtshaut ist am anfälligsten für Alterserscheinungen, weil wir sie ständig unbedeckt tragen. Mit den Jahren verliert die Haut zunehmend ihr stützendes Polster sowie ihre Geschmeidigkeit und Feuchtigkeit. Pigmentflecken zeigen sich.

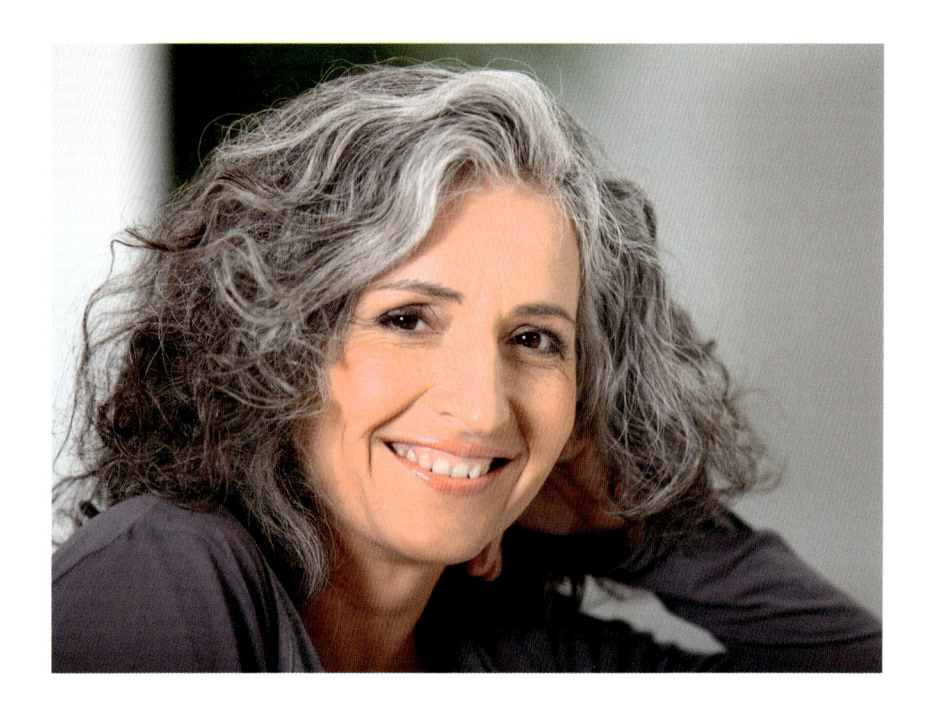

Sie erschlafft zunehmend, wird trockener und faltiger. Die Falten um die Augen und den Mund sind nun nicht mehr zu übersehen. Unerwünschter Haarwuchs im Gesicht fordert zusätzlich tägliche Beobachtung. Die Talgproduktion lässt jetzt spürbar nach und die Haut kann noch weniger Feuchtigkeit binden. Mehr Unterstützung von außen ist angesagt. Deshalb sind in diesem Alter Hautpflegeprodukte wichtig, die die Geschmeidigkeit erhalten und Trockenheit entgegenwirken.

Je individueller Sie Ihre Hautpflege jetzt gestalten, desto besser ist Ihr Hautbild. Beobachten Sie, wie Ihre Haut auf einzelne Produkte reagiert, und werden Sie kreativ. Reichern Sie beispielsweise Ihre Tagespflege mit einem Serum an, verwenden Sie eine Extraampulle zur Hautpflege oder machen Sie eine Ölpackung für den ganzen Körper. Tagsüber können Sie ruhig mal nachcremen und zwischendurch ein Feuchtigkeitsspray verwenden. Gönnen

Sie sich das ganze Jahr über mehr Extras und erhöhen Sie den Rhythmus bei Ihrer Naturkosmetikerin. Wenn Sie zu Tränensäcken und Stauungen neigen, kann eine Lymphstimulation Wunder bewirken.

Eine gepflegte Haut ist immer schön! Je aktiver Sie in dieser Lebensphase sind, genügend trinken, cremen und sich bewegen, desto besser sieht Ihre Haut aus.

Männerhaut ist anders

Männerhaut ist deutlich anders als Frauenhaut. Sie ist dicker, altert später, aber dafür umso heftiger, Falten graben sich tiefer ein. Das passiert ab Mitte vierzig. Cellulite bekommen Männer auch nicht. Die kollagenen Fasern sind anders vernetzt als bei Frauen.

Die Inspektion ihrer Haut ist für Männer nicht so selbstverständlich wie die für ihr Auto. Erst wenn sich Falten zeigen, fangen sie an, Gesicht und Körper gezielter zu pflegen. Doch die Pflegegewohnheiten ändern sich. Immer mehr Männer wollen effektive Gesichtspflege, die funktioniert und zu ihnen passt. Natürlich können die Beschreibungen der vorhergehenden Lebensabschnitte auch auf die sich verändernde Hautpflege für Männer angewendet werden. Trotzdem sollten sie nicht in den Cremetopf der Frau greifen, denn effektive Hautpflege für den Mann braucht andere Produkte – das gilt auch für Naturkosmetik. Es gibt mittlerweile zahlreiche Männerpflegeartikel in Naturkosmetik-Qualität. Egal, ob Klassiker oder internationale Nischenmarke, der pflegebewusste Mann findet ein passendes Pro-

> **Stefan Kraus, Apotheker, Inhaber DrKRAUS Apotheke, Augsburg**
> »Für mich als Apotheker muss die Ratio eines Produkts überzeugend sein. Arzneipflanzen sind wirksam und machen auch bei Naturkosmetik das Herzstück aus. Meine Lieblingsprodukte sind von The Organic Pharmacy: die Shaving und die Moisture Cream, weil sie so effektiv wirken. Nichts spannt oder brennt nach der Rasur.«

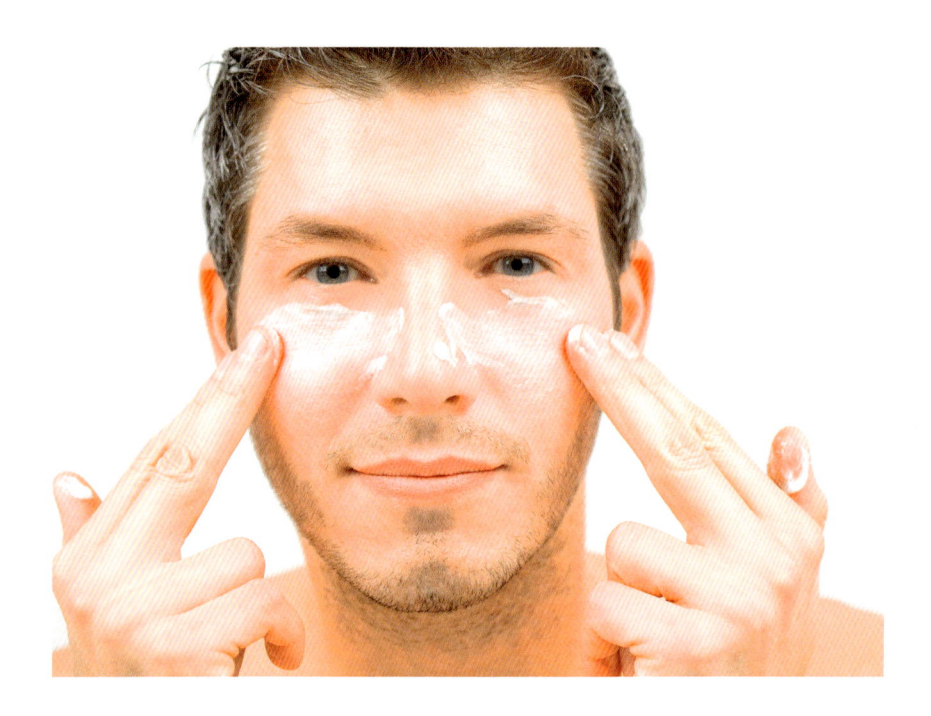

dukt. Die Texturen bei den Hautpflegeprodukten sind für Männer oft leichter, denn sie wünschen sich eine Pflege, die sofort einzieht und auch spürbar ist. Neu hinzugekommen sind jede Menge moderne Rasier- und Bartpflegeprodukte. Pre-Shave- und After-Shave-Produkte sind out, dafür ist die Nachfrage nach effektiver Gesichtspflege heutzutage umso größer.

Auch im Bereich natürliche Duftwässer und Parfüms finden Männer eigens für sie kreierte Düfte. Zudem können Männer bei Naturkosmetik auf viele Unisexprodukte zurückgreifen, die sowohl für Männer als auch Frauen geeignet sind. Diese Produkte finden Sie überall dort, wo Sie auch sonst Kosmetik kaufen.

Hautkrankheiten

Akne, Schuppenflechte und Neurodermitis sind die häufigsten Hautkrankheiten. Abgesehen von der Jugendakne, die mit Mitte zwanzig weitgehend abgeklungen sein muss, können die anderen Hauterkrankungen das Wohlbefinden lange beeinträchtigen. Generell gilt, dass sie in die Hände eines guten Hautarztes gehören. Mithilfe von Kortison verschwinden die Symptome zwar schnell, geheilt ist die Haut allerdings nicht. Aus dieser Erfahrung heraus empfehle ich Ihnen, einen naturheilkundlichen Weg einzuschlagen und die Ursache zu bekämpfen. Naturkosmetik kann dabei eine wohltuende Begleitung sein, allerdings sollte auch die äußere Pflege mit dem Arzt abgestimmt werden, daher gebe ich hierzu keine Empfehlungen ab.

Pro Age

Individuelle Hautpflege ist die optimale Voraussetzung für eine gesunde und schöne Haut bis ins hohe Alter. Wird die Haut in jeder Phase des Lebens optimal gepflegt, dankt sie es später.

Eine Frage, die Forscher immer wieder bewegt, ist, wie viel Einfluss auf die Haut von außen überhaupt möglich ist. Generationen von Frauen wurde suggeriert, dass immer mehr möglich ist und die Produkte beständig besser werden, um faltenfreie Haut zu erlangen. Doch die äußerliche Einflussnahme ist begrenzt. Die Haut ist unser Puffersystem, um Substanzen von außen abzuwehren, das gilt zunächst auch für Kosmetikwirkstoffe, egal ob natürlich oder im Labor entwickelt.

In der Kosmetikindustrie wird intensiv daran geforscht, wie man kosmetische Substanzen in die Haut einschleusen kann. Dabei werden Techniken entwickelt, die mittels Transportsystemen wie beispielsweise Liposomen Wirkstoffe tiefer in die Haut einschleusen können, als dies auf natürlichem Weg möglich ist. Teilweise gelingt das, die Frage ist jedoch, wie viel Sinn dies macht.

Keine Creme der Welt kann Falten und den natürlichen Verlust an Feuchtigkeit und Festigkeit vermeiden. Eine Überdosis an Wirkstoffen in jungen Jahren führt schnell dazu, dass die Haut müde wird und überpflegt ist. Sie reagiert darauf, indem sie ihre eigene Aktivität zurückfährt und im schlimmsten Fall sogar Rötungen, Jucken und auch Bläschen bildet. Das nennt man übrigens Stewardessenkrankheit. Die Haut braucht nun Ruhe – sozusagen eine Pause von zu viel Pflege. Überlässt man die Haut für eine Weile sich selbst, ist es erstaunlich, wie schnell sie sich regeneriert. Manchmal ist weniger einfach mehr!

Heute sind Faltenunterspritzungen ein beliebtes Mittel in der Schönheitspflege. Diese Behandlungen wirken jedoch lediglich vorübergehend. Die Stoffe müssen deshalb regelmäßig nachgespritzt werden. Es gibt auch dauerhafte Präparate, die aber ein noch höheres Risiko für Nebenwirkungen tragen. Bevor Sie sich für eine Faltenbehandlung entscheiden, lassen Sie sich unbedingt von spezialisierten Ärzten beraten. Die Therapien sind nicht frei von Risiken und eine unsachgemäße Anwendung kann zu teilweise gefährlichen Nebenwirkungen führen.

Ohne Skalpell kann mithilfe von Schönheitsakupunktur eine verblüffende Wirkung erzielt werden. Durch die Stimulation der Haut und des Bindegewebes wird die Muskulatur von Gesicht und Hals sichtbar gestrafft.

Egal, was Sie tun, um jünger auszusehen, wichtig ist, dass Sie zu Ihrem Alter stehen. Die Verlangsamung der Stoffwechselprozesse und die Abnahme bestimmter hauteigener Substanzen verhindert sowieso kein Mittel.

Die Philosophin Rebekka Reinhard hat ein spannendes Buch zum Thema Schönheit geschrieben. Ihrer Meinung nach entwickelt innere Ausgeglichenheit, Interesse an anderen Menschen und sich selbst an inneren Werten zu orientieren, statt sich nur der äußeren Schönheit zu widmen, eine Ausstrahlung, die die innere Schönheit zum Leuchten bringt. Es sollte deshalb nicht heißen: »Wer schön sein will, muss leiden«, sondern: »Wer schön sein will, muss lernen!« In diesem Sinne sollte dieser Aspekt Bestandteil Ihrer täglichen Schönheitsrituale werden. Gepflegte Haut ist in jedem Alter schön. Und stimmt die innere Balance, stimmt auch die Ausstrahlung!

Wer schön sein will, muss lernen!

KAPITEL 6

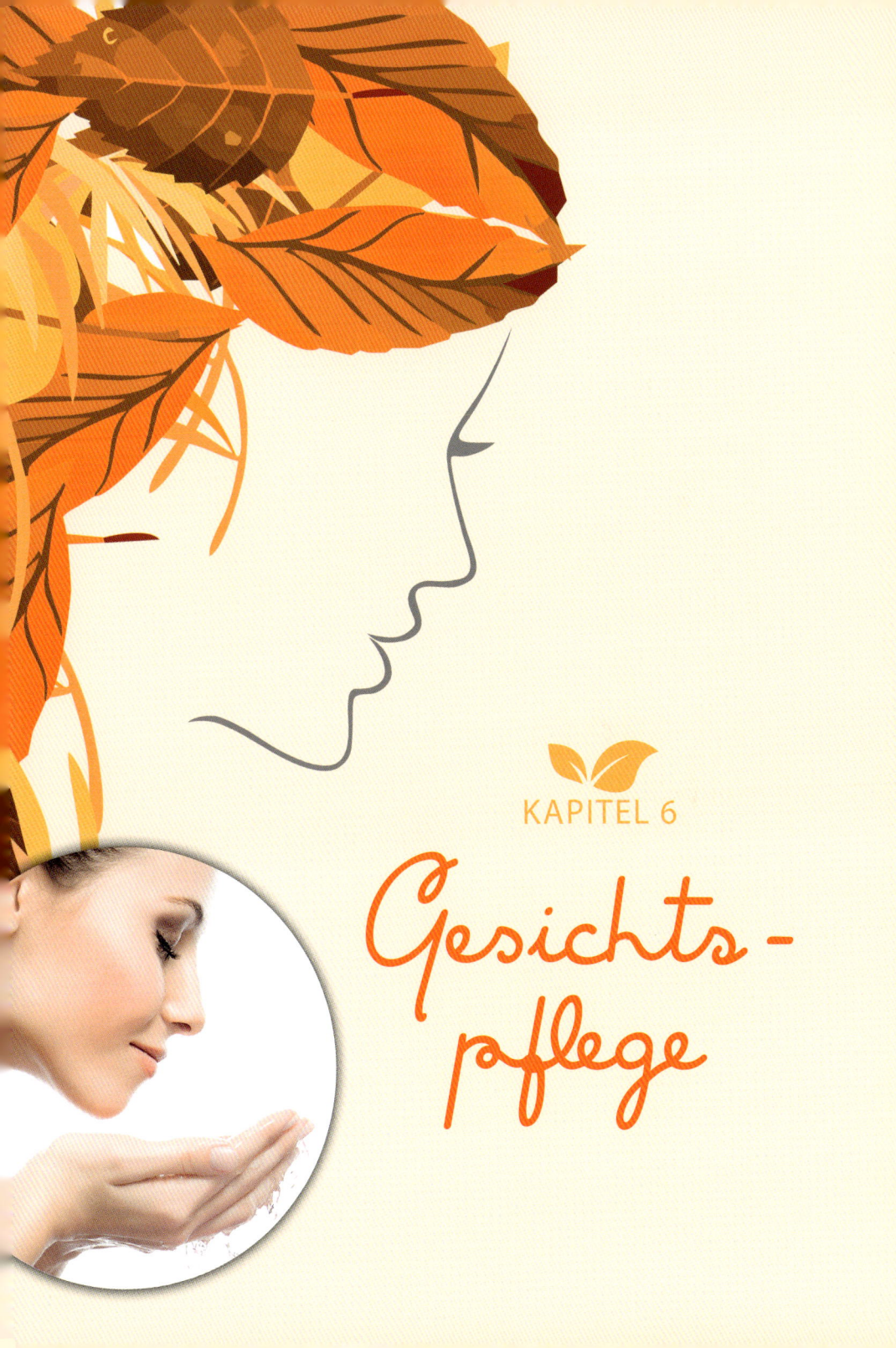

Gesichts-
pflege

Schönheit hat viele Gesichter, sagt man und das stimmt in der Tat. Jeder Mensch ist auf seine Art schön, doch ob Sie sich als schön empfinden oder nicht, liegt an Ihnen selbst. Ich mag das Zitat von Christian Morgenstern: »Schön ist eigentlich alles, was man mit Liebe betrachtet.« Darin liegt Respekt, den man sich selbst und anderen entgegenbringt. Die eigene Wertschätzung zeigt sich ebenso in der Bedeutung der täglichen Hautpflege. Naturkosmetik gewinnt auch deshalb immer mehr Fans, weil es für viele immer wichtiger wird, zu sich selbst zu stehen und Abstand von einem Schönheitsideal zu nehmen, das nicht ihren eigenen Werten entspricht.

Neue Natürlichkeit

Unser Schönheitsbegriff ist tief verwoben mit dem aktuellen kulturellen Umfeld. Ewige Jugend und Faltenlosigkeit bis ins hohe Alter galten lange als unumstößliches Schönheitsideal. Das verändert sich rapide. Eine neue Natürlichkeit ist angesagt. Twitter, Blogs und YouTube-Beiträge wie »Ungeschminkt aus dem Haus«, #nomakeuptoday oder Ich bin #nichtschön sind ebenso Beispiele dafür wie die Pro-Age-Bewegung aus den USA. »Anti-Aging« wandelt sich allmählich in »Pro-Aging«.

»Anti-Aging« wandelt sich allmählich in »Pro-Aging«

Zu seinem Alter zu stehen und stolz darauf zu sein, nimmt bereits Einfluss auf die Bilderwelt. In Werbeanzeigen sind die Gesichter nicht mehr ganz so faltenlos, die Augenbrauen werden natürlicher und in Werbespots tauchen auch reifere Frauen auf. Der Trend, sich einem von außen aufgesetzten Ideal zu widersetzen und dem ein eigenes Bild entgegenzustellen, nimmt zu. Die Inszenierung einer neuen

Natürlichkeit zeigt sich selbst bei den Modenschauen in Paris. Die Kampagne der Frauenzeitschrift *marie claire*, die Fotos von Models wie Cindy Crawford unbearbeitet zeigen sollte, sorgte im Netz für Furore. Einen selbstbewussten Umgang mit Unvollkommenheit zeigt auch der Erfolg des Models Chantelle Brown-Young, das an der Hautkrankheit Vitiligo erkrankt ist. Das alles sind Indizien für den Wandel des Schönheitsbegriffs. Neue Werte sind gefragt.

Die tägliche Pflegeroutine

Reinigung, Schutz und Pflege der Haut sind die Hauptaufgaben von Kosmetikprodukten. Unsere Pflegegewohnheiten sind stark von der Vielfalt des Kosmetikangebots geprägt. Damit Sie Ihre passenden Naturkosmetik-Produkte finden, müssen wir zunächst über die Systematik der Gesichtspflege sprechen.

> **Dilek Yetim, Kosmetikfachberaterin, Humboldt-Apotheke, Hannover**
> »Ich verwende gern direkt nach der Reinigung das Weleda Granatapfelserum. Es duftet sehr angenehm und man spürt die Wirkung sofort. Die Haut fühlt sich praller an und die Tagescreme ist ein Superschutz gegen Pigmentflecken.«

Unsere Gesichtshaut tragen wir Tag für Tag weitgehend unverhüllt durch alle Jahreszeiten und Klimazonen. Jeder von uns ist mit einem bestimmten Hauttyp geboren worden, der uns erhalten bleibt. Dieser Hauttyp greift nach der Erfahrung vieler Naturkosmetik-Experten für die Gesichtspflege zu kurz, weil darüber nicht berücksichtigt wird, was die Haut aktuell braucht. Für die passende individuelle Gesichtspflege ist es entscheidend, neben dem Hauttyp den aktuellen Hautzustand miteinzubeziehen und das Pflegeprogramm darauf auszurichten.

REINIGEN UND PEELEN

Tag für Tag, in jedem Alter und zu jeder Jahreszeit ist die morgendliche und abendliche Gesichtsreinigung mit anschließendem Gesichtswasser oder

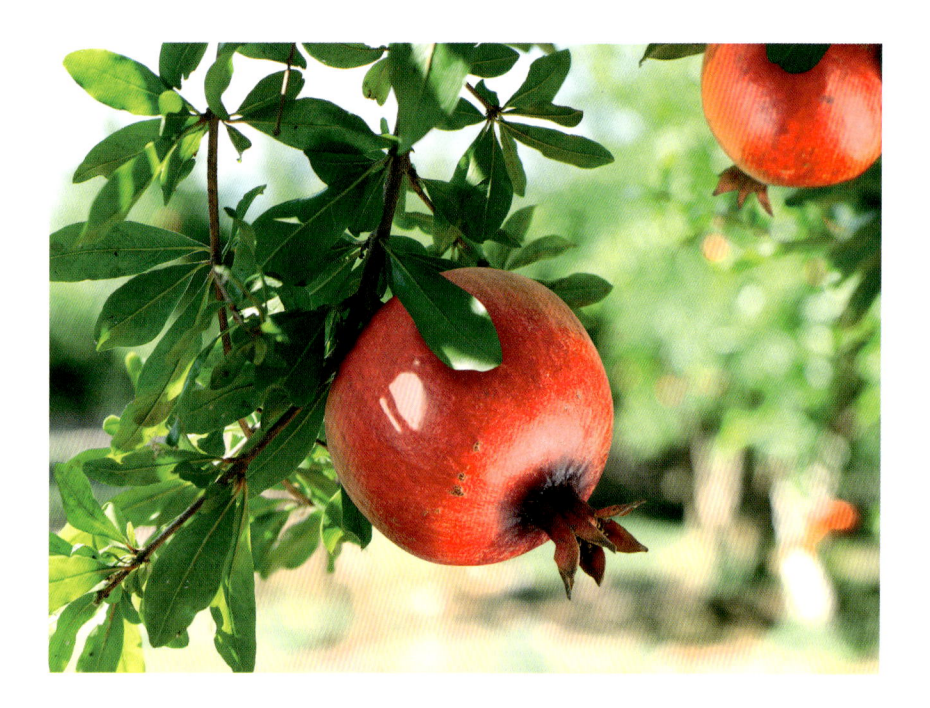

Tonikum das A und O einer guten Gesichtspflege – bei jeder Haut, in jedem Hautzustand. Es kommt allerdings auf die Wahl der Reinigungsprodukte an. Die Reinigung befreit die Haut von Ausscheidungen und spült Schmutz und Staub ab. Da nicht alle Stoffe, die sich im Laufe des Tages und der Nacht auf der Haut ansammeln, wasserlöslich sind, reicht Wasser zum Waschen nicht aus. Die Reinigung bereitet die Haut zudem auf die anschließende Pflege optimal vor.

Achten Sie bei der Auswahl darauf, dass das Produkt zu Ihnen passt. Ihr Reinigungsprodukt muss nicht schäumen wie ein Duschzusatz. Die Gesichtshaut sollte keinesfalls ausgetrocknet werden, deshalb verzichten viele Naturkosmetik-Reinigungsprodukte auf Tenside – sie schäumen daher kaum, reinigen schonend und gründlich und pflegen gleichzeitig die dünnere Gesichtshaut. Viele Naturkosmetik-Reinigungsprodukte eignen sich gleichzeitig auch zur Entfernung des Augen-Make-ups. Für normale bis trockene Haut ist eine Reinigungsmilch am besten geeignet.

Manche Produkte, vor allem Reinigungsmilch und Waschcreme, sind angereichert mit Heilerde, Bambus-Kristallen oder Bestandteilen von Mandeln. Diese erzeugen einen leichten Peelingeffekt und können deshalb täglich verwendet werden. Peelings mit einem stärkeren Abrieb, die je nach Hautzustand mehrmals die Woche verwendet werden können, enthalten beispielsweise abgerundete Jojoba- oder Aprikosenkerne.

Naturkosmetik-Peelings sind frei von jeglichen Microbeads. Das sind künstliche, winzig kleine Plastikpartikel, die sich nicht auflösen und über das Abwasser bis in die Meere gelangen. Dort werden sie dann zu einer großen Gefahr für Fische, da diese sie für Nahrung halten und mit vollem Magen verenden.

Eine Reinigungsmilch kann auch im Wechsel mit einer Waschcreme verwendet werden. Waschgels wirken kühlend, sind ideal für Männer und bei Tendenz zu fettiger und unreiner Haut. Seifen sind bedingt geeignet. Bei zu Unreinheiten neigender Haut sind sie kontraproduktiv, da die Haut einige Zeit benötigt, um den pH-Wert wieder auszubalancieren. In einigen Fällen kann Seife richtig sein. Wenn Sie sie zur Gesichtsreinigung verwenden, sollten Sie Pflanzenöl- und Alepposeifen mit hohem Fettanteil nehmen, denn diese haben einen sogenannten rückfettenden und damit pflegenden Effekt durch den hohen Anteil an Pflanzenölen. Außerdem enthalten sie keine tierischen Fette. Nicht geeignet ist ein Spritzer Duschcreme oder Shampoo für die Gesichtsreinigung.

Pflanzenöl- und Alepposeifen haben einen rückfettenden Effekt durch den hohen Anteil an Pflanzenölen

Naturkosmetik-Reinigungsprodukte sind generell frei von Sodium Lauryl Sulfat (INCI: Sodium Lauryl Sulfate). Diese Tenside sind aufgrund ihrer Aggressivität in Verruf geraten. Aus ökologischen Gründen werden auch keine PEGs eingesetzt. Diese Polyethylenglycole sind eine chemische Stoffgruppe, die es in zahllosen Varianten gibt und die sowohl als Tensid als auch als Emulgator eingesetzt wird. Sie sind auf der Zutatenliste mit Großbuchstaben und Kennzahlen angegeben (INCI: PEG-15, PEG-20, PEG-36 usw.). Natürlich enthalten Naturkosmetik-Gesichtsreinigungsmittel auch keine synthetischen Konservierungsstoffe. Das macht sie so verträglich, dass Sie sogar das Augen-Make-up damit entfernen können.

Bei der Auswahl werden Sie feststellen, dass nicht jede Naturkosmetik-Produktlinie über ein eigenes Reinigungsprodukt verfügt. Je nach Aufbau und System der einzelnen Marken gibt es Basisprodukte für die Gesichtsreinigung, die mehrere Pflegeserien abdecken oder auf das komplette Pflegeprogramm ausgerichtet sind.

Bereits in den Naturkosmetik-Reinigungsprodukten sind pflegende Substanzen und Kräuterextrakte enthalten, um die Pflege zu verstärken. Sie finden auch Reinigungsschäume, Reinigungsöle und Produkte, die erst auf der Haut durch die Hinzunahme von Wasser zu einer Emulsion werden. So kann die ganze Bandbreite für alle Hauttypen und Hautzustände mit Naturkosmetik abgedeckt werden.

Expertentipp:

Intensivieren Sie Ihre Gesichtsreinigung durch die Verwendung eines Konjac-Schwamms. Der Schwamm aus Pflanzenfasern ist sehr hygienisch, vegan, angereichert mit verschiedenen Heilerden und hinterlässt ein tolles Hautgefühl.

TYPGERECHT REINIGEN

Normale Haut ist am unkompliziertesten zu reinigen und zu pflegen. Bei Tendenz zu trockener und empfindlicher Haut ist eine reichhaltige Reinigungsmilch oft die beste Wahl. Haben Sie robuste Haut oder neigen Sie zu glänzender und fettiger Haut, dürfen es Produkte sein, die mehr Abrieb erzeugen.

Mischhaut macht die Reinigung und Pflege des Gesichts aufwendiger. Ist diese ausgeprägt, empfiehlt es sich sogar, verschiedene Produkte zu nehmen. Das kann eine Waschcreme oder Reinigungsmilch für das ganze Gesicht sein. Für die sogenannte T-Zone (Stirn, Nase, Kinn) ist mehrmals die Woche ein leichtes Peeling oder ein spezielles Gesichtstonikum, das insbesondere die Mischhaut anspricht, geeignet. Neigt die Haut zu Unreinheiten, ist eine sanfte Reinigung das A und O. Bei unreiner Haut sollten keine aggressiven Produkte zur Reinigung und Desinfektion verwendet werden, denn sie zerstören die Hautbalance noch mehr und dadurch benötigt sie längere Reparaturzeiten, um den pH-Wert wieder auszubalancieren. In dieser Zeit können sich die Aknebakterien hervorragend vermehren. Der Entzug von Hautfett durch stark alkoholhaltige Gesichtswässer regt die Haut verstärkt an, Fett nachzuproduzieren, auch das ist kontraproduktiv. Regelmäßige Dampfbäder mit anschließender sorgfältiger Ausreinigung von Unreinheiten ist ein wichtiger Bestandteil der wöchentlichen Hautpflege. Bei unreiner Haut kommt der Hygiene zusätzlich eine hohe Bedeutung zu. Häufiger Handtuchwechsel und der Verzicht auf Gesichtsbürstchen oder Waschlappen ist wichtig, denn damit streut man die Aknebakterien über immer mehr Hautpartien. Unterstützend wirkt der Besuch bei einer Naturkosmetikerin, die die Haut regelmäßig ausreinigt und einen individuellen Hautpflegeplan erstellt.

> Annette Sabersky, Ernährungswissenschaftlerin, Food-Testerin und Fachjournalistin, www.Bio-Food-Tester.de, Hamburg
>
> »Ich verwende seit rund 25 Jahren dieselbe Gesichtscreme: Hautcreme von Weleda. Da ich eine sehr trockene Haut habe, ist diese reichhaltige Creme genau richtig. Ich finde es wichtig, möglichst beständig bei einem Produkt zu bleiben, die Haut also nicht immer wieder mit etwas Neuem zu verwirren. Auch wenn das die Markenhersteller wohl nicht gerne hören.«

BEFEUCHTEN UND TONISIEREN

Der zweite Schritt bei der Basispflege ist das Befeuchten der Haut. Viele denken, diesen Schritt könnten sie überspringen, doch weit gefehlt! Sie sehen Ihrer Haut später an, ob sie regelmäßig mit Gesichtswasser gepflegt wurde.

Durch das Befeuchten der oberen Hornschicht wird mehr Feuchtigkeit in der Haut gebunden – das ist ganz wesentlich für eine funktionierende Hautbarriere. Zudem enthält ein Naturkosmetik-Gesichtswasser hochwertige wasserlösliche Pflanzenextrakte, die ausgleichend wirken und die Hautbarriere stärken.

Sie sehen Ihrer Haut später an, ob sie regelmäßig mit Gesichtswasser gepflegt wurde

Bei empfindlicher und trockener Haut sollten Sie darauf achten, dass in dem von Ihnen verwendeten Gesichtswasser kein Alkohol enthalten ist. Alkohol löst nämlich auch Hautfette, die gerade bei trockener Haut zu wenig gebildet werden. Bei fettiger und zu Unreinheiten neigender Haut dagegen ist dieser Effekt aus Desinfektionsgründen willkommen – in Maßen. Und je nach Bedarf auch bei einer ausgeprägten Mischhaut.

Ein tolles Produkt zur Befeuchtung der Haut sind Hydrolate. Das sind Wässer, die bei der Gewinnung ätherischer Öle anfallen. Sie enthalten noch Spuren des entsprechenden ätherischen Öls und haben eine hervorragende ausgleichende Pflegewirkung. Hydrolate werden meist mit einer geringen Menge Alkohol stabilisiert, sonst würden sie sofort verderben. Je nachdem, welche Pflanze destilliert wurde, ist die Wirkung beruhigend, aktivierend oder entzündungshemmend. Ein idealer Frischekick auch tagsüber!

Expertentipp:

Wenn Sie Lust haben, sich ein Gesichtswasser selbst herzustellen, übergießen Sie einfach etwas grünen Tee, Minzblätter, Lavendelblüten, Kamille oder getrocknete Ringelblumenblüten mit kochendem Wasser und lassen den Sud 10 Minuten ziehen und erkalten. Danach einen Schuss Apfelsaft oder Obstessig dazu und fertig ist das Gesichtswasser, das Sie innerhalb von zwei Tagen aufbrauchen sollten. Ein selbst hergestelltes Gesichtswasser ist nur für die baldige Verwendung gedacht, denn Wasser verkeimt sehr schnell und auch wenn man es nicht sieht, tummeln sich jede Menge Bakterien darin, die auf der Haut nichts zu suchen haben.

Tagespflege

Die morgendliche Basispflege hat zur Aufgabe, Ihre Haut vor allem zu schützen, was sie tagsüber attackieren kann. Das sind Stoffe aus der Umwelt, Schmutz und Rußpartikel aus der Luft und natürlich Wind und Sonne. Wie viel Feuchtigkeit und wie viel Pflege dabei notwendig sind, hängt von Ihrem Hautzustand ab. Hinterlässt die Tagespflege ein samtiges Hautgefühl, fühlt sich die Haut weich und frisch an, stimmt das Produkt. Wenn Sie den Eindruck haben, Ihre Haut kann mehr Feuchtigkeit vertragen, dann reichern Sie Ihre Tagespflege an. Ergänzen Sie die Creme beispielsweise um ein Serum. Diese fettfreie Zusatzpflege wird vor der Creme aufgetragen. Je nach Hautzustand kann ein Serum auch als Make-up-Unterlage verwendet werden.

Fettige Haut und Mischhaut sind je nach Ausprägung anders zu pflegen. Dabei spielen die richtigen Kräuterextrakte eine besondere Rolle, denn sie bringen die Haut wieder in Balance. Geeignet sind dafür Pflanzen wie Kapuzinerkresse, Minze, Zistrose, Salbei und auch Meeresalgen.

> **Barbara Summerer, Inhaberin der ältesten Parfümerie Deutschlands, Parfümerie Wäschegalerie Boos, Andernach**
>
> »Ich verwende gern das Beauty Fluid von Annemarie Börlind als Einschleuser für die nachfolgende Pflege. Vor allem, weil es auch Rötungen verschwinden lässt, selbst bei erweiterten Äderchen. Ich mag auch Produkte der griechischen Kultmarke Korres wegen ihrer Texturen, auch wenn die Marke kein Siegel hat.«

Bei Mischhaut ist es tagsüber wichtig, die Haut so zu pflegen, dass die Mittelpartie nicht glänzt. Lokal hilft ein natürlicher Pickeltupfer, dieser enthält häufig das antimikrobiell wirkende Teebaumöl, ein ätherisches Öl aus Australien, das Pickel zum Verschwinden bringen kann.

Bei normaler Haut reicht in der Regel eine leichte Tagescreme, um sie ausreichend zu schützen und zu pflegen. Neigt Ihre Haut zu Trockenheit und reagiert sie schnell auf Kälte und Wärme, sollte die Tagescreme reichhaltiger sein und vor allem einen guten antioxidativen Schutz bieten. Das erreicht

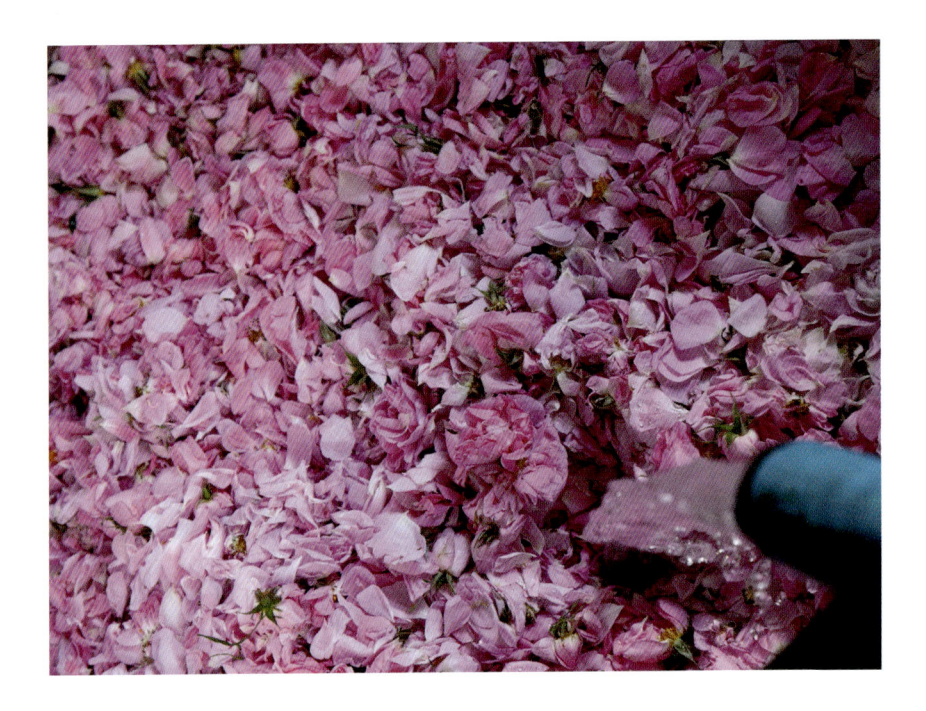

Naturkosmetik durch den Einsatz von Pflanzenölen und -wachsen mit ungesättigten Fettsäuren. Sie eliminieren freie Radikale, unterstützen den Hautstoffwechsel und halten die Haut geschmeidig.

Trockene, sensible Haut braucht eine Pflege, die sowohl die Geschmeidigkeit der Haut als auch das Wasserbindevermögen unterstützt. Der Klassiker dafür ist die Rose. Eingebettet in eine Rezeptur hochwertiger Pflanzenöle und Wachse, pflegt Wildrosenöl, ein Extrakt aus Rosenblüten, ätherischem Rosenöl und Rosenwachs aus den Blättern, empfindliche und trockene Haut.

Powersubstanzen wie Aloe vera oder Resveratrol aus der Weinrebe sind wahre Jungbrunnen für die Haut und besonders für reife Haut geeignet.

Reife Haut kann eine reichhaltige Pflege vertragen – tags und nachts. Zur Unterstützung des Hautstoffwechsels werden in Pflegeprodukten für reifere

Haut verstärkt Pflanzen eingesetzt, die Phytohormone aus Rotklee, Hopfen und Soja enthalten. Auch exotische Pflanzen wie die Inkanuss aus Südamerika oder die Ballonrebe, eine indische Kletter- und Heilpflanze, gehören zu den effektiven Inhaltsstoffen mit vielfältiger Wirkung. Das Schöne an Naturkosmetik ist, dass die Produkte herkömmlichen Kosmetikprodukten in der Wirkung in nichts nachstehen und sie sogar übertreffen. Die Leistung einer natürlichen Wirkstoffcreme ergibt sich aus dem gekonnten Zusammenspiel der gesamten Rezeptur. Naturkosmetik bietet sozusagen die Lösung im Doppelpack: Da jede einzelne Substanz zur Wirkung beiträgt, verstärkt sich die Wirkung der jeweiligen Inhaltsstoffe. Ein toller Effekt, den herkömmliche Cremes nicht bieten können.

Nachtpflege

Tages- und Nachtcreme unterscheiden sich in ihrer Funktion und Textur. Natürliche Nachtpflege beruht auf einem völlig gegensätzlichen Wirkprinzip als herkömmliche Kosmetik. Nachts soll der hauteigene Regenerationsprozess unterstützt werden, denn die Haut ist nachts auf Ausscheidung programmiert. Dicke Schichten von Wirkstoffcremes können diese beeinträchtigen. Herkömmliche Kosmetik setzt in den Nachtcremes hohe Konzentrationen von Wirkstoffen ein, die nachts in die Haut eingeschleust werden sollen – konträr zur natürlichen Hautfunktion.

So logisch sich das anhört, nehmen Sie sich Zeit bei der Umstellung auf Naturkosmetik. Wer trockene Haut hat oder bisher am Abend reichhaltige Wirkstoffcremes verwendet hat, tut sich am Anfang möglicherweise schwer beim Wechsel von herkömmlicher zu Naturkosmetik. Schaffen Sie sanfte Übergänge. Je nach Hautzustand, Jahreszeit und Alter sollten Sie die Umstellung ganz individuell gestalten. Testen Sie, was Ihnen guttut. Wer abends eine Creme verwendet, sollte sie nur sehr sparsam auftra-

Lassen Sie sich Zeit bei der Umstellung auf Naturkosmetik

gen. Gegebenenfalls nehmen Sie überschüssige Creme vor dem Zubettgehen mit einem Kosmetiktuch ab.

Auch innerhalb der Naturkosmetik gibt es sehr unterschiedliche Pflegekonzepte für die Nacht. Einige Naturkosmetik-Marken bieten statt einer Nachtcreme fettfreie Nachtpflege in Form von Nachtseren oder Ampullen an. Manche Marken führen innerhalb ihrer Pflegelinien ausgewiesene Nachtpflegeprodukte, andere verzichten auf diese Zuordnung und bauen die Linien so auf, dass alle Produkte untereinander kombinierbar sind. Das funktioniert wie eine Art Baukastensystem: Je nach Pflegebedürfnis kombinieren Sie die passenden Produkte.

Expertentipp:

Frischekick für trockene und empfindliche Haut: Eine halbe reife Avocado zerdrücken, mit 2 EL Sahne, 1 EL Leinöl oder etwas Sanddornöl und 2–3 Tropfen ätherischem Öl (Rose, Lavendel) verrühren, auf die Haut auftragen und nach 15 Minuten abnehmen.

Maske für Misch- und fettige Haut: 3 EL Heilerde mit etwas kaltem Kamillentee, einem Spritzer Sanddornöl, 1 Tropfen Teebaumöl (nicht mehr!) oder 3 Tropfen Lavendelöl verrühren, bis eine geschmeidige Paste entsteht. Auf die Haut auftragen und die Packung leicht antrocknen lassen. Verträgt Ihre Haut ein Peeling, lassen Sie die Packung maximal 10 Minuten einwirken und rubbeln Sie sie danach behutsam ab. Anschließend die Reste gut abspülen. Haben Sie Mischhaut, reiben Sie nur die T-Zone ab und spülen die Packung mit viel lauwarmem Wasser von den restlichen Hautpartien sanft ab. Anschließend ein Wattepad mit Gesichtswasser tränken, nachreinigen und dann ab ins Bett. Ihre Haut ist jetzt bestens präpariert für die Nachtarbeit!

Normale und fettige Haut kommen leichter mit fettfreier Nachtpflege klar als trockene Haut. Sie braucht je nach Jahreszeit und Alter mehr Pflege. Ihre

Haut sollte keinesfalls spannen, wenn Sie ins Bett gehen, und auch morgens nicht. Eine Nachtpflege, die die hauteigene Regeneration und nächtliche Entgiftung fördert und nicht behindert, ist wesentlich für eine langanhaltend schöne Haut. Testen Sie, wie viel Feuchtigkeit und Fett ausreicht, und wählen Sie ein entsprechendes Produkt.

Einen doppelten Nutzen bringt die abendliche Anwendung einer Maske. So wird die obere Hautschicht vor dem Schlafengehen gut befeuchtet und die Haut ausreichend versorgt, ohne dass eine Cremeschicht die Ausscheidung behindert.

Zusatzpflege fürs Gesicht

Je nach Hautzustand und Alter darf es etwas mehr sein. Masken und Packungen sind die beliebteste Zusatzpflege. Ich empfehle, ein- bis zweimal die Woche eine pflegende Maske oder eine klärende Packung aufzutragen. Sie finden jede Menge Produkte dafür im Naturkosmetik-Regal.

Masken bestehen aus einer ähnlichen Rezeptur wie Cremes – häufig mit einer höheren Konzentration der aktiven Wirkstoffe – und sind sehr pflegend und feuchtigkeitsspendend. Sie enthalten viele ungesättigte Pflanzenöle, Schleimstoffe aus Pflanzen, Heilkräuterauszüge, Shea- oder Mangobutter und manchmal sogar Gold und Silber.

Gabriele Reupohl, *BIOUTY* Beauty-Magazin, BT Verlag, München
»Ich bin ein großer Fan von Naturkosmetik-Masken. Besonders gern mag ich sanfte Peelings, reinigende Masken mit Heilerde oder feuchtigkeitsspendende Pflegemasken. Im Sommer gerne auch Gelprodukte, die leicht kühlen und der Haut nach einem Sonnenbad Frische geben und sie mit einer Extraportion Pflege versorgen.«

Packungen, die auf der Haut antrocknen, werden häufig in Pulverform angeboten. Sie bestehen aus verschiedenen Heilerden, fein gemahlenen

Wurzeln und Kräutern wie Wundklee, Salbei, Kapuzinerkresse, Blättern des Baobab-Baums, Iriswurzel oder pulverisierten Meeresalgen. Sie sind super Detox-Produkte und tragen in jedem Alter zu einem klaren Teint bei.

Ideal sind Packungen auch für Mischhaut. Damit lässt sich die Mittelpartie des Gesichts intensiver pflegen. Dazu lassen Sie die Packung einfach länger auf der T-Zone und rubbeln sie anschließend ab, während Sie die Pflege auf der Wangenpartie nicht antrocknen lassen und früher abnehmen.

Ampullen (wässrige Wirkstoffkonzentrate) sind Intensivpflegeprodukte, die die Basispflege kurmäßig ergänzen. Der Effekt ist deutlich zu sehen. Wenn Sie ungefähr vier Wochen (Rhythmus der Zellteilung) Ihre Pflege morgens und abends durch eine Ampulle ergänzen, sieht die Haut schnell sichtbar glatter und fester aus. Ampullen enthalten eine hohe Konzentration wasserlöslicher Wirkstoffe. Durch das starke Wasserbindevermögen werden Fältchen ausgeglichen, die Haut erscheint praller und fester. Tragen Sie Ampullen auf das Gesicht und auch auf Hals und Dekolleté auf, sonst sehen Sie nach der Kur einen deutlichen Unterschied!

Im Gegensatz zu den wässrigen Ampullen bieten Samenölkapseln die geballte Ladung fettlöslicher Wirkstoffe. Diese sogenannten Lipide können tiefer in die Haut eindringen und schleusen so auf ganz natürliche Weise Vitamine, Mineralien und Spurenelemente in tiefere Hautschichten. Die stark antioxidative Wirkung der ungesättigten Fettsäuren wirkt freien Radikalen und Entzündungen in der Haut entgegen.

Ein Serum ist ein fettfreies Zusatzprodukt, das sich gut eignet, um die Tagespflege anzureichern oder abends solo als fettfreie Nachtpflege verwendet zu werden. Ein Naturkosmetik-Serum besteht aus Wasser, pflegenden Substanzen wie Schleimstoffen aus Pflanzensamen, Heilkräuterauszügen, Vitaminen und pflanzlichen Verdickungsmitteln.

Nichts ist einfacher, als mit frischen Bio-Lebensmitteln, die Sie vielleicht bereits im Kühlschrank haben, eine Gesichtsmaske herzustellen. Das ist frische Naturkosmetik pur! Dazu finden Sie jede Menge Vorschläge in Zeitschriften, Ratgebern und Beauty-Blogs.

Ein Klassiker ist die berühmte Gurkenmaske. Dazu legen Sie Gurkenscheiben auf das gereinigte Gesicht und nehmen diese nach 15 Minuten wieder ab. Bei trockener, feuchtigkeitsarmer Haut oder nach dem Sonnenbad ist Aloe-vera-Gel oder das Blattgel – direkt aus dem Blatt geschält – pur aufgetragen ein echter Frischekick, der die Haut beruhigt.

Für jeden Hautzustand eignet sich eine Hafermehlpackung: Dazu werden 2 EL Hafermehl mit Milch oder Sahne verrührt. 10–15 Minuten einwirken lassen und abnehmen.

Bei Mischhaut und Unreinheiten ist das Mittel der Wahl die Heilerde. Zu einem sämigen Brei mit einigen Tropfen Sanddornöl verrührt, wird sie auf Gesicht und Hals aufgetragen (Augen großflächig aussparen). Bei empfindlicher Haut wieder abnehmen, bevor der Brei antrocknet. Bei fetter Haut antrocknen lassen und abrubbeln.

> **Christina Hellmeier, Teamleiterin Category Management Trends Natur, Douglas GmbH, Köln**
>
> »Ich habe Naturkosmetik spät entdeckt. Irgendwann bin ich neugierig geworden und probiere nun viel aus. So lerne ich mehr und mehr Naturkosmetikprodukte kennen. Für mich muss Anwendung und Design stimmen. Vielleicht ist deshalb mein Naturkosmetik-Favorit der eos Lipbalm, ein Trendprodukt aus den USA, an dem ich alles liebe: das Design, die bequeme Anwendung und die biologischen Inhaltsstoffe.«

Augen und Lippen

Die Haut um die Augen herum ist zarter und die Lippen haben keine Pigmente, die vor Sonnenbrand schützen. Deshalb benötigen sie eine Extrapflege.

Die Haut am Auge verlangt aus mehreren Gründen eine spezielle Pflege. Sie ist feiner, enthält weniger Feuchtigkeit und dort entdeckt man die ersten Mimikfältchen. Die Creme darf zudem nicht ins Auge gelangen und soll auch für Kontaktlinsenträger geeignet sein. Dazu verwendet Naturkosmetik speziell bearbeitete Pflanzenöle, deren Bestandteile nicht ins Auge gelangen können. Heilpflanzenauszüge und aktivierende Pflanzen- und Fruchtextrakte verstärken die Wirkung. Da sich um das Auge die ersten Fältchen zeigen, gibt es sehr unterschiedliche Rezepturen. Die Produkte unterscheiden sich je nach Pflegebedürfnis auch in ihrer Wirkstoffkonzentration. In Augencremes finden Sie häufig Heilkräuterauszüge und feine Samenöle von Sanddorn, Granatapfel, Acaibeere, Acerolakirsche sowie viele andere multiaktive Wirkstoffe.

Keep smiling! Die Attraktivitätsforschung belegt, dass Lippen und gepflegte Zähne wichtig für den ersten positiven Eindruck sind. Die Lippenhaut ist sehr dünn und besitzt keinen eigenen Sonnenschutz, deshalb gilt es im Sommer und im Winter, die Lippen gut zu pflegen. Lippen können im Winter durch trockene Heizungsluft und Kälte, aber auch im Sommer durch Wind und Sonne trocken, rissig und spröde werden. Naturkosmetik-Lippenbalsamstifte haben eine pflegende Wirkung. Pflanzenöle und Wachse versiegeln die dünne Haut der Lippen nicht, sondern lassen sie durchlässig. Ein ständiges Nachcremen entfällt, da kein Gewöhnungseffekt verursacht werden kann.

Bei allen Produkten, die auf die Lippen aufgetragen werden, gelangt ein Teil der Lippenpflege in den Magen und muss verstoffwechselt werden. Umso wichtiger sind deshalb natürliche Produkte ohne Paraffin, synthetische Wachse, Farb- und Duftstoffe. Naturkosmetik-Produkte bestehen aus Pflanzenölen, -wachsen und -fetten. Lipgloss bietet darüber hinaus gleichzeitig Glanz und Farbe, alles mit Substanzen, die man eigentlich auch essen kann, und nicht zu vergleichen sind mit den problematischen Kohlenwasserstoffen im Mineralöl.

Expertentipp:

Schnelle Hilfe aus der Küche: Wer möchte, kann seine rauen Lippen einfach mit etwas Butter (ungesalzen) pflegen. Sie werden in kürzester Zeit wieder glatt und geschmeidig.

KAPITEL 7

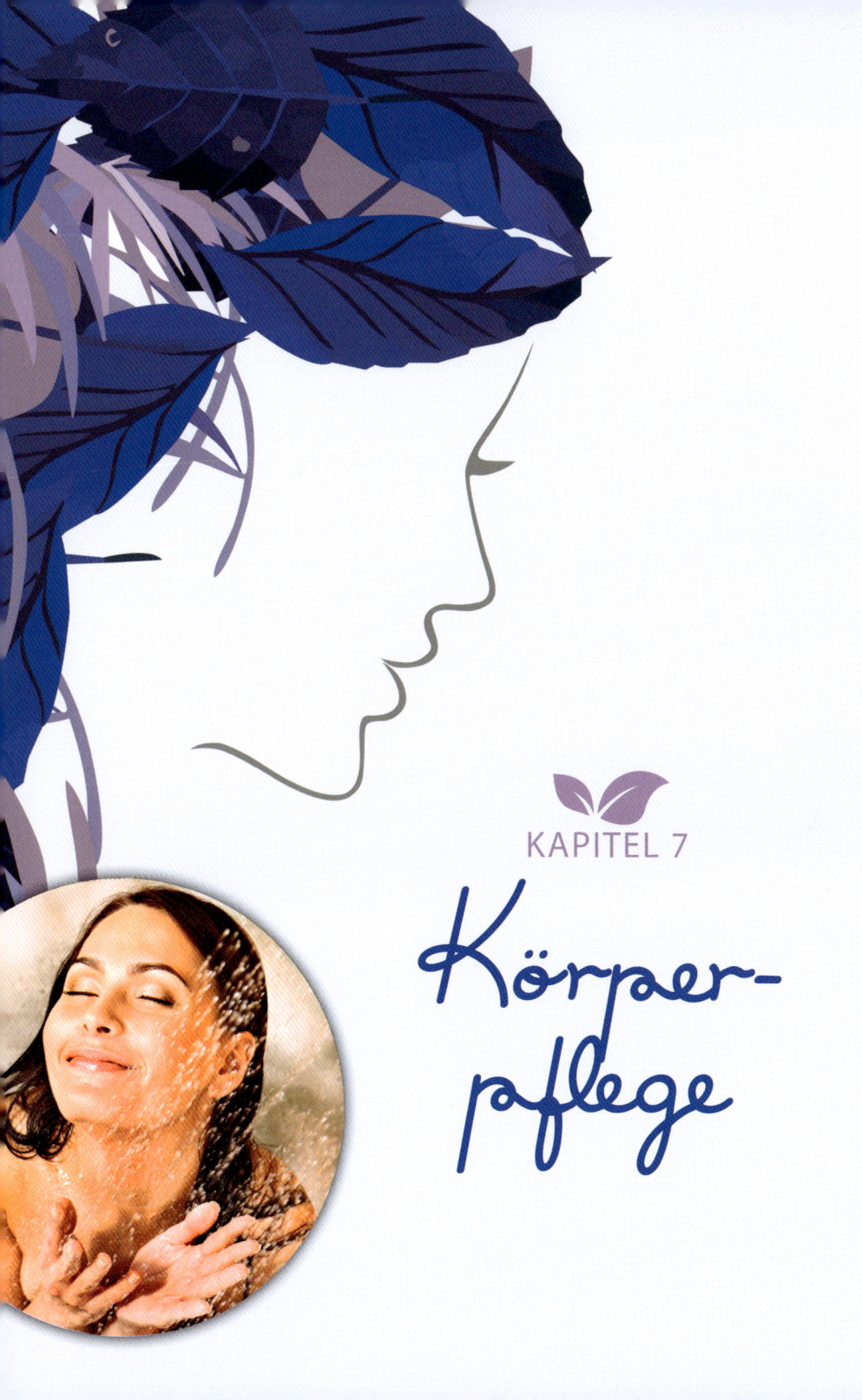

Körper-
pflege

Was steht eigentlich in Ihrem Badezimmer? Ich sehe mich immer gern bei meinen Schwestern und Freundinnen um. Meist entdecke ich ein buntes Gemisch an Produkten: Neben Naturkosmetik mit und ohne Siegel bemerke ich einen schicken Tiegel oder ein Produkt, das mich stutzig macht, weil es so gar nichts mit Naturkosmetik zu tun hat. Im Einkaufskorb landen verschiedene Produkte: Mal ist es die Verpackung, mal das Image der Marke und manchmal auch die Empfehlung einer Freundin oder der schnelle Griff ins Regal. Je mehr Sie über Kosmetik und Naturkosmetik wissen, desto selbstbestimmter wählen Sie aus und bestimmen den Grad an Natürlichkeit, an Luxus, an Verträglichkeit und Wirkung – ganz nach Ihren Vorstellungen.

Duschen und Baden

Der Text eines alten Schlagers bringt es auf den Punkt: »Wasser ist zum Waschen da, auch zum Zähneputzen kann man es benutzen.« Ohne Wasser geht nichts. Die tägliche Dusche ist selbstverständlicher Bestandteil der Körperpflege geworden. Kaum vorstellbar, dass es selbst vor fünfzig Jahren noch anders war. Mit der Entwicklung der modernen Tenside haben sich die Gewohnheiten bei der Körperreinigung stark verändert. Manche von uns kennen vielleicht noch das wöchentliche Familienbad. Einer nach dem anderen wurde samstags in die Badewanne gesteckt. Diese Zeiten sind vorbei.

Wie Sie wissen, sind bei allem, was schäumt, Tenside mit im Spiel. Die milden Tenside in Naturkosmetik-Duschbädern, -Duschcremes und -Duschölen trocknen die Haut nicht aus, sondern pflegen sie, sind vollständig abbaubar und belasten die Umwelt nicht. Wertvolle Pflanzenöle und -wirkstoffe sind als Pflegefaktor Bestandteil der Duschmittel. Darüber hinaus ermöglicht Naturkosmetik heute unzählige Duftkompositionen: Von zitrusfrischen, floralen und grünen Duftnoten über exotische Blüten bis hin zu Fantasiedüften wie Milch und Honig oder Schokolade ist alles möglich, und das ganz ohne synthetische Duftstoffe. Bei Naturkosmetik sind nur ätherische Öle und natürliche Fruchtaromen erlaubt.

Bei Naturkosmetik kommen pflanzliche Stoffe zum Einsatz, die über die Haut und den Geruchssinn wirken

Duschpeelings sind eine beliebte Ergänzung für strahlende und zarte Haut. Naturkosmetik-Produkte enthalten keine Microbeads, sondern runde, abgehobelte kleine Kugeln verschiedener Pflanzenkerne, Heil- oder Lavaerde. Auch Zucker und Meersalz sind Zusätze, die den Abrieb verstärken. Der Peelingeffekt steigert den Reinigungseffekt, macht die Haut samtigglatt und regt die Durchblutung an. Je nach Größe der Peelingkörper und des Hautzustandes sollte ein Körperpeeling nicht täglich angewendet werden. Als Faustregel gilt: Normale Haut einmal die Woche peelen, fettige Haut öfter, trockene und reife Haut maximal einmal die Woche. Auch zur Vorbereitung für die Sauna oder als Bestandteil eines Beauty-Abends darf ein Körperpeeling nicht fehlen.

Expertentipp:

Verwenden Sie beim Duschen einen feinen Seidenhandschuh, der entfernt Hautschüppchen ganz sanft und hinterlässt ein tolles Hautgefühl.

Ob Wellness- oder Gesundheitsbad, ein Vollbad ist immer ein Genuss. Die Haut ist währenddessen besonders aufnahmefähig. Doch was nützt ein Schaumbad, wenn die Haut anschließend juckt und spannt? Deshalb sollte es kein Tensid beinhalten, das zwar super schäumt, aber die Haut auslaugen könnte. Auch sollten keine synthetischen Duft- und Farbstoffe oder synthetischen Emulgatoren wie PEGs die Haut belasten, während Sie entspannt in der Wanne liegen.

Bei Naturkosmetik kommen natürliche Tenside, pflanzliche Öle, Molke, Meer- oder Steinsalz, Kräuterextrakte und ätherische Öle zum Einsatz. Letzteren kommt eine doppelte Funktion zu. Sie wirken zum einen über die Haut, denn sie sind so klein, dass sie durch diese in den Organismus gelangen können, und zum anderen stimulieren sie unseren Geruchssinn. Das unmittelbare Dufterlebnis über die Nase fördert je nach Öl die entspannende oder die belebende Wirkung.

> **Debora Meli, Geschäftsleitung Vita Nova Reformhaus Kaubisch, Oberhausen**
> »In unseren Vita Nova Reformhäusern haben wir eine große Naturkosmetik-Abteilung, da fällt es schwer, ein einzelnes Produkt rauszugreifen. Im Winter möchte ich nicht auf mein Jentschura Basenbad verzichten, danach fühle ich mich herrlich entspannt und von innen gereinigt.«

Wer vegane Kosmetik vorzieht, sollte darauf achten, dass weder Molke noch Honig oder Ziegenmilchpulver enthalten sind. Diese bewährten natürlichen Inhaltsstoffe werden gerne für Badezusätze verwendet, da sie eine sehr pflegende Wirkung haben.

Ölbäder, Schaumbäder, Pflegebäder oder Badesalze entfalten ihre Pflegewirkung im warmen Badewasser besonders gut. An dieser Stelle sei auch die Detox-Wirkung eines Basenbades erwähnt. Durch die Verschiebung des pH-Werts entsteht ein Sog, der die Ausscheidung über die Haut stark anregt. Abbauprodukte werden verstärkt über die Haut entsorgt. Ein toller Effekt, nicht nur für die Haut, sondern auch für den gesamten Organismus. Ein Basenbad besteht aus Kreide, Meer- oder Steinsalz, feinst zermahlenen Edelsteinen und natürlichen Mineralien. Auch Teilbäder, Waschungen und Wickel sind ein gutes Mittel, um Teilareale der Haut zu entgiften und zu pflegen.

Körperreinigung mit dem guten alten Seifenstück? Weshalb nicht! Seife hat nach wie vor einen festen Platz in der täglichen Hautpflege, wenn auch nicht mehr für die Gesichtspflege oder die tägliche Dusche. Seifen werden gesiedet, also gekocht, und zwar aus Fettsäuren und Lauge. Im Süden Frankreichs hat die Seifensiederei eine lange Tradition. Die berühmte Savon de Marseille beispielsweise wird aus Olivenöl gekocht. Eine der ältesten Seifen der Welt kommt ursprünglich aus der syrischen Stadt Aleppo. Heute sind fast alle Seifengewölbe der Stadt zerstört, produziert wird nun vor allem in der südlichen Türkei nach diesen Rezepturen. Die Besonderheit der Alepposeife ist die Mischung aus Oliven- und Lorbeeröl. Ich kenne viele Menschen, die bei Hautirritationen auf diese Seife schwören.

Bei Naturkosmetik-Seifen besteht die Grundseife ausschließlich aus Pflanzenölen ohne tierische Fette. Die Grundseife wird häufig angereichert mit Kräuterzusätzen wie Speik (das ist eine Wurzel, die nur in den Kärntner Alpen wächst und wegen Artenschutz nur kontrolliert geerntet werden darf), Calendula, Heilerde, Rosenblättern oder auch Ziegenmilch. Ist eine Pflanzenölseife ausschließlich mit ätherischen Ölen beduftet, verliert sich der Duft, bevor die Seife aufgebraucht ist. Deshalb gibt es auch wohlriechende Pflanzenölseifen, die einen Mix aus ätherischen Ölen und naturidentischen Duftstoffen enthalten, damit sie duften, bis sie verbraucht sind. Diese tragen dann kein Naturkosmetik-Siegel.

Seife erfährt aktuell eine Renaissance und erfreut sich zunehmender Beliebtheit. Sie ist und bleibt ein Klassiker im Badezimmer!

```
Manuela Becker, Einkäuferin Kosme-
tik bei Waschbär, B&W Naturpflege und
Vivanda, Freiburg
»Das Lieblingsprodukt der Waschbär-
Kunden ist Dudu Osun, die schwarze
Seife aus Afrika. Mein persönli-
cher Liebling ist die Rosencreme
von Martina Gebhardt Naturkosmetik.
Sie ist absolut vielseitig und hält
meine Haut jung. Ich benutze sie
seit fünfzehn Jahren und komme immer
wieder zu ihr zurück.«
```

Cremes und Lotionen

Nach dem Duschen oder Baden ist die Haut besonders aufnahmefähig für die nachfolgende Pflege. Ob eine Creme, eine Lotion oder ein Hautöl besser geeignet ist, hängt in erster Linie von den persönlichen Vorlieben ab. Das Wirkprinzip bei der Hautpflege ist nicht anders als bei der Gesichtspflege. Naturkosmetik-Produkte regen die Eigenkräfte der Haut an und stärken sie. Jedes Hautpflegemittel sollte dazu beitragen, die Haut in ihren Funktionen zu unterstützen, sie auszubalancieren oder zu reparieren, wenn sie zu trocken, rissig oder empfindlich ist. Um die Hautbarriere zu stärken, kommt es auf das richtige Verhältnis von Feuchtigkeit und Fett in den Hautpflegemitteln an.

Körperlotionen sind flüssiger, haben einen höheren Wasseranteil als eine Körpercreme und enthalten deshalb auch häufig etwas Alkohol zur natürlichen Konservierung. Sie gleichen vor allem den Feuchtigkeitsverlust aus. Lotionen ziehen rasch ein und wirken eher kühlend im Vergleich zu einem Hautöl. Je höher der Anteil an Pflanzenölen und Wachsen in einer Bodylotion ist, desto cremiger wird sie. Für die Sommerpflege oder zur speziellen Pflege von Cellulite gibt es Produkte auf Gelbasis. Sie wirken kühlend und ziehen schnell ein.

Hautöle sind Naturkosmetik-Klassiker

Bodybutter ist eine reichhaltige Körperpflegecreme, die bei trockener Haut oder für raue Stellen an Ellbogen und Knie bestens geeignet ist. Die weiche Konsistenz wird durch hohe Anteile natürlicher Wachse wie Shea-, Kakao- und Mangobutter erreicht, sie lässt sich daher auch bestens für Massagen verwenden.

Hautöle sind Klassiker der Naturkosmetik und unterstützen die Hautfunktionen ganz gezielt. Die hochwertigen Pflanzenöle liefern bereits jede Menge Wirksubstanzen. Sie stammen häufig aus kontrolliert-biologischem Anbau. Da die Rezeptur eines Hautöls kein Wasser enthält, weisen sie einen sehr hohen Anteil an Bio-Rohstoffen auf und können deshalb nach den Kriterien verschiedener Siegel für zertifizierte Naturkosmetik als Biokosmetik bezeichnet werden. Hochwertige Pflanzenöle wie Jojoba-, Mandel-, Sonnenblumen-, Sesam- oder Sojaöl werden mit Kräuter- und Blütenauszügen angereichert und mit ätherischen Ölen beduftet. Je nach verwendetem Basisöl zieht das Hautöl schneller oder langsamer ein. Für Massagen werden Öle bevorzugt, die langsamer einziehen, beispielsweise Olivenöl. Für die zarte Babyhaut ist dagegen Sesam- oder Mandelöl besser geeignet. Trockenöle ziehen besonders schnell ein und hinterlassen eine samtig weiche Haut ohne störenden Fettfilm. Um diesen Effekt zu erreichen, müssen die Pflanzenöle bearbeitet werden. Viele Hautöle enthalten dagegen Pflanzenöle, die nicht bearbeitet wurden, und weisen dadurch noch mehr sekundäre Pflanzenstoffe zur Pflege der Haut auf als ein Trockenöl. Hautöle sind sehr ergiebig und sollten stets sparsam verwendet werden. Wenn Sie das Gefühl haben, das Hautöl klebt an der Kleidung, haben Sie zu viel benutzt.

> *Expertentipp:*
>
> Verwenden Sie ein Hautöl immer auf leicht nasser Haut, z. B. nach dem Duschen. Durch das Einreiben verbindet sich die Feuchtigkeit der Haut mit dem Öl und es zieht schneller ein.

Empfindliche Haut

Wenn die Haut sich schnell rötet oder Irritationen aufweist, sollten Sie besonders auf eine milde Pflege achten. Das fängt bereits beim Duschen an. Wer nicht auf die tägliche Dusche verzichten möchte, sollte ein pflegendes Duschbad mit wenigen Tensiden verwenden. Menschen mit irritierter Haut sollten es vermeiden, mehrmals am Tag zu duschen, damit die Haut eine Chance hat, ihre Barriere zu reparieren. Für die Hautpflege von empfindlicher bis stark irritierter Haut sind Produkte in Naturkosmetik-Qualität erhältlich, die spezielle Wirkstoffe enthalten, die helfen, die Haut zu beruhigen und ins Gleichgewicht

> Marie Christine Schmidt, Projektleiterin des Onlineshops www.najoba.de, Regensburg
> »Meine absolute Naturkosmetik-Beauty-Entdeckung des vergangenen Jahres ist die britische Marke Pai Skincare, deren Sortiment vollkommen auf die Bedürfnisse sehr empfindlicher Haut ausgerichtet ist. Die Produkte für Gesicht und Körper sind vegan und mit dem Leaping-Bunny- sowie dem Soil-Siegel ausgestattet.«

zu bekommen. Auf starke Düfte und aktivierende Wirkstoffe sollten Sie bei sehr irritierter Haut besser verzichten. Zusätze von speziellen Pflanzenauszügen wie Schlehe, Mittagsblume, Calendula, Inkanuss oder Mikrosilber können dagegen zur raschen Verbesserung des Hautbilds beitragen. Pflanzenöle wie schützendes Mandel- oder Sesamöl, Mango- und Sheabutter schützen die Haut und halten sie geschmeidig.

Deos

Schwitzen ist normal und lebensnotwendig, denn es schützt den Körper vor Überhitzung. Die Wasserausscheidung über die Haut spielt eine wichtige Rolle für die Wärmeregulation. Sport, Sonne, Stress, Medikamente, Wechseljahre oder Aufregung kurbeln die Schweißproduktion sofort an und führen zu Körpergeruch. Frischer Schweiß ist geruchlos, erst auf der Hautoberfläche entwickelt sich der Geruch aufgrund von verschiedenen, zur natürlichen Hautflora zählenden Bakterien.

Rund drei Millionen Schweißdrüsen befinden sich in unserer Haut. Deren Verteilung variiert. Achselhöhlen, Handflächen und Fußsohlen enthalten deutlich mehr Schweißdrüsen pro Quadratzentimeter als die Gesichtshaut. Es gibt zwei Arten von Schweißdrüsen, die den Körpergeruch prägen: Die apokrinen Schweißdrüsen, auch Duftdrüsen genannt, treten nicht am ganzen Körper auf, sondern nur in bestimmten behaarten Hautgebieten. Sie machen den unverwechselbaren und individuellen Geruch eines Menschen aus. Die anderen, ekkrinen Schweißdrüsen sind über den gesamten Körper verteilt und sorgen dafür, dass unsere Hautbarriere funktioniert und die Körpertemperatur ausgeglichen ist.

Der Wunsch, den eigenen Körpergeruch zu überdecken, lässt uns täglich zu einem Mittel dagegen greifen. Ein Deodorant soll funktionieren – am besten 24 Stunden, wenn möglich sogar 48 Stunden lang. Sicherheit vor Schweißgeruch bezahlen wir jedoch mit jeder Menge chemischer Stoffe auf der Haut. Seit wissenschaftliche Studien und kritische Medienberichte über Gesundheitsgefahren durch aggressive Substanzen in Deos und Antitranspirants berichteten, beginnt ein Umdenken. Zwei Stoffe, die besonders kritisch sind, sind Triclosan und Aluminiumsalze. Triclosan (INCI: Triclosan) gehört zur Stoffgruppe der polychlorierten Phenoxyphenole und bezeichnet eine Chemikalie, die konservierend wirkt, Bakterienwachstum verhindert und in sehr vielen herkömmlichen Deos und Antitranspirants zu finden ist. Für den Einsatz von Triclosan begrenzt der Gesetzgeber die Höchstmenge: Nur 0,3 Prozent dürfen in einem Deo enthalten sein. Diese Zahl klingt harmlos, ist aber auch ein Hinweis darauf, als wie gefährlich dieser Stoff eingestuft wird.

Synthetische Aluminiumsalze (INCI: Aluminium Chloride, Aluminium Chlorohydrate, Aluminium Chlorohydrex, Aluminium Chlorohydrex PG, Aluminium Sesquichlorohydrate und Aluminium Zirconium Trichlorohydrex GLY) sind ebenfalls in Antitranspirants zu finden. Sie wirken stark adstringierend und verengen dadurch die Poren, damit erst gar kein Schweiß entstehen kann. Sie entziehen Bakterien die Lebensgrundlage und vermeiden somit Körpergeruch. Aluminiumsalze können die Schweißmenge um bis zu fünfzig Prozent reduzieren und greifen so unmittelbar in den Stoffwechsel ein. Das kann zu Juckreiz, Hautirritationen und Schlimmerem führen. Deshalb rät das Bundesinstitut für Risikobewertung (BfR) davon ab, aluminiumsalzhaltige Deos direkt nach der Achselrasur zu verwenden. Durch die frisch enthaarte Haut sei die Gefahr einer erhöhten Aufnahme von Aluminiumsalzen zu groß, begründet das BfR die Aussage.

Aluminiumsalze werden häufig auch in Verbindung mit Krankheiten wie Alzheimer und Krebs genannt. Es gibt Studien, die auf einen Zusammenhang zwischen Brustkrebs und der Verwendung von aluminiumsalzhaltigen Deodorants hinweisen. Die wissenschaftliche Beurteilung ist bislang widersprüchlich. Letztendlich entscheiden Sie als Konsument, ob Sie diese Produkte kaufen oder auf Alternativen ausweichen. Denn immer mehr Hersteller reagieren auf die Diskussion und verzichten auf Aluminiumsalze. Doch der Verzicht auf Aluminium macht noch lange kein gutes Deo. In herkömmlichen Deodorants befindet sich noch jede Menge Chemie wie hormonwirksame Parabene, Diethylphthalate und Silikone sowie synthetische Duftstoffe zur Geruchsüberlagerung. Möchte man all dies nicht auf der Haut haben, finden Sie im Bereich der Naturkosmetik Alternativen, die allerdings auch ein Umdenken erfordern. Denn 48-Stunden-Deos sind mit natürlichen Substanzen nicht zu erreichen.

Ein Deokristall oder Alaunstein (INCI: Potassium Alum und Ammonium Alum) galt lange als natürliche Alternative zu Antitranspirants. Alaunstifte werden traditionell bei kleinen Schnittwunden zur Blutstillung eingesetzt. Deokristalle bestehen für gewöhnlich aus hundertprozentigem unchloriertem Aluminium- und Ammoniumsulfat, manchmal auch Kaliumsulfat. Auch wenn sie nicht mit synthetischen Aluminiumsalzen zu verwechseln sind, wirken sie nach demselben Prinzip. Sie haben eine stark adstringierende Wirkung und verhindern so die Schweißbildung. Alaun hat zudem eine antibakterielle Wirkung und wirkt somit doppelt, weil es auch Bakterien abtöten kann.

Auch im Bereich der Deodorants bietet Naturkosmetik mittlerweile Alternativen

Das Gros der konventionellen Standardware wird in großen Blöcken aus Fernost importiert. Diese werden zu handlichen Sticks geschliffen und kommen dann in den Verkauf. Auch wenn die Deosteine sehr natürlich aussehen, sind sie keine Naturkosmetik-Produkte. Es gibt allerdings auch wenige Betriebe, die aus Tonerde-Gestein wie Schiefer (Ammonium-Alaun) Deokristalle selbst fertigen. Bei der Anwendung lösen sich die Mineralien durch Befeuchten des Steins und entfalten so die Deowirkung. Experten sind sich allerdings nicht einig, ob diese Aluminiumverbindung unschädlich oder ebenso bedenklich ist wie synthetische Aluminiumverbindungen.

Nun zu den zertifizierten Naturkosmetik-Deos. Sie garantieren zwar keine 48-Stunden-Sicherheit, sind dafür aber völlig unbedenklich und besonders gut verträglich. In der Regel wirken sie durch geruchshemmende Substanzen aus Pflanzen, z. B. Bartflechtenextrakt (INCI: Usnea barbata), Salbei, Zitrone, Rosmarin und ätherische Öle, in Kombination mit Alkohol. Flüssige Deos beinhalten einen höheren Alkoholanteil (über fünfzig Prozent), Roll-ons sind milder und der Alkoholanteil ist geringer (über dreißig Prozent Alkohol). Der Nachteil dieser natürlichen Rezepturen ist, dass die Wirkung im Laufe des Tages nachlässt. Um die Achselnässe zu reduzieren, kann man Seidenpuder verwenden. Ein mehrmaliges Aufsprühen von Deos ist bei empfindlicher Haut nicht zu empfehlen. Hier sind die Grenzen des Machbaren im Bereich der Naturkosmetik erkennbar.

Ich empfehle Ihnen, einfach zu testen, bis Sie ein Deo gefunden haben, mit dem Sie zufrieden sind. Ich habe die letzten Jahre viel ausprobiert und einige zufriedenstellende Deos entdeckt. Darunter waren Naturkosmetik-Produkte mit und ohne Siegel. Um ganz sicherzugehen, habe ich einfach einen kleinen Zerstäuber in der Handtasche – für alle Fälle.

Hände

Unsere Hände sind meist nicht durch Kleidung geschützt und werden Tag für Tag stark beansprucht. Wer sie nicht schon frühzeitig (ab zwanzig) in die regelmäßige Hautpflege miteinbezieht, wird mit den Folgen Jahrzehnte später konfrontiert. Die Handrücken gelten als Indikator für das Alter. Hier zeigen die altersbedingten Pigmenteinlagerungen (Pigmentflecken) und die nachlassende Spannkraft der Haut das wahre Alter. Deshalb rate ich, die Hände ab zwanzig gut zu pflegen und sie vor der Sonne zu schützen. Handmasken sind gerade bei starker Beanspruchung ein schnelles Mittel für samtweiche Hände.

> ### Expertentipp:
>
> Rühren Sie zunächst ein Zucker- oder Salzpeeling an (2 EL Zucker bzw. grobes Meer- oder Steinsalz, Saft einer halben Zitrone, 1 EL Honig). Reinigen Sie damit gründlich Ihre Hände, lassen Sie es einige Minuten einwirken und spülen Sie dann das Peeling sorgfältig ab. Anschließend eine Handcreme oder einen Mix aus Olivenöl, 1 TL Honig und etwas Zitronensaft dick auf die Hände auftragen und leichte Baumwollhandschuhe darüberstülpen. Die Maske sollte einige Stunden oder über Nacht einziehen. Das Ergebnis sind schöne und gepflegte Hände.

Nagelpflege

Nägel sind im Unterschied zur Haut nicht geschmeidig, sondern ziemlich hart. Hätten Sie gewusst, dass die Nägel pro Woche etwa einen halben Millimeter wachsen? Zum heutigen Schönheitsbild gehört das Nageldesign. Dabei kann den Nägeln allerdings geschadet werden, weil sie immer dünner werden und sich Pilze ansiedeln können. Entscheiden Sie selbst, wie Sie Ihre Finger- und Fußnägel pflegen und stylen möchten.

Professionelles Nageldesign gibt es im Bereich der Naturkosmetik nicht, doch jede Menge Nagelpflegeprodukte: Pflegestifte, Nagelbalsame oder Nagelhautfluids mit natürlichen Substanzen, die die Nägel festigen und die zarte Nagelhaut geschmeidig machen. Die enthaltenen Substanzen aus Pflanzen oder Harzen tragen dazu bei, dass sich keine Pilze und Bakterien ansiedeln können. Beispielsweise werden dafür oft Teebaumöl, Neem-Extrakt (der Wirkstoff eines Baums, der nur in Indien wächst) oder auch Myrrhe und Lavendel verwendet. Und für das perfekte Finish gibt es eine große Farbpalette an Nagellacken.

Fuß- und Beinpflege

Unsere Füße sind oftmals den ganzen Tag in enges Schuhwerk eingezwängt und auch bei der täglichen Körperpflege vernachlässigen wir sie häufig. Unsere Beine und Füße tragen uns durchs Leben, deshalb sollten wir ihnen mehr Aufmerksamkeit widmen und uns nicht erst um sie kümmern, wenn sie bereits schmerzen. Die regelmäßige Fußpflege mit Fußbad, Beinmassage und Fußnagelpflege steigert das Wohlbefinden und sorgt für schöne, gepflegt aussehende Füße. Dafür stehen vielfältige Naturkosmetik-Produkte zur Verfügung. Ein natürliches Hornhautbalsam verhindert durch geeignete Pflanzenextrakte wie Weidenrinde, dass sich Hornhaut bilden kann. Wirkstoffe wie Rosmarin oder Weinlaubextrakt stärken die Venen. Teebaumöl und Myrrhe im Fußbalsam verhindern Schweißbildung und Fußpilz.

> **Dr. Christina Kraus, Inhaberin des Stores und Onlineshops GreenGlam und Buchautorin, Augsburg**
>
> »Natürlich probiere ich viele neue Produkte aus. Als Pharmazeutin begeistert mich immer wieder, wie man mit einfachen Zutaten tolle Naturkosmetik auch selber machen kann. Vor allem liebe ich meine Fußcreme. Sie ist eins von vielen Rezepten, das ich in meinem Buch *Natürlich schön* beschrieben habe.«

Natürliche Enthaarung

Die Entfernung ungewollter Körperhaare ist selbstverständlicher Bestandteil der täglichen Körperpflege geworden. Rasieren ist wohl auch bei Frauen die am häufigsten angewandte Technik. Dazu gibt es heute ausgereifte Shaver mit jeder Menge Zubehör für Epilation, Peeling oder Massage. Selbst bei Naturkosmetik muss jetzt nicht mehr auf die Rasiercreme der Männer zurückgegriffen werden, sondern Frauen können unter wunderbar duftenden natürlichen Shavingcremes wählen. Die Produkte wirken pflegend und beruhigend und sind obendrein vegan. Nach der Dusche oder in der Badewanne hilft die feuchte Wärme, die Haare leichter zu entfernen.

Heute setzen sich immer mehr mechanische und sanfte Methoden durch. Ein traditionelles Verfahren zur Haarentfernung können Sie in einem türkischen Hamam oder von einer Kosmetikerin durchführen lassen. Dank einer bestimmten Zwirbeltechnik mit Garn werden die Haare inklusive der Haarwurzeln entfernt. Diese Technik ist effektiv und vor allem nicht gesundheitsschädlich.

Wer sich fürs Wachsen entscheidet, findet Produkte zur Kalt- oder Warmwachsanwendung. Ein natürliches Verfahren auf Zuckerbasis ermöglicht eine effektive und lang anhaltende Haarentfernung – ohne jegliche chemische Zusätze. Ähnlich wie beim Wachsen werden Streifen in Haarwuchsrichtung aufgetragen und dann gegen den Strich abgezogen. Die Haarentfernung ist selbst in der Bikinizone einfach durchzuführen. Natürlich können Sie auch bei einer erfahrenen Naturkosmetikerin eine professionelle Haarentfernung durchführen lassen.

Sie sollten bedenken, dass die dauerhafte Haarentfernung einen Eingriff in den Organismus bedeutet. Auch nach einer Laserbehandlung ist nicht sichergestellt, dass die ungewollten Haare dauerhaft verschwinden.

Ich rate von den herkömmlichen Haarentfernungscremes ab. Sie enthalten zur Entfernung der Haare jede Menge Chemie!

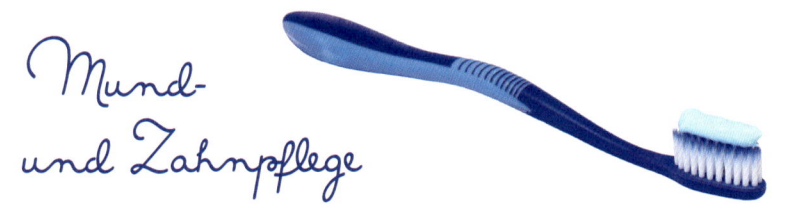

Mund- und Zahnpflege

Die härteste menschliche Substanz sind unsere Zähne. Zahnpflege soll Zahnsteinbildung vermeiden, den Mundraum gesund erhalten und vor Karies schützen. Bei der Zahnpflege möchten viele Konsumenten auf Nummer sicher gehen, was die Kariesvermeidung betrifft, deshalb greifen sie eher zu medizinisch ausgerichteten Zahncremes als zu Naturkosmetik.

Eigentlich müsste die Umstellung auf Naturkosmetik bei der Mundpflege jedoch leichtfallen, denn einige Inhaltsstoffe herkömmlicher Zahncremes sind in letzter Zeit in die Diskussion geraten. Tenside, Konservierungsstoffe und synthetische Geschmacksstoffe in Zahncremes werden durch die Mundschleimhaut absorbiert und können so ungewollt in den Organismus gelangen.

Naturkosmetik-Zahncremes, die schäumen, enthalten unbedenkliche Tenside

Manche Naturkosmetik-Marken bewerben Ihre Zahncremes damit, dass man diese auch essen könne. Ein berechtigter Hinweis auf die Unbedenklichkeit der Inhaltsstoffe.

Für manch einen mag die Anwendung von Naturkosmetik-Zahncremes zunächst vielleicht ungewohnt sein, denn viele schäumen wenig oder überhaupt nicht. Haben Sie schon einmal eine Salzzahncreme verwendet, die ganz ohne Tenside auskommt? Am Anfang ist das sehr ungewohnt, doch nach wenigen Tagen hat man sich daran gewöhnt und möchte sie nicht mehr missen. Sie hat einen unschätzbaren natürlichen Reinigungseffekt. Neben den Salzkristallen, die gut reinigen, fördern sie den Speichelfluss. Dem Speichel kommt eine wichtige Rolle für gesunde Zähne zu. Er spült Essensreste aus den Zwischenräumen, führt den Zähnen Kalzium und Phosphor zu und neutralisiert Säuren.

Mundwässer unterstützen eine gesunde Mundflora. Sie pflegen den Mundraum und die Zahnzwischenräume und können Entzündungen vorbeugen. Sie bestehen aus einer alkoholisch-wässrigen Lösung, Kräuterauszügen wie Ratanhia, Propolis, Salbei, Kamille, Hamamelis, Teebaumöl und Myrrhe, wirken erfrischend und desodorierend, festigen das Mundgewebe und beugen Zahnfleischbluten vor. Es gibt gebrauchsfertige Produkte oder Konzentrate, die zum Gebrauch verdünnt werden müssen.

Mittlerweile ist die Auswahl an Naturkosmetik-Zahncremes (auch für Kinder), -Mundwässern und -Zahnfleischbalsamen groß. Zur Kräftigung des Zahnfleischs werden adstringierende Gerbstoffe aus Pflanzen beigemischt wie Ratanhia, Schlehe, Schafgarbe und Neem, aber auch Echinacea oder Propolis. Ätherische Öle aus Salbei, Zitrone, Pfefferminze, Eukalyptus und Rosmarin sorgen für Frische. Als Putzkörper werden natürliche Materialien wie Schlämmkreide, Salz, Kieselsäure und Xylit verwendet. Natürliche Fruchtaromen und ätherische Öle bilden die Geschmacksnote. Statt synthetischer Süßstoffe werden natürliche Alternativen wie Süßholzwurzel, Sorbit oder Glycerin verarbeitet. Als Feuchthaltemittel dient unbedenkliches Agar-Agar oder Xanthan, beides sind pflanzliche Substanzen.

Im Bereich der Naturkosmetik finden sich inzwischen auch Spezialzahncremes. Viele Homöopathen und Heilpraktiker empfehlen, während einer homöopathischen Behandlung auf Menthol, eine Substanz aus dem Pfefferminzöl, zu verzichten, um damit die Wirkung homöopathischer Arzneimittel nicht zu beeinträchtigen oder sogar aufzuheben.

Etliche Naturkosmetik-Hersteller verzichten auf die Zugabe von Fluor

Für Veganer ist es wichtig, täglich ausreichend Vitamin B12 zu sich zu nehmen. Zahncremes mit Vitamin B12 können diese ernährungsbedingte Lücke verringern. Diese gibt es auch in Naturkosmetik-Qualität.

Fluor ist der Stoff, der unseren Zahnschmelz härtet und die Zähne vor Karies schützen kann. Viele Zahnärzte raten deshalb zu fluorhaltigen Zahncremes. Etliche Naturkosmetik-Hersteller verzichten jedoch auf die gesonderte Zugabe von Fluor und folgen der Auffassung, dass Fluor nicht isoliert zugesetzt werden sollte, denn bei ausgewogener Ernährung wird eine ausreichende Menge dieses Mineralstoffs über die Nahrung aufgenommen. Außerdem ist Fluor in größeren Mengen giftig. Das Für und Wider beschäftigt auch die Naturkosmetik-Branche, deshalb gibt es Zahncremes mit und ohne Fluor. Mehr Informationen dazu finden Sie im Internet.

Und noch ein Hinweis zu Kinderzahncremes aus dem Naturkosmetik-Regal. Sie sind völlig unbedenklich und dürfen sogar verschluckt werden. Sie enthalten nur eine kleine Menge natürlicher Tenside (ca. fünf Prozent) und sind milder und interessanter im Geschmack als Zahncremes für Erwachsene, sie schmecken z. B. nach Erdbeere, Süßholz oder Banane.

KAPITEL 8

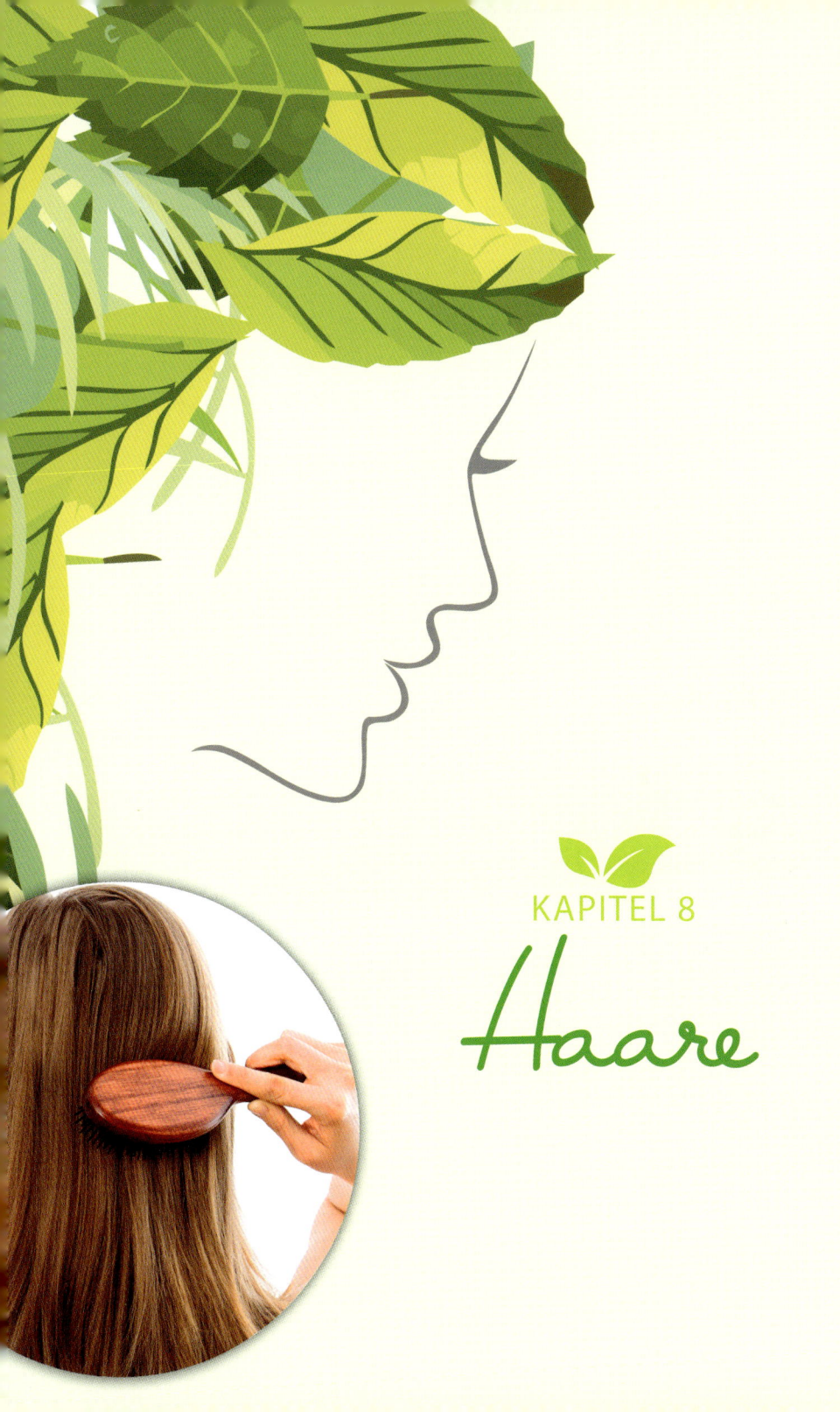

Haare

Wie wir unsere Haare tragen, hat eine starke Signalwirkung auf unsere Umgebung. Die Haare sind ein Ausdrucksmittel unserer Individualität und oft auch das »Aushängeschild« unserer Attraktivität und somit Ziel besonderer Pflege. Für die Haare wird in Deutschland und einigen anderen europäischen Ländern mehr Geld ausgegeben als für die Pflege der Haut. Ob die Haare schöner, glänzender oder fülliger werden, hängt jedoch nicht vom Shampoo oder dem Styling ab, sondern von einer gesunden Kopfhaut, gesundem Haar, einer ausreichenden Mineralisierung und nicht zuletzt von einem ausgeglichenen Säure-Basen-Haushalt. Wie bei der Haut hängt auch die Vitalität der Haare mit der Lebensweise und der Ernährung zusammen.

Gesundes Haar glänzt, ist kräftig, elastisch und voller Sprungkraft. Die meisten Menschen muten ihrem Haar viel zu. Häufiges Waschen und Föhnen, Sonneneinstrahlung und jede Menge Chemie zum Formen und Färben können das Haar schädigen.

Das Haar schützt uns und wärmt den Kopf. Es besteht aus drei verschiedenen Schichten. Die Struktur der außen liegenden Schuppenschicht setzt sich aus ziegelartig übereinanderliegenden Zellschichten zusammen, die fest miteinander verbunden sind. Ist die Struktur intakt, glänzt das Haar. Die äußere Schicht schützt außerdem die innere. Ist die äußere Schuppenschicht geschädigt, besteht die Gefahr, dass Substanzen über den Haarkanal in den Organismus gelangen. Die mittlere Schicht (Faserschicht) bestimmt die Sprungkraft des Haares. Hier sind auch die Farbpigmente eingelagert. Ganz innen im Haar befindet sich das Haarmark, das die unmittelbare Verbindung zur Haarwurzel darstellt. Diese ist in der Lederhaut verankert. Die Haare werden über das Blut mit den notwendigen Nährstoffen versorgt. Hier beginnt das

Das Haar besteht aus drei verschiedenen Schichten

Haar zu wachsen und schiebt sich Millimeter für Millimeter nach oben, es erneuert sich permanent, bis es alle drei bis sechs Jahre zusammen mit der verhornten Haarzwiebel abgestoßen wird. Haare sind unvorstellbar dünn. Ein einzelnes Haar ist nur 0,05 bis 0,07 Millimeter dick. Um sich das besser vorstellen zu können, führen Sie sich vor Augen, dass rund zweihundert Haare nebeneinander eine Breite von einem Zentimeter ergeben.

Haartyp

Haare kann man ähnlich wie die Haut in verschiedene Grundtypen einteilen: Normales Haar verfügt über einen schönen, natürlichen Glanz und ist elastisch. Es benötigt nur etwa alle drei bis fünf Tage eine Haarwäsche. Fettiges Haar dagegen kann bereits einen Tag nach der Wäsche strähnig und ölig wirken. Ursache ist eine gesteigerte Talgabsonderung, die das Haar schwer macht. Trockenes Haar dagegen bekommt zu wenig Fett und wirkt dadurch matt, strohig und spröde, glänzt nicht und ist kaum zu bändigen. Strapaziertes Haar ist meist die Folge von unsachgemäßer Pflege wie zu heißem Föhnen und zu viel Sonneneinstrahlung. Es ist leicht verfilzt und die Spitzen können aufsplittern (Spliss). Überpflegtes Haar resultiert aus einem Zuviel an Haarpflegeprodukten. Vor allem die Reste silikonhaltiger Pflegemittel legen sich wie eine ganz feine Plastikschicht ums Haar. Es verliert an Spannkraft und Vitalität. Diese Pflegeschicht ist durch eine reguläre Haarwäsche nicht mehr zu entfernen. Dann hilft nur noch die Verwendung eines milden Naturkosmetik-Shampoos oder eines Haarpeelings, am besten mit Lavaerde.

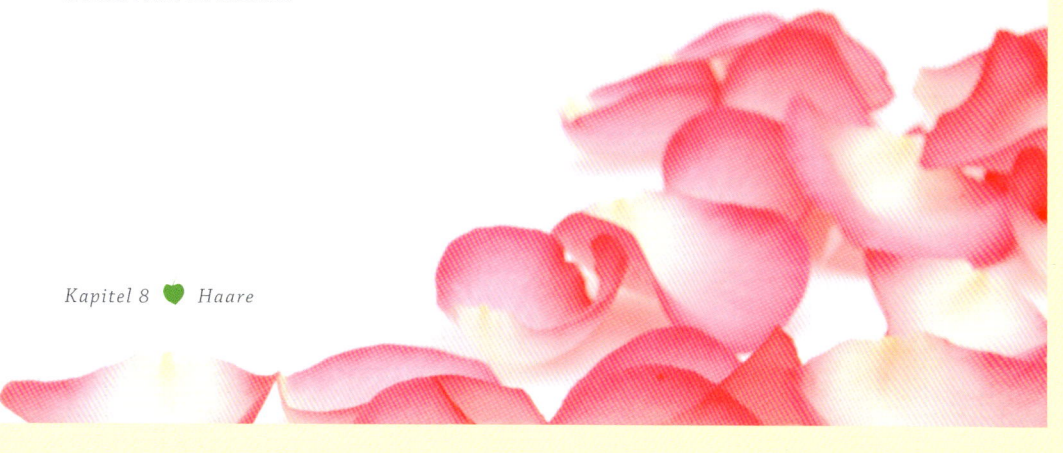

Reste silikonhaltiger Pflegemittel legen sich wie eine ganz feine Plastikschicht ums Haar

Wenn die Haare ausgehen

Es ist normal, bis zu hundert Haare pro Tag zu verlieren. Werden es mehr, sollten Sie etwas unternehmen. Haare reagieren extrem empfindlich auf Veränderungen des Stoffwechsels. Sie sind das Mineraliendepot, das im Notfall angezapft wird. Durch Stress, Übersäuerung, Krankheiten, Medikamenteneinnahme, Chemotherapie, Wechseljahre, aber auch durch mechanische und chemische Bearbeitung wie Färben, Bleichen oder eine Dauerwelle kann es zu verstärktem Haarausfall kommen.

Das Wachstum der Haare wird von Hormonen gesteuert. Das männliche Hormon Testosteron fördert den Wuchs von Bart- und Körperhaaren und hemmt dadurch das Wachsen der Kopfhaare. Das bekommen auch Frauen in den Wechseljahren zu spüren. Die weiblichen Hormone nehmen ab und der Hormonspiegel verschiebt sich zugunsten der männlichen Hormone. Die Folge sind wahrnehmbar mehr Haare an Oberlippe und Kinn und weniger auf dem Kopf. Der natürliche, altersbedingte Haarausfall ist durch nichts zu stoppen, der Haarausfall, der durch ein Ungleichgewicht im Säure-Basen-Haushalt ausgelöst wird, schon. Im Laufe der Jahre sitzt die Haarwurzel lockerer, die Pflege und Aktivierung der Kopfhaut ist daher wichtig, um die Haarwurzel gesund zu erhalten. Eine Besserung kann jedoch nicht nur von außen gelingen. Geeignete Nahrungsergänzungsmittel, Schüßler-Salze und eine basische Ernährung sind wichtige Bestandteile der Haarpflege bei Haarausfall.

Shampoo

Ein Shampoo soll das Haar meist nicht nur reinigen, sondern ihm auch Glanz und Volumen verleihen. Auf den Haaren lagern sich Fett, Schweiß und abgestorbene Hornzellen ab, von außen kommen Staub, Ruß und Schmutzpartikel hinzu. Daher müssen Haarwaschmittel Fett und Schmutz lösen.

Shampoos revolutionierten die Haarwäsche. Als 1904 der Drogist Hans Schwarzkopf in Berlin auf Drängen einer Kundin den Vorläufer des heutigen Shampoos (ein Gemisch aus Seifenpulver mit Veilchenduft) entwickelte, konnte niemand ahnen, welche Möglichkeiten sich durch die Entwicklung der chemischen Industrie für das Waschen, Formen und Färben der Haare ergeben würden. 1933 brachte die Firma Schwarzkopf das erste seifenfreie Haarwaschmittel auf den Markt.

> **Pia Resch, Bereichsleiterin Kosmetik bei BIO COMPANY, Berlin**
> »Ich habe mich quer durch viele Shampoos gewaschen, bis ich für mein langes Haar die richtige Pflege gefunden habe. Ich bin begeistert vom i+m Hanf-Shampoo und der dazugehörenden Spülung. Das Ergebnis überzeugt mich total. Für ein solch solide gemachtes Shampoo gebe ich gern etwas mehr aus.«

Die Naturkosmetik-Branche hat Jahrzehnte geforscht, um funktionierende Alternativen zu den herkömmlichen Shampoos anbieten zu können. In der Tat benötigte man in früheren Jahren eine große Portion Toleranz und Überzeugung, um sich mit Naturshampoos die Haare zu waschen. Sie schäumten kaum, oftmals war die Kämmbarkeit nicht ausreichend gegeben und das Ergebnis war auch nicht immer zufriedenstellend. Deshalb sind auch viele Produkte wieder vom Markt verschwunden. Einige Naturkosmetik-Marken verzichten sogar komplett auf Shampoos.

Siebzig Jahre nach Erfindung des seifenfreien Shampoos kam 2003 das erste zertifizierte Naturkosmetik-Shampoo auf den Markt. Seither haben sie sich erheblich verbessert und liefern gute Ergebnisse, was Schaumvermögen, Kämmbarkeit, Fülle und Glanz angeht. Bei Naturkosmetik ist neben der milden und gründlichen Reinigung der Haare vor allem auch die Pflege und Gesunderhaltung von Haaren und Kopfhaut ein wichtiges Thema. Das wird nicht nur den anschließenden Pflegeprodukten überlassen, sondern fängt bereits bei der Haarwäsche mit vielen pflegenden Substanzen an.

Shampoos revolutionierten die Haarwäsche

An Tensiden wurde generell viel geforscht. Die heutigen Tenside in herkömmlichen Shampoos sind milder geworden und enthalten weniger bedenkliche Stoffe. Bis in die 1960er-Jahre hinein war ein ungehemmter Fortschrittsglaube der Maßstab bei der Entwicklung kosmetischer Rohstoffe auf Basis von Mineralöl. Erst durch den Bericht »Die Grenzen des Wachstums« des Club of Rome 1972 und die Schaumberge auf den Flüssen, wozu die nicht abbaubaren Tenside beitrugen, setzte allmählich ein Umdenken ein.

Tenside sind aus der gesamten Körperpflege nicht mehr wegzudenken. Auch Naturkosmetik kommt nicht ohne sie aus. Es gibt zwar Haarseifen und seifenfreie Haarwaschmittel wie Lavaerde, doch das ist nicht jedermanns Sache. Wie in Kapitel 4 beschrieben, sind Tenside Stoffe, die durch einen aufwendigen technisch-chemischen Prozess gewonnen werden, auch wenn sie aus Naturrohstoffen bestehen. Deshalb schränken Zertifizierungsverbände die Verwendung stark ein.

Der schematische Aufbau eines Shampoos macht deutlich: Das, was reinigt, ist die bestimmende Substanz eines Shampoos, alles, was pflegt, ist zu einem geringen Anteil enthalten.

Die Inhaltsstoffe lesen sich auch bei Shampoos wie ein Chemielexikon. Die Tensid-Bezeichnungen klingen ähnlich und sind doch aufgrund chemischer Herstellprozesse sehr verschieden. Die chemischen Bezeichnungen lassen bereits erahnen, wie stark natürliche Ausgangsstoffe verändert wurden und zu welcher Stoffgruppe sie jetzt gehören. Naturkosmetik setzt eine klare Grenze bei der Verarbeitung. Tenside sind sogenannte Derivate. Für Naturkosmetik dürfen nur Derivate eingesetzt werden, die zu hundert Prozent aus Naturmaterialien stammen. Die Unterschiede sind auf einen schnellen Blick nur für Fachleute zu erken-

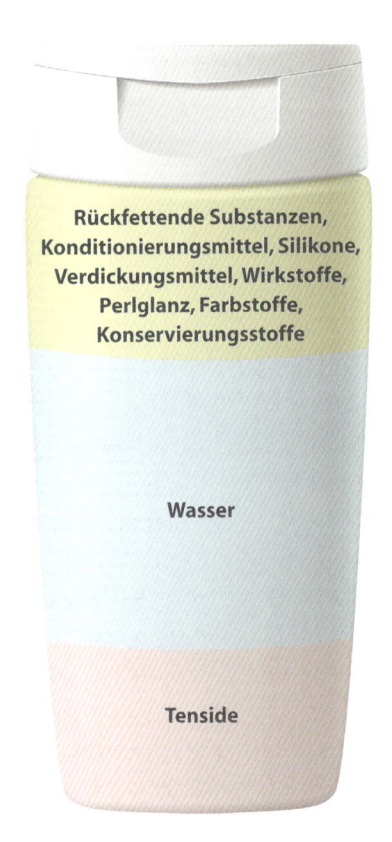

Rückfettende Substanzen, Konditionierungsmittel, Silikone, Verdickungsmittel, Wirkstoffe, Perlglanz, Farbstoffe, Konservierungsstoffe

Wasser

Tenside

nen, denn die chemischen Bezeichnungen lesen sich für Laien sehr ähnlich.

Ich habe einige Tenside mit ihrer INCI-Bezeichnung aufgelistet: Die linke Spalte zeigt Tenside, die in Naturkosmetik erlaubt sind, rechts sind die häufigsten für konventionelle Produkte genannt.

Tenside in Shampoos

👍	👎
Coco Glucoside	Sodium Laureth Sulfate
Disodium Cocoyl Glutamate	Disodium Cocoamphoacetate
Sodium Cocoyl Glutamate	Sodium Lauryl Sulfoacetate
Sodium Coco Sulfate	Cocamidopropyl
Betaine (eingeschränkt)	Betaine
Lauryl Glucoside	
Ammonium Lauryl Sulfate	

Wer ganz genau wissen möchte, was in einem Shampoo enthalten ist, wo Palmöl drin ist und wie diese Stoffe beurteilt werden, hat die Möglichkeit, die Rezeptur mithilfe von Apps zu überprüfen.

Werfen wir noch ein Blick auf die restlichen fünf bis zehn Prozent einer Shampoo-Rezeptur, die es in sich haben. Neben Tensiden und Wasser enthalten Shampoos sogenannte Rückfetter. Tenside trocknen das Haar mehr oder weniger aus. Damit es nicht spröde wird, werden rückfettende Substanzen zugesetzt. Bei Naturkosmetik sind das Bestandteile pflanzlicher Öle und Wachse, bei herkömmlichen Shampoos Silikonöle. Damit das Haar nicht »fliegt«, werden sogenannte Konditionierungsmittel als Antistatikum zugesetzt: Diese Stoffgruppe erkennen Sie an der Endung »-monium chloride« oder »-monium Methosulfate« auf der INCI-Liste. Diese Stoffe ziehen auf die Haaroberfläche auf und machen es besser frisierbar. Sie geben zugleich Glanz und verhindern die elektrostatische Aufladung. Diese Stoffgruppe ist auch in Naturkosmetik-Shampoos enthalten, dann zwar ohne Mineralölanteil, jedoch mit stark veränderten Naturstoffen.

Viele Shampoos haben einen schimmernden Effekt. Um diesen Perlglanz zu erreichen, wird gemahlener Glimmer (INCI: Mica) oder Titandioxid (INCI: Titandioxide) eingesetzt. Damit das Shampoo weder zu fest noch zu flüssig aus der Flasche kommt, muss die Konsistenz eingestellt werden. Dazu verwendet Naturkosmetik pflanzliche Verdickungsmittel wie Alginate und Xanthan oder Kochsalz.

Je höher der Wasseranteil, desto besser muss ein Shampoo vor Verkeimung geschützt werden. Naturkosmetik-Hersteller lösen das Problem, indem sie keine vorkonservierten Tenside einsetzen und die Shampoos einen höheren Anteil Tenside enthalten. So entsteht ein Shampoo-Konzentrat, sprich, es reicht oft schon eine kleine Menge an Shampoo für die Haarwäsche aus. Das ist nicht nur ökologisch sinnvoll, sondern schont auch den Geldbeutel.

Die Wahl des Shampoos richtet sich in erster Linie nach Ihrem Pflegebedürfnis. Ob Sie Einfluss auf das Volumen, den Glanz, auf trockenes oder schnell fettendes Haar nehmen wollen, für alle Pflegebedürfnisse werden Sie im Naturkosmetik-Regal fündig!

SPEZIALSHAMPOOS

Spezialshampoos gehen gezielt auf die unterschiedlichen Pflegebedürfnisse für Haar und Kopfhaut ein. Farbshampoos unterstützen die aktuelle Haarfarbe. Sie enthalten färbende Pflanzenteile, Hölzer und Henna.

Anti-Aging-Shampoos enthalten aktivierende Substanzen wie Koffein für das dünner werdende Haar.

Für mehr Volumen eignen sich Shampoos mit einem Zusatz von Bier oder kieselsäurehaltiger Hirseschalen und für fettiges Haar gibt es die Klassiker Rosmarin- oder Brennnesselshampoo.

Der Griff zum Antischuppenshampoo ist oftmals die erste Wahl, wenn sich die Haarschuppen in einem so rasanten Tempo teilen, dass trockene Schuppen auf die Schultern rieseln oder fettige Schuppen Kopfhaut und Haar verkleben. Mit etwas Geduld und einer besonderen Pflege der Kopfhaut bekommen Sie die Zellteilung wieder in den Griff. Für Kopfhaut und Haar sind kurmäßig (mindestens vier bis sechs Wochen) Haarwässer plus Haarpackungen plus Haaröl anzuwenden. Naturkosmetische Antischuppenshampoos enthalten natürliche Wirkstoffe mit vielen Gerbstoffen wie Eichenrinde, Wacholderöl, Neem oder durchblutungsfördernde Mittel wie Rosmarin und Teebaumöl. Erst wenn die Kopfhaut wieder im Gleichgewicht ist, sind Sie Ihre Schuppen dauerhaft los. Ist nach sechs bis acht Wochen das Schuppenproblem nicht erledigt, sollten Sie zum Arzt gehen.

> **Mattias Mußler, Inhaber der Mußler Parfümerien und Mußler Beauty Online AG, Stuttgart**
> »Kein Grund mehr zum Haareraufen, sondern garantiert ein entspanntes Kopfhautgefühl an stressigen Tagen – John Masters Organics hat dafür einen gesunden und dabei noch wirksamen Helfer: das Zinc & Sage Shampoo gegen Schuppen und irritierte Kopfhaut. Basierend auf seiner langjährigen Erfahrung entwickelt John Masters hochwirksame und dabei zertifizierte Haar- und Pflegeprodukte, die in ihrer Anwendung genauso leicht und unkompliziert sind, wie ich es von konventioneller Haarpflege gewohnt bin.«

Expertentipp:

Ein altes Hausmittel seit Generationen: Häufig hilft vorbeugend und zur Regulierung ein ganz natürliches Mittel gegen Schuppen: die Spülung mit verdünntem Obstessig nach jeder Haarwäsche!

Shampoos gegen Haarausfall? Ehrlich gesagt gibt es die nicht wirklich. Koffein ist der Wirkstoff, der die Durchblutung und Kräftigung der Haarwurzel günstig beeinflusst, doch Haarausfall ist meist hormonell bedingt und mit einem Shampoo nicht zu stoppen.

SHAMPOOS OHNE SCHAUM

Wer auf Tenside völlig verzichten möchte, dem bietet Lavaerde eine echte Alternative. Sie ist ein Mineral, allerdings kein nachwachsender Rohstoff. Das Gestein wird im marokkanischen Atlasgebirge abgebaut, gewaschen und pulverisiert. Pure Wascherde hat einen hohen Anteil an natürlichem Tonmineral und reinigt dadurch so gründlich und mild und pflegt gleichzeitig Kopfhaut und Haare. Lavaerde ist auch als sanftes Peeling und Intensivreinigung für Haut und Hände geeignet. Etwas ungewohnt in der Anwendung ist, dass Lavaerde nicht schäumt. Ihre Wirkungsweise beruht auf der Fähigkeit, Fett- und Schmutzpartikel an sich zu binden, beides wird mit reichlich Wasser ausgespült. Im Handel finden Sie Lavaerde als Pulver oder als fertige Paste.

Expertentipp:

Bei Outdoor-Aktivitäten ist es manchmal wichtig, keine Shampoorückstände in der Natur zu hinterlassen. Hier ist Lavaerde besonders geeignet. Außerdem sparen Sie Gewicht, denn Lavaerde eignet sich auch zur Reinigung der Haut.

TREND »NO POO«

Haare waschen ohne Shampoo? In den Medien stößt man aktuell auf den Trend »No Poo«, an dem sich angeblich auch Megastars mit einer Superhaarmähne beteiligen. Was ist davon zu halten? Erst mal eine ganze Menge, wenn man es nicht übertreibt. Dieser Trend deutet einfach darauf hin, dass die Haare in der Regel mit viel zu viel Pflege und Chemie in Berührung kommen. Lässt man alle Produkte einige Tage oder Wochen weg, erholt sich das Haar.

Auf die Dauer macht das allerdings keinen Sinn. Die Haut produziert Talg und Schweiß. Hautzellen verkleben auf der Kopfhaut und lassen sich nicht nur mit Wasser abwaschen. Das kann die Hautbalance ziemlich durcheinanderbringen und infolgedessen können sich Schuppen und Ekzeme bilden, im schlimmsten Fall führt es zu Haarausfall. Wer es ausprobieren möchte, sollte sehr warmes Wasser nehmen, mit kaltem Wasser lösen sich kaum Verschmutzungen.

Pflege und Styling

Durch die täglichen Körperpflegegewohnheiten werden die Haare zu häufig gewaschen. Infolgedessen kann das Haar spröde und trocken werden. Dazu kommen weitere Faktoren wie heiße Föhnluft, Glätteisen, Dauerwelle, Haarfarbe oder Aufheller, die das Haar strapazieren. Selbst falsche Kämme und Bürsten können das Haar schädigen (hierzu gleich mehr). Spezielle Pflegemittel wie Haarkuren, Haaröle, Haarwässer oder Haarspülungen helfen. Gegenüber Shampoos haben Haarpflegeprodukte den Vorteil, dass sie länger einwirken und sich die Wirkstoffe somit auf der Kopfhaut entfalten können. Naturkosmetik-Pflege fürs Haar enthält Pflanzenauszüge, Pflanzenwachse, Kräuterextrakte und Sojalecithin. Ätherische Öle tragen zur Wirkung und zum Duft bei. Haarkuren können Sie verwenden, um die Kopfhaut in ihrer Funktion zu stärken und ins Gleichgewicht zu bringen, egal ob Sie trockenes oder fettiges Haar haben. Klassiker in der Haarpflege sind Extrakte aus Klettenwurzel, Rosmarin, Teebaum und Neem.

Expertentipp:

Trockenes Haar benötigt regelmäßige Zusatzpflege. Etwas Sheabutter oder Kokosöl in die Spitzen massiert oder vor der Wäsche über das ganze Haar verteilt, bringt Glanz und macht das Haar geschmeidig. Zwischendurch kann man bei jedem Haartyp ein Spray mit Aloe vera oder ein Hydrolat auf das Haar sprühen. Mit Meersalz-Sprays können Sie Ihre Haare gleichzeitig pflegen und stylen.

Haarwässer und Haaröle zählen zu den ältesten Naturkosmetik-Produkten. Die Rezeptur eines Haarwassers besteht aus einer wässrig-alkoholischen Lösung mit bis zu siebzig Prozent Alkohol, die verschiedene Kräuterwirkstoffe enthält. Naturkosmetik verwendet dazu natürlich vergällten Alkohol, während herkömmliche Haarwässer Alkohol enthalten, der mit einer hormonwirksamen Chemikalie vergällt wurde. Haarwässer wirken durch den Verdunstungseffekt erfrischend, desinfizierend, leicht entfettend und fördern die Durchblutung der Kopfhaut. Sie sind vor allem bei fettigem Haar oder schuppiger Kopfhaut bestens geeignet. Haaröle dagegen bestehen meist aus einem öligen Pflanzenauszug. Sie bieten sich bevorzugt bei trockenem, sprödem Haar oder Schuppen an. Wertvolle Pflanzenöle und Kräuterextrakte pflegen das Haar und machen es geschmeidig und weich. Trockenes Haar lässt sich besser kämmen, Spliss wird verhindert.

Conditioner und Haarspülungen ziehen auf das Haar auf und machen es wunderbar frisierbar. Sie sind als Antistatikum notwendig, damit die Haare sich nicht elektrisch aufladen. Dazu wird eine bestimmte Form von Tensiden, die auch in Shampoos enthalten sind, verwendet, die diesen Effekt verhindert.

Haarwässer und Haaröle zählen zu den ältesten Naturkosmetik-Produkten

Herkömmliche Conditioner und Haarspülungen enthalten synthetische Tenside und Silikonöle, die auch nach dem Ausspülen als dünner Film an den Haaren haften bleiben. Das Haar ist zunächst weich, hat Volumen, sieht toll aus und ist gut kämmbar. Es wird jedoch zunehmend mit einer feinen Schicht Silikon überzogen. Die Folge: Es wird schwer und strähnig, verliert an Spannkraft und keine Frisur hält mehr.

Lange Zeit war es nicht möglich, das Haar mit natürlichen Produkten zu stylen. Naturkosmetik verfügt einfach nicht über die vielen chemischen Hilfsmittel, die ein Styling so leicht möglich machen. Mit natürlichen Wachsen und wenigen tierischen Substanzen lassen sich zwar Produkte wie Schaumfestiger und Haarspray herstellen, doch das ist nicht mit den zahllosen speziellen Stylingprodukten aus dem herkömmlichen Bereich zu vergleichen.

Ein Naturkosmetik-Haarspray wird in einen Pumpspender gefüllt und ein Schaumfestiger kommt ohne Treibgas aus. Am Beispiel Schaumfestiger zeigen sich die sehr differenzierten Anforderungen an ein Naturkosmetik-Produkt. Der Stylingeffekt wird durch pflanzliche und tierische Substanzen erreicht. Chitin ist ein bewährter natürlicher Stoff, der allerdings aus der Schale einer Krebsart oder anderen Schalentieren gewonnen wird, die immer wieder ihren Panzer abwerfen. Ein nachhaltiger Rohstoff, aber nicht vegan. Ein Kompromiss, will man auf die Petrochemie verzichten. Vegane Naturkosmetik muss ohne diese Substanzen auskommen, was das natürliche Angebot weiter einschränkt.

Haarwachs wird auf der Basis von hochwertigen Pflanzenwachsen und Kokosöl hergestellt. Kokosöl ist ein festeres Öl, das erst bei 35° C flüssig wird. Somit lässt es sich wunderbar ins Haar massieren.

Bei der Umstellung auf Naturkosmetik sollten Sie zunächst das Shampoo wechseln und einige Wochen austesten, wie Sie damit zurechtkommen. Als Kämmhilfe bei verknoteten Haaren können Sie direkt nach der Haarwäsche ein Pflegespray verwenden oder die Haare mit einem kleinen Holzkamm oder einer Holz-Noppenbürste kämmen.

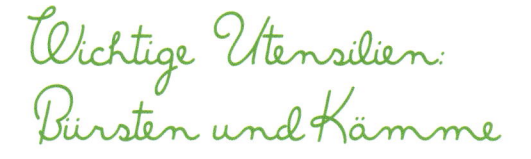

Wichtige Utensilien: Bürsten und Kämme

Hundert Bürstenstriche am Tag halten die Kopfhaut gesund! Zur Haarpflege gehören ebenfalls gute Bürsten und Kämme. Die richtige Bürste ist dabei die halbe Miete. Kämmt man Haare regelmäßig, wird die Kopfhaut massiert, die Hautfunktionen werden angeregt, das Haar glänzt und das kann zur Folge haben, dass es weniger häufig gewaschen werden muss.

Jedes Haar braucht die richtige Bürste. Für volles dichtes Haar eignet sich eine weite Bündelstellung der Borsten, starkes dickes Haar verträgt harte Borsten, langes Haar braucht eine Bürste mit langen Borsten, dünnes Haar benötigt weiche Borsten und der erste Flaum eines Babys mag eine ganz weiche Bürste.

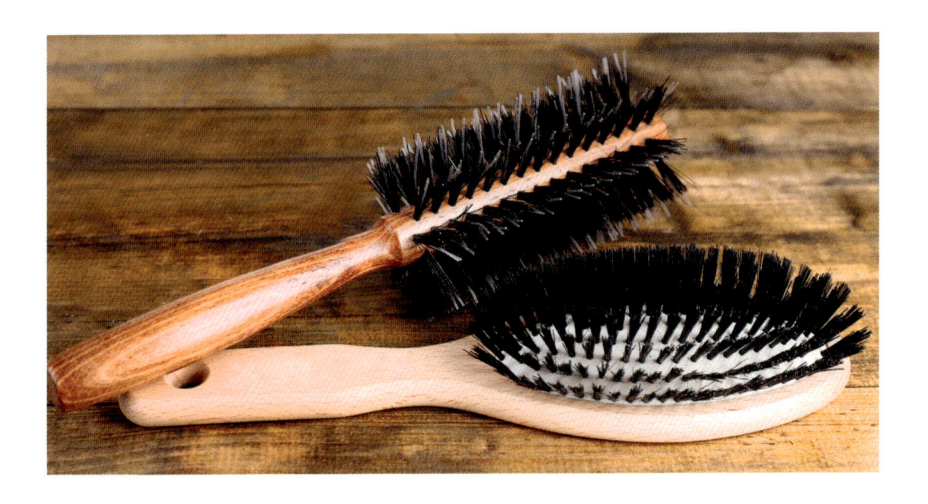

Achten Sie immer auf die Qualität der Kämme und Bürsten!

Es kommt vor allem darauf an, wie die Bürsten und Kämme beschaffen sind. Billige Bürsten mit Kunststoffborsten, Drahtbürsten mit PVC-Gummikissen und Kunststoffkämme können scharfe Kanten aufweisen, Weichmacher absondern und Haar und Kopfhaut verletzen. Gepresste Kämme aus Kunststoff weisen Stanznähte auf, die das Haar ebenfalls schädigen können. Gute Bürsten und Kämme bestehen meistens aus tierischem Material. Borsten für die Bürste und Horn für den Kamm sind der Beschaffenheit des menschlichen Haares sehr ähnlich. Sie können Schmutz auskämmen und das Haarfett aufnehmen. Das Haar glänzt und wirkt gesund. Wenn Sie auf tierische Materialien verzichten wollen: Es gibt wunderschöne Kämme und Holz-Noppenbürsten aus unterschiedlichen Hölzern in verschiedenen Farben.

Achten Sie auf Qualität und vermeiden Sie Billigware! Die Herstellung von Bürsten und Pinseln war bis vor einigen Jahren ein geschätzter Handwerksberuf. Heute werden die Erzeugnisse dieser kleinen Unternehmen dagegen weitgehend durch Billigware aus China verdrängt. Es gibt jedoch noch wenige Betriebe, die selbst fertigen und die Borsten von Hand in die Bürste einziehen. Leider ist die Herkunft der Rohmaterialien wenig transparent. Das Horn für die Kämme kommt in der Regel aus Afrika. Die Hornplatten stammen meist von Nutztieren wie Rindern. Gesägte Holzkämme sind nicht ganz so elastisch, aber eine Alternative für Veganer. Holzkämme und die Griffe der Bürsten können aus sehr verschiedenen Hölzern stammen. Wichtig ist, darauf zu achten, dass kein Tropenholz verwendet wird. Die Borsten für die Bürsten kommen vor allem aus China.

Wussten Sie, dass die teuerste Haarbürste einen Griff aus Ebenholz hat? Sieht toll aus, doch Ebenholz steht unter Artenschutz. Prüfen Sie deshalb vor dem Kauf, ob die Marke seriös ist und Ihnen Auskunft gibt, welche Materialien eingesetzt werden.

> **Elvira Hermenau, Natur-Friseurmeisterin und Inhaberin des Salons Just Nature, Köln**
>
> »Bei uns geht nichts ohne Bürstenmassage. Eine Massage mit einer Naturbürste ist das allerbeste für die Kopfhaut und gesundes Haar. In unseren Salons wird zuerst gebürstet und mit einer Ölmassage die Kopfhaut massiert, bevor wir das Haar waschen. Selbst bei Haarausfall haben wir schon tolle Ergebnisse erzielt. Auch das Styling mit Naturkosmetik überzeugt heute. Der Hit ist zurzeit das Elderflower Salt Spray von Less is More. Das perfekte Styling Finish ganz ohne Chemie.«

Ein Besuch beim Naturfriseur

Mittlerweile bieten immer mehr Friseursalons Haarefärben mit Naturhaarfarben an. Ausgebildete Naturfriseure gibt es mittlerweile nahezu in jeder größeren Stadt. Sicher gibt es auch ganz in Ihrer Nähe einen. Einige von ihnen schließen sich einem Konzept an und verwenden dann die entsprechenden Produkte und Pflanzenhaarfarben. Daneben gibt es auch unabhängige Naturfriseure, die ihr ganz eigenes Konzept realisiert haben. Gemeinsam haben alle, dass sie Alternativen jenseits der üblichen Friseurchemie anbieten und ein ganz neues Friseurkonzept mit Naturkosmetik-Produkten und Pflanzenhaarfarben entwickelt haben.

Die Welt des herkömmlichen Friseurhandwerks wird bestimmt von den Möglichkeiten der chemischen Industrie, die jede Menge Effekte an Volumen, Farbe und Styling sicherstellen. Ein Besuch beim Naturfriseur eröffnet dagegen eine neue Welt.

Der Besuch bei einem Naturfriseur ist keine Pflicht, sondern ein Wellnesstermin! Sie sollten Zeit mitbringen, denn es geht nicht nur um Waschen, Schneiden und Föhnen, sondern um Sie. Das zeigt sich bereits zu Beginn bei der Diagnose Ihrer Haarbeschaffenheit und der Bürstenmassage. Mit speziellen Naturbürsten wird das Haar gekämmt, die Kopfhaut massiert und Ihr Haarzustand festgestellt. Schon beim Waschen können Sie entspannen. Die Haare werden oft im Liegen gewaschen. Anschließend werden sie durch einen energetischen Haarschnitt in Form gebracht und zeigen mehr Spannkraft als vorher. Ein energetischer Haarschnitt beginnt mit der Bestimmung der vorteilhaften Proportionen und der Form der Frisur. Das Haar erhält durch die Schnitttechnik eine enorme Spannkraft. Dazu sitzt man nicht nur ruhig auf dem Stuhl, sondern wird immer wieder aufgefordert, sich zu bewegen, damit der individuelle Schnitt perfekt gelingt und die Frisur sitzt.

Naturfriseure sind Profis in Sachen Pflanzenhaarfarben

Vor allem sind Naturfriseure Profis in Sachen Pflanzenhaarfarben. Diese werden vor Ort für Sie gemischt. Sie profitieren von der Erfahrung und Professionalität der Naturfriseure. Das ist natürlich viel einfacher als zu Hause. Nehmen Sie ein gutes Buch mit und genießen Sie Ihre Beauty-Auszeit, während die neue Farbe aufzieht. Vielleich nutzen Sie die Zeit auch gleich für eine Gesichtsbehandlung mit Naturkosmetik.

Neben dem Färben mit Pflanzenhaarfarben finde ich den Effekt beim Stylen am auffälligsten. Ein Haarstyling mit Naturkosmetik-Produkten ist, wie bereits erwähnt, gar nicht so einfach. Die Frisur soll dennoch sitzen und auch zu Hause leicht zu stylen sein. Das Hairstyling kommt beim Naturfriseur ohne herkömmliche Haarsprays und Schaumfestiger mit klimaschädlichem Treibgas aus. Es gibt Schaumfestiger in der Pumpflasche, Haargel aus der Tube, Haartonikum aus Kräuterextrakten oder ein Styling-Finish mit Meersalz. Natur-Hairstyling festigt nicht so stark wie herkömmliches, liefert dafür aber mehr Pflege und hinterlässt keine Rückstände. Ein tolles Gefühl!

Neben der Dienstleistung des Haareschneidens ist die Qualität der Produkte ausschlaggebend. Das Besondere beim Naturfriseur ist, dass er Produkte zur Pflege und zum Färben individuell anpassen und mischen kann. Allerdings tragen auch die Salonprodukte nicht immer ein Siegel für zertifizierte Naturkosmetik. Lassen Sie sich daher die Qualität erklären und werfen Sie einen Blick auf die INCI-Liste.

Haarefärben

Nur knapp zwei Prozent der Männer, aber über vierzig Prozent der erwachsenen Frauen färben sich laut aktuellen Umfragen die Haare. Beim Haarefärben muss man sich entscheiden: entweder mit oder ohne Chemie. Dazwischen gibt es zwar Kompromisse, doch die sind meistens faul.

Ob blond, braun, rot oder schwarz – alles ist möglich in jeder gewünschten Nuance, solange man sich für Haarfarben und Tönungen mit Chemie entscheidet. Doch das kann gefährlich werden. Über die Gesundheitsgefahren von Haarfarben wurde bereits viel berichtet, dennoch sind sich viele der Risiken nicht bewusst. Ich möchte ein Plädoyer für Pflanzenhaarfarben halten, denn ich bin begeisterte Pflanzenhaarfarben-Anwenderin seit vielen, vielen Jahren. Aber nun erst einmal zur wichtigsten Frage:

Wie geht Haarefärben eigentlich?

Es gibt zwei grundverschiedene Methoden, die Farbe der Haare zu verändern: Bei einer Tönung oder mit Pflanzenhaarfarben legt sich die Farbe um das Haar und wird »nur« in der äußeren Haarschicht verankert. Der natürliche Farbton kann leicht verändert oder Schritt für Schritt intensiviert werden. Bestimmend für das Ergebnis ist die Ausgangsfarbe.

Der große Unterschied zwischen einer Tönung und Pflanzenhaarfarben sind die Inhaltsstoffe. Tönungen gelten als die sanftere Variante zur Permanentfärbung, doch sie enthalten viel Chemie und können mit Pflanzenhaarfarben nicht verglichen werden.

Bei einer Färbung wird dem Haar die natürliche Farbe entzogen und neue eingebracht. Moderne Chemie macht das Färben der Haare einfach, farbstabil und billig. Eine breit gefächerte synthetische Farbpalette sorgt für nahezu jeden gewünschten Farbton. Haare zu färben ist für uns so selbstverständlich geworden, dass man aus dem Blickfeld verloren hat, welche kleine Chemiefabrik auf dem Kopf aktiv ist, um eine neue Haarfarbe zu erhalten. Bei einer dauerhaften Färbung wird das Haar zunächst entfärbt und dann mit der neuen Farbe eingefärbt. Dazu benötigt man zwei Komponenten: zunächst eine, um in der mittleren Faserschicht die natürlichen Haarpigmente zu zerstören, um dann in einem weiteren Arbeitsgang die künstlichen Pigmente einzubringen. Zum Verankern der Farbpigmente in der Faserschicht sind sogenannte Farbkuppler notwendig. Erst wenn diese mit dem Sauerstoff aus der Luft reagieren, bildet sich die neue Farbe. Deshalb nennt man Haarfarben auch Oxidationsfarben. Auch wenn die Formulierungen immer besser werden und teilweise in der Zwischenzeit ohne das stechend riechende Ammoniak auskommen, besteht eine Haarfarbe aus einem ziemlich heftigen Chemiecocktail.

Herkömmliche Haarfarben sind ein wahrer Chemiecocktail

Das einzelne Haar ist sehr dünn (0,05 bis 0,07 Millimeter). Es ist also eine hohe Kunst, exakt die richtige Menge an chemischen Substanzen aufzutragen, damit es nicht nachhaltig geschädigt und die dritte Schicht – das Mark – nicht in Mitleidenschaft gezogen wird. Geschieht dies, gelangen gesundheitsbedenkliche synthetische Stoffe ungehindert über die Haare in den Organismus.

Wussten Sie, dass die Gefahr gesundheitlicher Schäden bei dunkelbraunen und schwarzen Haarfarben am größten ist? Die dafür verwendeten Farbpigmente gehören zur chemischen Gruppe der Azofarben, die teilweise nur stark eingeschränkt verwendet werden dürfen, da sie im Verdacht stehen, krebserregend zu sein. Einige Stoffe, die in Haarfarben verwendet werden, dürfen nur mit entsprechendem Warnhinweis eingesetzt werden.

Die Hersteller herkömmlicher Haarfarben locken mit tollen Haarmähnen und pflegenden Substanzen, dadurch wirkt das ganze Prozedere ziemlich harmlos. Erst wenn man die Inhaltsstoffe auf der INCI-Liste liest, erkennt man, dass dem nicht so ist. Wer die Inhaltsangabe von Haarfarben genauer durchliest, sieht sich mit einem Chemiecocktail konfrontiert. Die Ingredienzen von Haarfarben stellen in der Tat eine große Konzentration riskanter, gesundheitsbedenklicher und möglicherweise allergieauslösender Substanzen dar. Da die einzelnen chemischen Namen wenig aussagen, hier eine kurze Erklärung zu vier Stoffgruppen, die besonders kritisch zu betrachten sind:

Aromatische Amine (Azofarbstoffe) sind Farbpigmente für Oxidationsfarben und verbergen sich hinter einem Color Index (C.I.) auf der Inhaltsliste. Sie können ein hohes Gesundheitsrisiko aufweisen.

Phenylendiamine (PPD) gehören zur Gruppe der aromatischen Amine und sind ein häufig genutzter Grundstoff für Haarfarben. PPD waren bereits verboten, da sie ein hohes Allergierisiko aufwiesen. Dann wurden sie – auf Wunsch der Kosmetikindustrie – wieder zugelassen, da der Ersatzstoff Toluylendiamin (INCI: 2,5 Toluylendiamin (TDA)) ebenfalls starke allergische Reaktionen auslösen kann. PPD finden Sie in Colorationen, in Intensivtönungen und in Mischprodukten. Man nutzt PPD vor allem, um eine gute Grauabdeckung zu erreichen. Deklarationsbeispiele zum Erkennen aromatischer Amine auf Haarfärbemitteln sind: INCI: C.I. 18820, C.I. 19140, C.I. 26150, C.I. 42170, C.I. 56200, C.I. 60724, C.I. 60725, C.I. 61570, C.I. 61585.

Nitrosamine entstehen als Reaktionsprodukt chemischer Prozesse und sind häufig in Haarfärbemitteln zu finden. In hohen Konzentrationen können sie Krebs erzeugen. Diese Stoffe dürfen per Gesetz nur in äußerst geringer Konzentration von 50 ppm (parts per million) vorhanden sein. Das bedeutet umgerechnet »nur« 0,005 Prozent auf ein Kilo. Sie erkennen Stoffe, die Nitrosamine bilden können, auf der INCI-Liste am Namensbestandteil »Nitro«. INCI-Beispiel: 4-Nitro-o-Phenylenediamine, Nitro-o-Toluidine.

Komplexbildner werden nicht nur bei Haarfarben eingesetzt, sondern beispielsweise auch bei herkömmlichen Shampoos und Seifen. Sie sind vor allem für die Umwelt problematisch, da diese Stoffe nicht in Kläranlagen abgebaut werden können und in den Gewässern gefährliche Verbindungen eingehen (INCI: EDTA).

Sie können Ihre Haare jahrelang färben und zufrieden sein. Sie sollten sich jedoch darüber klar sein, dass sich regelmäßiges Haarefärben später durch Allergien, Haarausfall und andere gesundheitliche Schäden rächen kann. Erst durch verschiedene Studien, die erhebliche Gesundheitsschäden bei Friseuren aufzeigten und den Zusammenhang mit Oxidationshaarfarben nachwiesen, wurde gehandelt. Ein Ergebnis davon ist, dass heute innerhalb der EU Jugendliche unter 16 Jahren ohne Zustimmung der Erziehungsberechtigten ihre Haare nicht färben lassen dürfen. Das sind drastische Maßnahmen seitens des Gesetzgebers, die offensichtlich notwendig sind.

Substanzen, die ein sehr hohes Allergierisiko darstellen, müssen zusätzlich zur INCI-Deklaration gesondert ausgewiesen werden

Um das Gesundheitsrisiko zu minimieren, sind viele Bestandteile der Haarfärbemittel gesetzlich mit Höchstmengen belegt. Sie dürfen also nur zu einem bestimmten Prozent- oder Promillesatz im Produkt vorhanden sein. Jeder Hersteller muss dies in vorgeschriebenen Sicherheitsberichten hinterlegen, EU-weit einheitlich. Substanzen, die ein sehr hohes Allergierisiko darstellen, müssen zusätzlich zur INCI-Deklaration gesondert ausgewiesen werden, z. B. »enthält Resorcin« oder »enthält Phenylendiamine«. Ob Sie diese Stoffe jedoch auf Ihrem Kopf haben wollen, können nur Sie allein entscheiden.

Mischprodukte

Sie finden allerdings auch jede Menge Mischprodukte in den Regalen. Natürliche Inhaltsstoffe wie Pflanzenöle oder Kräuter- und Getreideextrakte stellen indes keine wirkliche Alternative dar, sondern sind eher als das kleinere Übel zu bezeichnen. Diese Produkte verzichten auf einige harte chemische Substanzen, doch der Färbevorgang selbst ist ein klassischer Oxidationsprozess wie bei jeder anderen Coloration. Die Haarstruktur wird mithilfe von Chemie aufgebrochen, neue Farbpigmente werden eingebracht und anschließend fixiert. Häufig werden diese Produkte als besonders verträglich und natürlich ausgelobt. Sie enthalten keinen Ammoniak, was ebenfalls beruhigend klingt. Dieser wird durch die chemische Substanz Ethanolamin ersetzt, da diese Substanz nicht so stechend riecht wie Ammoniak. Auch wenn das Produkt weniger riskant erscheint und obendrein noch vegan ist, ist es noch lange keine Naturkosmetik. Achten Sie deshalb auch bei Haarfarben generell auf ein Siegel und die Inhaltsstoffe.

Pflanzenhaarfarben

Vergessen Sie das Vorurteil, dass mit Pflanzenhaarfarben nur hennarote Haare möglich sind. Heute sind in diesem Bereich Produkte in einer Bandbreite erhältlich, die mit etwas Erfahrung und Übung fast alle Farbnuancen ermöglichen, einschließlich der Abdeckung grauer Haare. Sie kommen ohne jegliche Chemie aus und bestehen aus einer Mischung verschiedener Pflanzen, Hölzer und weiterer färbender Pflanzenteile wie beispielsweise Walnussschalen, Rote Bete, Hibiskus, Kamille, Rhabarber, Kaffee, Schwarztee, Haselnuss, Schwarze Johannisbeeren, Färberdistel, Safran und viele andere Pflanzen. Die beiden Pflanzen Henna und Indigo sind wichtige Grundfarben und von alters her zwei Pflanzen, die zum Haarefärben und für Henna-Tattoos verwendet werden. Für die Herstellung von Pflanzenhaarfarben werden die Pflanzenstoffe zerkleinert und zermahlen. Außerdem werden pflanzliche Pflegekomponenten (z. B. Weizenproteine und Jojobaöl) sowie ein pflanzliches Quellmittel zugemischt.

Die meisten Pflanzenhaarfarben werden als Pulver angeboten. Dieses muss zunächst mit warmem Wasser angerührt werden, bevor es dann möglichst zügig aufgetragen wird. Bei den pulvrigen Pflanzenhaarfarben hat die gleichbleibend hohe Temperatur des Färbebreis Einfluss auf das Färbeergebnis. Für die schnelle und bequeme Anwendung gibt es Color Creams in verschiedenen Farbnuancen, die gebrauchsfertig sind und sofort angewendet werden können. Dazu wird die passende Vor- und Nachbehandlung angeboten.

OB BLOND, BRAUN ODER SCHWARZ – ALLES IST MÖGLICH

Das Färbeergebnis hängt in erster Linie von der Ausgangshaarfarbe und von einer guten Vorbereitung ab. Pflanzenhaarfarben verändern den Ausgangston mit der ersten Färbung nur um Nuancen. Durch mehrmalige Anwendung kann die Farbe intensiviert werden. Die Übergänge sind sanft, es gibt daher auch keine extremen Farbunterschiede zum nachwachsenden Haar. Da sie sich langsam wieder auswaschen, schaffen sie im Gegensatz zu Permanenthaarfarben sanfte Übergänge am Haaransatz. Die natürlichen Farbunterschiede, die bei jedem Haar vorhanden sind, bleiben erhalten. Das Ergebnis wirkt lebendig und schön.

Ausgangshaarfarbe und Einwirkzeit bestimmen das Ergebnis einer Färbung mit Pflanzenhaarfarben

Um gute Ergebnisse zu erzielen, sollten einige Regeln bedacht werden: Von hell auf dunkel geht einfacher als umgekehrt. Dunkle Farben und rötlich braune Farbtöne sind leichter zu erreichen als das Haar aufzuhellen. Je nach Einwirkzeit erhält das Haar einen warmen, rötlichen Goldton – und das in wenigen Minuten. Hellere Haare (blond oder grau/weiß) kann man mit Pflanzenhaarfarben auch etwas dunkler färben. Dafür sind allerdings mehrere Färbevorgänge notwendig. Nuance um Nuance wird der Ausgangsfarbton verändert.

Mit der Verwendung des gleichen Farbtons können Sie ganz unterschiedliche Ergebnisse erzielen. Die Dauer und die Ausgangsfarbe bestimmen das Färbeergebnis.

Mit Pflanzenhaarfarben lassen sich am einfachsten warme Nuancen erreichen, die einen leichten Rotstich aufweisen. Menschen, die keinesfalls einen rötlichen Schimmer haben wollen, sollten sich beraten lassen. Es gibt eine Reihe von Brauntönen, die eine kühle Haarfarbe ermöglichen.

Für graue Haare bedarf es einiger Hinweise, damit Sie es mit Pflanzenhaarfarben zufriedenstellend färben können. Graue Haare werden nicht zu hundert Prozent abgedeckt, doch es lassen sich tolle Effekte färben. Beispielsweise wirken einzelne graue Haare dann heller als die anderen, noch nicht ergrauten. Je höher der Grauanteil, desto heller wird das Ergebnis. Wer beispielsweise ursprünglich blond war, hat kein Problem, grauen Haaren wieder zu einem schönen Blond zu verhelfen. Vorsicht ist bei grauem Haar geboten, wenn es schwarz gefärbt werden soll. Schwarze Pflanzenhaarfarben enthalten die Pflanzenfarbe Indigo und die zieht schnell auf das graue Haar auf und schimmert dann grün! Nimmt man warme Rottöne, wird graues Haar typisch hennarot. Mit etwas Übung kann man graue Haarpartien (Schläfen) einfach mit einer anderen Farbe einfärben. Mit einem Haarfärbepinsel gelingt das gut.

Pflanzenhaarfarben strapazieren das Haar nicht, sondern pflegen es

Das Tolle an Pflanzenhaarfarben ist, dass Sie sie untereinander mischen können. Die Übergänge wirken ganz natürlich, es entstehen tolle Strähnen, das Haar wirkt lebendig und schön. Allerdings sollten Sie dafür schon einige Erfahrung mit Naturhaarfarben haben. Pflanzenhaarfarben strapazieren das Haar nicht, sondern pflegen es, deshalb kann ein Färbevorgang mehrmals in der Woche gemacht werden, um die Farbe zu intensivieren. Ansonsten empfehle ich, alle sechs Wochen nachzufärben. Noch besser ist natürlich, Sie lassen sich die Haare bei einem Naturfriseur färben.

WIE FÄRBT MAN MIT PFLANZENHAARFARBEN?

Pflanzenhaarfarben sind mit etwas Übung leicht selbst anzuwenden. Spaß macht natürlich auch ein Haarfärbeabend mit Freundinnen. So kann man sich gut unterstützen und die Farbe gegenseitig auftragen. Schauen Sie bei YouTube, auch da finden Sie sehr nützliche Hinweise.

Die richtige Vorbereitung erleichtert die Anwendung zu Hause. Um ein gutes, zufriedenstellendes Ergebnis zu erreichen, sind mehrere Schritte erforderlich. Lesen Sie die Gebrauchsanweisung auf jeden Fall durch und legen Sie sich alles zurecht, was Sie benötigen: Schälchen, Färbepinsel, Einmalhandschuhe, Plastikduschhaube (liegt einigen Farben bereits bei) und ein dunkles Handtuch zum Warmhalten. Nehmen Sie zum Trocknen der Haare nach dem Färben ein dunkles Handtuch und vergessen Sie nicht, den Badezimmerteppich zu entfernen, damit versehentlich verspritzte Farbe diesen nicht gleich mit einfärbt.

> Ralph Luther, Naturkosmetik-Fachberater, Onlineshop Aramantus Lounge, Hamburg
>
> »Mein Beauty-Tipp sind die Pflanzenhaarfarben von Radico. Meine Frau gehörte zu den ersten begeisterten Verwenderinnen. Diese Ecocert-zertifizierten Pflanzenhaarfarben zeichnen sich durch eine perfekte Grauabdeckung und Haltbarkeit aus. Nicht nur unsere privaten Kunden sind begeistert, sondern auch Friseure. Das Ergebnis ist wunderschön glänzendes Haar, schon nach nur einer Anwendung.«

Luxus pur ist es natürlich, sich die Haare mit Pflanzenhaarfarben bei einem Naturfriseur färben zu lassen (siehe dazu das Kapitel »Ein Besuch beim Naturfriseur«). Es lohnt sich, gerade, wenn Sie noch wenig Erfahrung mit Pflanzenhaarfarben haben, denn Naturfriseure können Ihnen die Farbe ganz individuell mischen.

Die Vorbehandlung

Wurden die Haare vorher mit herkömmlichen Shampoos und Stylingprodukten gepflegt, ist die Vorbehandlung eine wichtige Voraussetzung für das erfolgreiche Färben mit Pflanzenhaarfarben. Die Schuppenschicht des Haars muss geöffnet und der Silikonfilm entfernt werden, sonst können sich die Pigmente der Pflanzenhaarfarbe nicht optimal anlagern. Wenn Sie regelmäßig silikonhaltige Haarpflegeprodukte verwenden, sollten Sie mindestens drei bis fünf Haarwäschen vor dem Färben kein silikonhaltiges Produkt verwenden und auf jeden Fall mehrmals ein natürliches Haarpeeling mit Lavaerde machen.

Die Probesträhne

Um das Ergebnis besser einschätzen zu können, ist bei einer Erstfärbung die Einfärbung einer Probesträhne wichtig. Am einfachsten ist es, eine Duschhaube aufzusetzen, über ein Loch eine Haarsträhne durchzuziehen und einzufärben. Nach der Einwirkzeit gründlich auswaschen und trocknen. Die andere Möglichkeit ist, sich eine kleine Haarsträhne abzuschneiden, an einem Ende mit Tesafilm zusammenzukleben und diese anschließend einzufärben. Wenn das erste Färbeergebnis zu schwach ausfällt, kann sofort nachgefärbt werden. So wird Schicht um Schicht angelagert.

Das Färben

Gefärbt wird auf frisch gewaschenem Haar. Das Pulver wird zu einem sämigen Brei angerührt. Dazu mengen Sie vorsichtig wenig heißes Wasser bei, bis der Brei die richtige Konsistenz hat. Um die Farbe zu intensivieren, können Sie das Pulver auch mit starkem schwarzem Tee oder angewärmtem Rotwein mischen. Der Färbebrei sollte warm gehalten werden. Ich lasse dazu heißes Wasser ins Waschbecken ein und stelle da das Schälchen mit dem Brei hinein.

Die Farbe kann sowohl auf handtuchfeuchtes als auch auf trockenes Haar aufgetragen werden. Der Färbebrei wird Strähne für Strähne mit einem Färbepinsel aufgetragen. Schützen Sie die Gesichtshaut und tragen Sie auf jeden Fall dünne Plastikhandschuhe. Wenn etwas danebengeht, wischen Sie die Haarfarbe sofort von den betroffenen Hautstellen ab. Das Haar wird anschließend mit einer Plastikhaube abgedeckt und zusätzlich mit einem Handtuch warm gehalten. Danach lässt man die Farbe einwirken. Die Einwirkzeit kann je nach Herstellerhinweis und gewünschter Farbe zwischen zehn Minuten und zwei Stunden variieren. Probieren Sie es einfach aus!

Hier sehen Sie ein Färbebeispiel mit derselben Pflanzenhaarfarbe auf zwei ganz unterschiedlichen Ausgangshaarfarben:

Links: Braunes Haar, Einwirkzeit sechzig Minuten
Rechts: Blond mit leichtem Grauanteil, Einwirkzeit fünfzehn Minuten

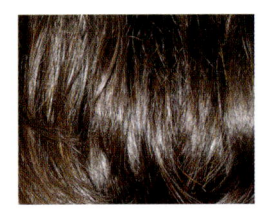

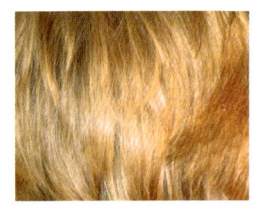

Ich empfehle, den Ansatz alle zwei Wochen nachzufärben. Keine Sorge, auch mit Pflanzenhaarfarben sind die Übergänge einfach zu färben, das Ergebnis wirkt ganz natürlich.

Die Nachbehandlung

Spülen Sie Ihre Haare zunächst so lange, bis sich keine Rückstände mehr in Ihrem Haar befinden und sich das Wasser nicht mehr verfärbt. Bei Pflanzenhaarfarben sollten Sie außerdem bedenken, dass sich auch bei den ersten Haarwäschen nach dem Färbevorgang noch Farbreste ausspülen. Der Kragen einer Bluse oder eines weißen Hemds kann unter Umständen, vor allem bei dunklen Farben, ebenfalls winzige Farbpartikel, die sich vom Haar lösen, abbekommen. Also Vorsicht bei der Kleiderwahl unmittelbar nach dem Haarefärben!

Damit die Farbe besser hält, ist es empfehlenswert, anschließend einen Conditioner aufzutragen. Mit einem Farbshampoo kann der Farbe über das Haarewaschen weiterhin etwas zusätzlicher Glanz verliehen werden.

Habe ich Sie neugierig gemacht auf Pflanzenhaarfarben? Adressen von Naturfriseuren finden Sie bequem im Internet.

Und noch ein Tipp: Was für die Naturkosmetikerin gilt, gilt auch für Naturfriseure: Regelmäßige Anwendungen durch Profis erhalten Kopfhaut und Haare gesund. Probieren Sie es aus!

KAPITEL 9

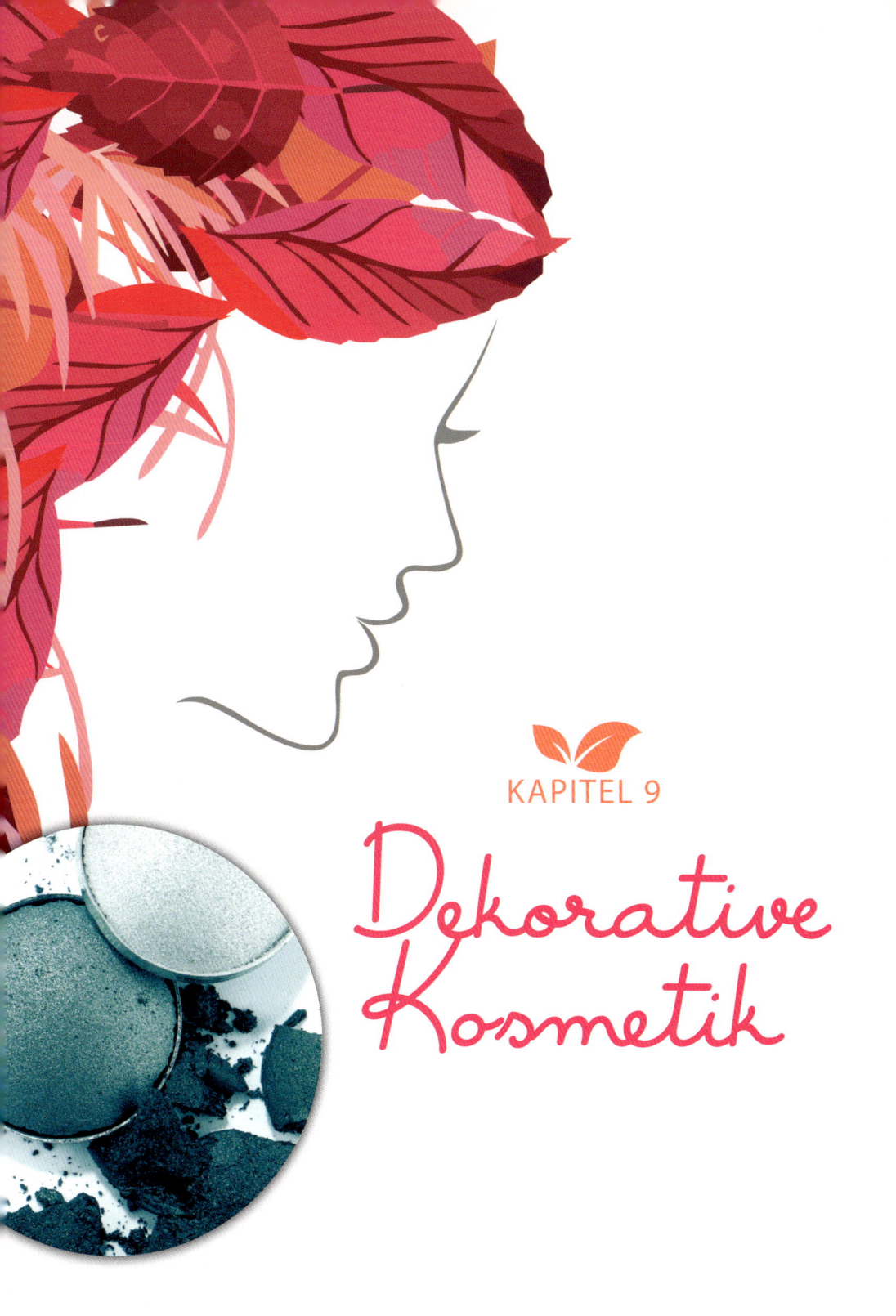

Dekorative Kosmetik

Die eigene Schönheit zu unterstreichen statt sie zu übertünchen – so könnte man das Motto vieler Verwenderinnen von dekorativer Kosmetik und deren Vorliebe für Naturkosmetik beschreiben. Denn ein gekonntes Make-up unterstützt die persönliche Ausstrahlung.

Was dekorative Kosmetik anbelangt, bietet Naturkosmetik heute eine große Palette an modernen Artikeln, die manch herkömmliches Produkt in den Schatten stellen. Kein Vergleich zu den Anfängen dekorativer Naturkosmetik. Wenn ich an die ersten Produkte denke, die in die Regale kamen, waren viele Kompromisse nötig und die Funktionalität ließ zu wünschen übrig. Heute kann Naturkosmetik auf der ganzen Linie mithalten – und jede Saison kommen neue Produkte hinzu, darunter auch viele vegane. Auch Modedesigner und Stars setzen auf Naturkosmetik und beweisen, dass sie selbst den hohen Anforderungen im Rampenlicht standhält.

Nicole Wheadon, Inhaberin des Beauty Concept Store WHEADON – Wohlfühlen ist Hautsache, Berlin

»Für mich ist beim Gebrauch und Verkauf von Kosmetik elementar, dass sie meiner ganzheitlichen Lebenseinstellung entspricht – ohne Einschränkung. Die Produkte sollen meinen gewohnten Anspruch an Leistung und Luxus aus der traditionellen Kosmetik erfüllen, aber eben mit dem Fokus gelebter Nachhaltigkeit. Deswegen liebe ich UND GRETEL, die erste zertifizierte dekorative Naturkosmetik aus dem Profibereich, die auch den Anforderungen von Profis genügt.«

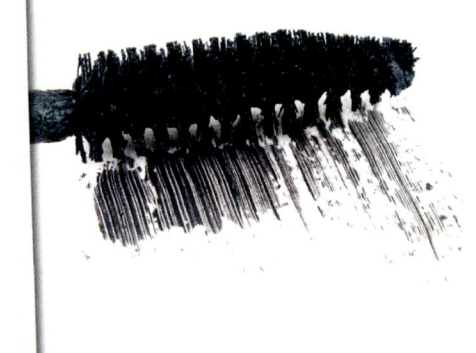

Farbtyp und Gesichtsform bestimmen

Der Schlüssel zu einem individuellen Make-up liegt zunächst darin, dass Sie Ihren eigenen Look entwickeln. Für den Tag, für den Abend und für den ganz großen Auftritt.

Auch das Wissen um Farben, Formen und Proportionen spielt eine Rolle. Individuelle Schönheit entsteht durch das Zusammenspiel des eigenen Hauttons mit den passenden Farbnuancen in Make-up und Kleidung und der entsprechenden Schminktechnik.

Die richtigen Farben sind das wichtigste Gestaltungselement der Visagisten. Daher steht vor dem eigentlichen Auftragen eine genaue Analyse und Bestimmung des Hauttons. Zur Bestimmung des Hautgrundtons werden die Hautfarbe, die Haarfarbe sowie die Augenfarbe herangezogen. Man unterscheidet für uns Europäer zwei Grundtöne:

Warm: gelblich-goldener Grundton bis zu orange oder braun, auch die Haare haben einen warmen Goldschimmer oder Honigton.

Kalt: bläulich-rosiger Grundton, die Haare haben einen kühlen Aschton von Blond bis Dunkelbraun.

Nachdem der Hautgrundton bestimmt ist, sollten Sie die Form Ihres Gesichts einordnen können, denn damit erhalten Sie erste wichtige Hinweise zur Schminktechnik. Es werden vier Grundformen unterschieden: oval, rund, dreieckig und viereckig. Natürlich gibt es viele Mischformen. In Schminkbüchern, Beauty-Blogs und auf YouTube finden Sie viele Tricks und Tipps, wie man das Gesicht durchs Schminken modellieren kann.

Expertentipp:

Am besten, Sie lassen sich einmal von einer Naturkosmetik-Visagistin oder einem -Visagisten schminken. Nehmen Sie sich ein Notizbuch mit und notieren Sie die einzelnen Schritte, Tipps und Produkte für Ihr individuelles Make-up.

Bevor Sie sich schminken, muss Ihre Haut durch eine entsprechende Reinigung und Pflege darauf vorbereitet sein. Dann folgt Schritt für Schritt der systematische Aufbau eines Naturkosmetik-Make-ups.

Die Grundierung

Die Grundierung, oft auch Foundation genannt, ist die Basis des Make-ups. Es gibt Produkte mit unterschiedlicher Deckkraft. Diese wird von der Menge der Farbpigmente bestimmt. Ein Zusatz von Glimmer oder Titandioxid bringt den notwendigen Schimmer, der die Haut ebenmäßiger erscheinen lässt. Einige Naturkosmetik-Produkte enthalten auch Seidenproteine und sorgen so für zusätzliche Pflege.

Basis einer Naturkosmetik-Foundation ist eine hochwertige Emulsion. Auch hier gilt der Grundsatz: Jede Substanz trägt zur Wirkung bei – kein Paraffin- oder Silikonöl liegt auf Ihrer Haut auf. Sie erhält eine Extraportion Pflege und die enthaltenen Mineralien bringen einen zusätzlichen Lichtschutz. So profitieren Sie dreifach: zusätzliche Pflege plus Schutz plus Make-up – auf ganz natürliche Weise!

Ein warmer Hauttyp benötigt eine Grundierung mit gelblichen Pigmenten, der kühle Typ eine mit rosa Pigmenten.

> **Expertentipp:**
> Für ein Tages-Make-up kann statt der Foundation auch eine BB- oder CC-Creme verwendet werden. Diese Trendprodukte enthalten neben guten Pflegesubstanzen Mineralienpigmente, allerdings mit weniger Deckkraft als bei einer Foundation. Sie sind ideal für jeden Tag, wenn es schnell gehen muss!

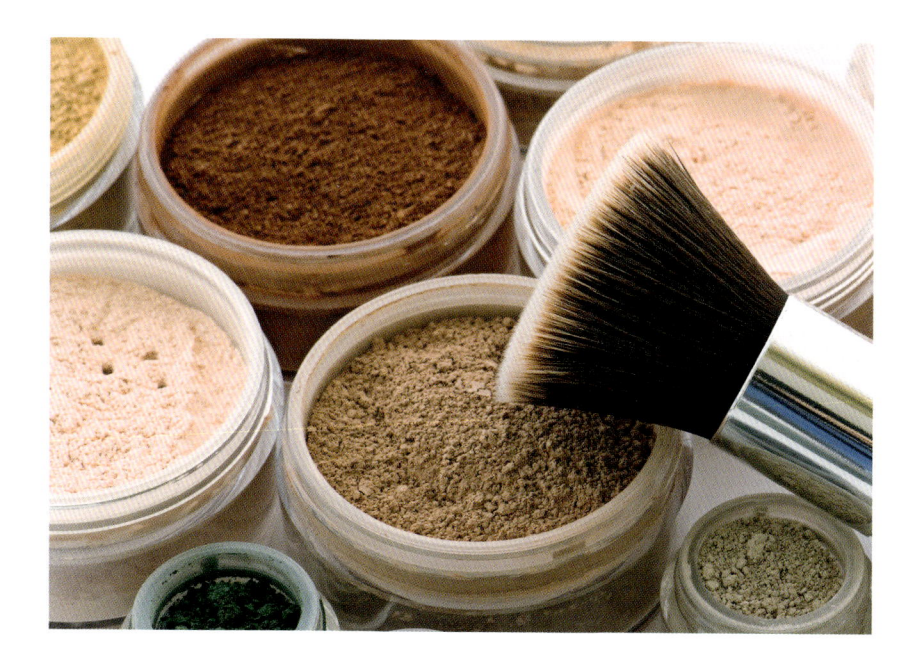

MINERAL-MAKE-UP

Die pudrigen Mineral-Make-ups auf Basis mineralischer Farbpigmente gelten weltweit als die natürliche Alternative zu herkömmlichem Make-up. Durch den Mix verschiedener Farbnuancen kann es jedem Hautton exakt angepasst werden. Die losen Puderpigmente werden mit einer besonderen Technik in die Haut eingearbeitet: Mit einem speziellen Pinsel werden die Pigmente unter leichtem Druck aufgetragen. Dadurch hält Mineral-Make-up besonders lange und wirkt sehr natürlich.

CREME-MAKE-UP

Naturkosmetik-Creme-Make-up in fester Form kann heute leicht oder gut deckend sein. Durch den Einsatz einer pflanzlichen Alternative zu Silikon entstehen wunderbar pudrige und mattierende Produkte, das Ergebnis wirkt sehr natürlich. Sie kaschieren Unebenheiten und Rötungen schnell und effektiv. Die Anwendung ist bequem, das Ergebnis überzeugend. Die Dosen passen in jede Handtasche, sind für jede Haut geeignet und es gibt sie für unterschiedliche Hauttöne.

GETÖNTE TAGESCREME, BB- UND EE-CREMES

Die leichte Variante mit wenig Deckkraft ist die getönte Tagescreme. Bei den sogenannten Alphabet-Creams werden mehr Pigmente eingearbeitet, um einen gleichmäßigeren Teint zu erreichen. Als Marketinggag werden diese als BB-, CC- oder EE-Cremes bezeichnet. So kann man, ohne ein Make-up aufzutragen, eine Tönung mit mehr Deckkraft erreichen. Die unterschiedlichen Beige- und Brauntöne werden durch den Mix verschiedenfarbiger Eisenoxide erreicht. Der Zusatz von Glimmer oder Titandioxid bringt zusätzlichen Schimmer, macht die Haut ebenmäßiger und lässt sie glatter erscheinen.

> Jutta Schröder, Naturkosmetik-Fachberaterin, Terra Naturkost-Großhandel, Berlin
>
> »Für die Gesichtspflege ist mein Favorit die Age Protection CC-Creme von Logona. Sie ist ein echtes Multitalent: Die Haut ist super gepflegt und die Tönung ergibt einen schönen, gleichmäßigen Teint. Und wenn ich mal mehr Make-up haben möchte, ist das mattierende Natural Mousse Make-up von Lavera unübertroffen.«

MUST HAVE: CONCEALER UND ABDECKSTIFT

Für ein perfektes Make-up dürfen diese flüssigen oder kompakten Abdeckprodukte nicht fehlen. Um Akzente fürs perfekte Make-up zu setzen, gibt es Concealer in unterschiedlichen Nuancen und ohne synthetische Farb- und Konservierungsstoffe.

Diese Stifte werden zum Kaschieren einzelner Hautstellen verwendet. Zusammen mit der Foundation bilden sie die Grundlage des Make-ups und modellieren die Gesichtsform bereits. Der klassische Abdeckstift ist meist in der Drehhülse oder als Holzstift erhältlich. Er enthält natürliche Wachse und Farbpigmente und auch Heilkräuterauszüge oder Teebaumöl zur Vorbeugung von Hautunreinheiten.

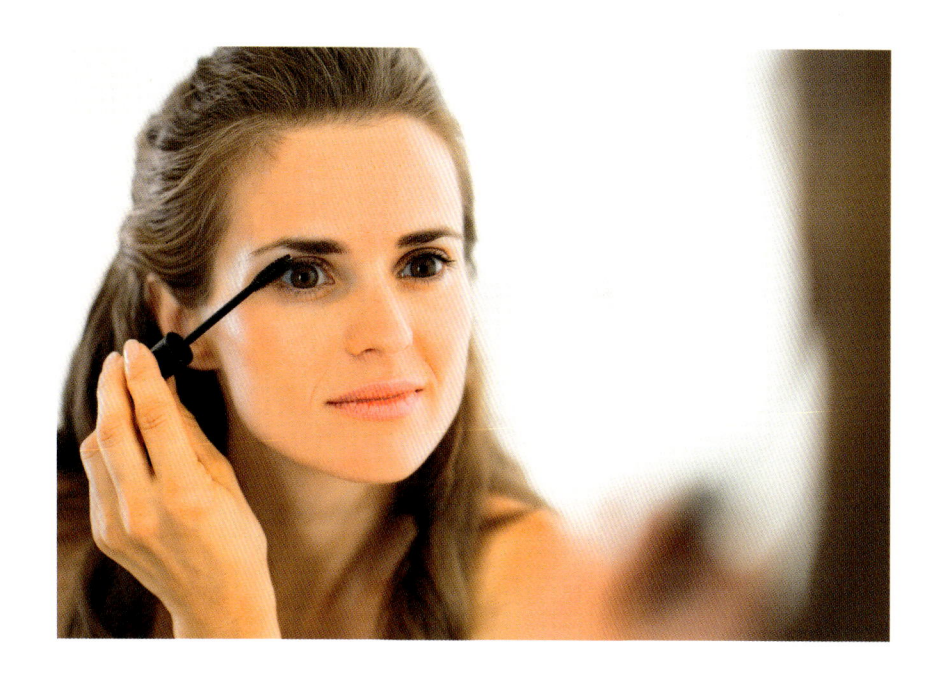

Das Augen-Make-up

Lidschatten, Kajal, Mascara und Augenbrauenstifte sind die wichtigsten Produkte für die Augen und sollten in keiner Schminktasche fehlen. Da die Verträglichkeit der Produkte rund um das Auge eine besondere Rolle spielt, ist die Nachfrage nach natürlicher Kosmetik in diesem Bereich besonders groß. Denn allergieverdächtige und hormonell wirksame Substanzen wie Parabene und Formaldehydabspalter können leicht über das Auge in den Organismus gelangen. Selbst krebserregende Nitrosamine sind schon in teuren Mascaras entdeckt worden.

Auch Kontaktlinsenträgerinnen vertragen Naturkosmetik-Produkte

Als Kontaktlinsenträgerin dürfen Sie sich freuen, denn Sie werden feststellen, dass Sie Naturkosmetik-Produkte gut vertragen. Diese unterscheiden sich nicht nur in Bezug auf die Farbpigmente, sondern das ganze Produkt ist anders aufgebaut. Selbst bei Mascara und Lidschatten sind pflegende Substanzen enthalten. Jeglicher Verzicht auf synthetische Hilfsstoffe, Paraffin und Silikonöle ermöglicht Ihnen ein perfektes Augen-Make-up. Bei zertifizierter Naturkosmetik können Sie sicher sein, dass keine synthetischen Substanzen über das Auge in den Organismus gelangen.

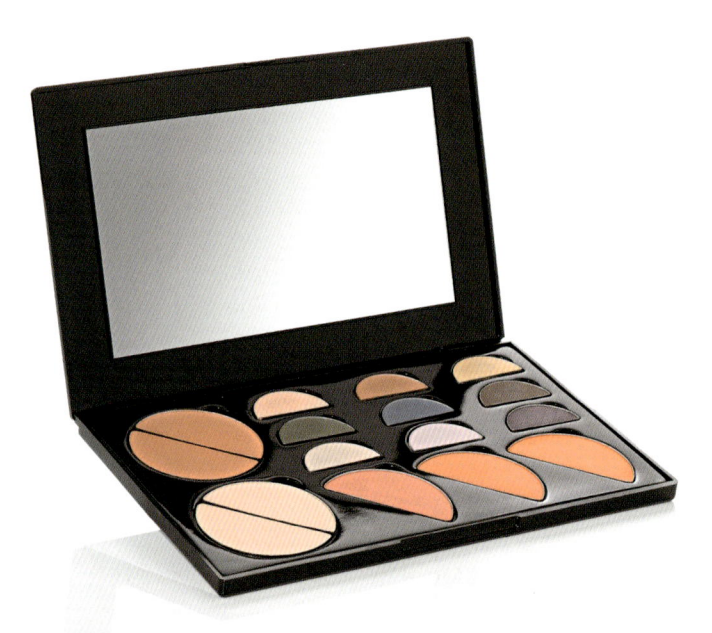

LIDSCHATTEN UND KAJAL

Neben den Lidschatten in Puderform finden Sie Lidschattenstifte und Kajals als Holzstift. Diese sind besonders für Kontaktlinsenträgerinnen zu empfehlen, denn pudrige Lidschatten sollten bei Kontaktlinsen nicht aufgetragen werden. Die weiche Konsistenz auf Basis von Pflanzenwachsen lässt sich gut und einfach anwenden. Lidstrich in flüssiger Form kommt ohne synthetische Konservierung aus und enthält außerdem pflegende Öle.

Es gibt auch klassische Kajalstifte in zertifizierter Naturkosmetik-Qualität, wie man sie aus Asien kennt. Traditionell werden diese aus Butterfett (Ghee) hergestellt und mit ayurvedischen Kräutern angereichert. Die Kegelform des Stiftes erleichtert das Aufbringen am inneren Augenrand. Diese Kajals enthalten Kampfer zur Pflege des Auges. In Indien werden bereits die Augen kleiner Kinder mit Kajal geschminkt, um sie beispielsweise vor Infektionen zu schützen.

MASCARA

Bei Mascara ist es wichtig, dass sie gut hält und schnell trocknet. Es ist eine hohe Kunst, aus natürlichen Rohstoffen eine Wimperntusche zu entwickeln, die nicht klumpt oder verwischt und auch noch dichte Wimpern macht. Dies gelingt durch eine Rezeptur aus pflanzlichen Ölen, feinen Wachsen und Harzen, Rosenwachs-Pflanzenauszügen, schwarzem Tee und natürlichen Farbpigmenten. Manchmal werden auch Seidenpulver und Heilkräuter verwendet. Da eine natürliche Wimperntusche gänzlich auf synthetische Konservierungsstoffe verzichten muss, enthalten einige Naturkosmetik-Mascaras zur Stabilisierung etwas Alkohol, andere kommen ohne aus. Die Dichte und Länge der Wimpern hängt auch vom Bürstchen ab, das aus synthetischen Fasern besteht, denn eine Naturborste ist dafür nicht geeignet.

Natürliche Wimperntusche verzichtet auf synthetische Konservierungsstoffe

Die modernen Mascaras verfügen über eine gute Funktionalität, bringen Volumen auf die Wimpern und pflegen sie nebenbei auch noch.

Die Herstellung von wasserfester Mascara ist jedoch nach wie vor nicht möglich. Hier setzt Naturkosmetik bewusst eine Grenze, denn um diese herzustellen, ist der Einsatz chemischer Stoffe wie der Polymere notwendig, was bei Naturkosmetik verboten ist.

AUGENBRAUENSTIFTE UND -MASCARAS

Beim Make-up darf die Betonung der Augenbrauen nicht vergessen werden. Die Stifte bestehen, ähnlich wie Kajalstifte, aus verschiedenen Pflanzenwachsen und natürlichen Farbpigmenten. Eine Augenbrauen-Mascara ist für alle eine tolle Alternative, die ihren Brauen eine ausdrucksvollere und vor allem eine natürliche Form geben möchten.

Der Lippenstift

Mit einem Naturkosmetik-Lippenstift lässt es sich entspannter lächeln. Eine Frau verschluckt im Laufe ihres Lebens rund 2,5 Kilogramm Lippenstift. Keine schöne Vorstellung, wenn man sich bewusst macht, woraus ein herkömmlicher Lippenstift besteht. Bestandteile des klassischen Lippenstifts sind Paraffine, synthetische Mikrowachse, jede Menge synthetischer Farb- und Duftstoffe, von den Konservierungsstoffen ganz zu schweigen.

Naturkosmetik-Lippenstifte sind dagegen theoretisch sogar essbar. Sie bestehen aus einem Mix pflanzlicher Wachse wie Candelillawachs und Carnaubawachs. Die nichtveganen enthalten auch Bienenwachs und Wollwachs. Die Farbpigmente stammen von Eisenoxiden und Carmin, den Perlglanz liefert Titandioxid. Die ersten Naturkosmetik-Lippenstifte gab es nur in Form von dicken Holzstiften. Damit unterschieden sie sich nicht allzu sehr vom allerersten Lippenstift, der 1883 auf der Weltausstellung in Amsterdam vorgestellt wurde. Eingewickelt in Seidenpapier, bestand der Stift aus Rizinusöl, Bienenwachs und Hirschtalg mit Farbpigmenten, darunter allerdings auch solche, die giftig waren, wie etwa Grünspan. Von da an trat der Lippenstift seinen Siegeszug um die Welt an.

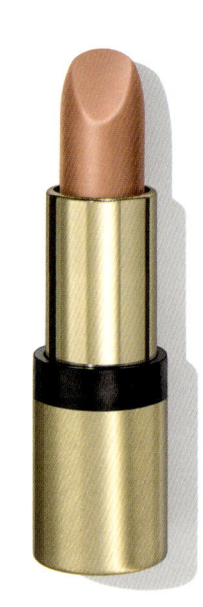

Ob Lippenstift, Lipgloss oder Lipliner – die Auswahl ist groß und deckt alle Farbnuancen ab

Die Vorläufer der heutigen Naturkosmetik-Lippenstifte waren Lippencremes mit Farbpigmenten in kleinen Döschen. Der erste Naturkosmetik-Lippenstift wurde in den 1990er-Jahren als dicker Holzstift präsentiert. Es dauerte einige Jahre, bis ein formstabiles Produkt in der Drehhülse möglich war, denn es ist gar nicht so einfach, den Stift ohne den Einsatz von synthetischen Mikrowachsen auch bei warmem Sommerwetter stabil zu halten.

Heute müssen Sie als Naturkosmetik-Fan weder auf Lippenstifte in der Drehhülse noch auf Lipgloss oder Lipliner verzichten. Die Auswahl ist groß und deckt alle Farbnuancen ab. Es ist jedoch nach wie vor eine Herausforderung für die Hersteller, ohne den Einsatz synthetischer Farbpigmente eine ansprechende Farbauswahl anzubieten. Besonders schwierig ist es, kräftige rote Farben zu mischen. Durch eine geschickte Kombination verschiedener Farbpigmente mit dem roten Farbstoff Carmin (manchmal auch Karmesin genannt) ist es gelungen, schöne knallrote Naturkosmetik-Lippenstifte herzustellen. Wer als Veganer auf den Inhaltsstoff Carmin verzichten möchte, hat trotzdem eine große Auswahl an Naturkosmetik-Lippenstiften. Wer einen veganen, knallroten Lippenstift bevorzugt, findet tolle rote Farbtöne in Naturkosmetik-Qualität.

> **Expertentipp:**
> Heute wird der Lippenstift nur noch aufgetupft, die Konturen werden nicht mehr mit einem dunkleren Lipliner exakt nachgezogen.

Das Finish: Puder und Rouge

LOSER PUDER UND ROUGE

Loser Puder fixiert das Make-up. Mit einem weichen, großen Pinsel aufgetupft, mattiert er den Teint. Das Rouge modelliert Ihre Gesichtsform. Ein Make-up ohne Rouge ist eigentlich nicht fertig. Die rote Farbe auf den Wangen modelliert Ihr Gesicht, lässt es strahlender und frischer aussehen. Mit Zusätzen von Reispuder, Jojobaöl, Glimmer und erdfarbenen Tonerden werden facettenreiche Farbtöne erzielt.

BRONZING POWDER

Dieses Produkt sollte in keiner Handtasche fehlen! Ohne großen Aufwand verleiht es eine natürliche Bräune und Frische auf Gesicht, Hals und Dekolleté.

Ein Bräunungspuder ist mit Farbpigmenten angereichert, die eine transparente Bräune ermöglichen. Ein Produkt, das gerade im Übergang vom Winter zum Sommer blasser Haut schnell etwas Bräune verleiht und super geeignet ist, die Farbe von Hals, Dekolleté und Gesicht anzupassen.

Abschminken

Eine eiserne Regel für gesunde Haut sollten Sie immer beachten: Schminken Sie sich ab, egal wie spät es ist. Nichts ist wichtiger als die Haut abends gut auf die Regeneration vorzubereiten. Dazu gehört die gründliche Entfernung des Make-ups. Auch wenn die Mascara nicht wasserfest ist, sollten Sie einen speziellen Augen-Make-up-Entferner oder eine sehr reichhaltige Reinigungsmilch verwenden, um die Haut schonend und gründlich von Make-up zu befreien. Für die Reinigung von Gesicht, Hals und Dekolleté sind zum Entfernen eines Abend-Make-ups Reinigungsprodukte mit leichtem Peelingeffekt oder eine Waschcreme zu empfehlen – intensivieren Sie die Reinigung und nehmen Sie einen Konjac-Schwamm dazu.

Was noch dazugehört: Pinsel und Co.

Für jeden Schritt das richtige Zubehör: Geeignete Pinsel tragen zum Gelingen des Make-ups wesentlich bei. Zum Auftragen von losem Puder ist ein anderer Pinsel nötig als für die Augenbrauen. Nicht nur die Form ist entscheidend, sondern auch die Qualität. Sie haben die Wahl zwischen Naturhaarpinseln oder synthetischen Pinseln. Die Pinselwahl unterliegt Ihren eigenen Vorlieben. Die Auswahl wird allerdings immer häufiger durch ethische Gründe bestimmt. Wer konsequenterweise auf tierische Stoffe verzichten möchte, findet eine gute Auswahl synthetischer Pinsel. Manche Tierhaare sind allerdings so beschaffen, dass sich damit das Make-up besonders gut gestalten lässt. Es gibt aber auch synthetische Pinsel speziell für Mineral-Make-up oder Make-up-Schwämmchen, die eine gute Einarbeitung der Foundation ermöglichen.

Nagellack und Naturkosmetik – geht das?

In gewisser Weise ja, aber es ist eine Frage des Grads an Natürlichkeit. Denn ein Nagellack muss heutzutage schier Unmögliches leisten: In der Flasche muss er flüssig sein, auf dem Nagel schnell trocknen, lange halten und bequem aufzutragen sein. Nagellack in Naturkosmetik-Qualität galt lange als nicht machbar, denn die herkömmliche Rezeptur enthält viele umstrittene chemische Substanzen wie Copolymere, Acrylate, Butyl- und Ethylacetate, Nitrocellulose und Polyisobutene, teilweise sogar Formaldehyd. Für die Farbe kommen noch synthetische Farbpigmente dazu. So entstand das Konzept der Free-Lacke. Das sind Nagellacke, die auf bestimmte Chemikalien verzichten, damit sie weniger schädlich sind. 3-Free-Lacke verzichten auf Toluol, Formaldehyd und Dibutylphthalat (DBP). 3-Free galt bisher bei Nagellack als

Heutzutage gibt es sogar Naturkosmetik-Nagellacke

die beste Alternative, wenn man auf harte Chemie verzichten wollte. Seit einiger Zeit gibt es den ersten zertifizierten Naturkosmetik-Nagellack mit dem Konzept »5-Free«: Innovativ an der Rezeptur ist, dass sie kein Formaldehyd, Formaldehydharz, Toluol, Dibutylphthalat und Campher enthält. Dieses Produkt trägt als erster Naturkosmetik-Nagellack gleich zwei Naturkosmetik-Siegel: das BDIH- und das NATRUE-Siegel.

Es gibt darüber hinaus Nagellacke, die nicht zertifiziert und trotzdem natürlich sind. Sie werden unter Verwendung einer natürlichen Lackschicht (Schellack) hergestellt. Der farblose Nagellack auf Schellackbasis wurde nun um eine Produktlinie ergänzt, die mit farbigen Mineralpuderpigmenten angereichert wurde. Schellack wird aus einer harzartigen Ausscheidung der Lackschildläuse gewonnen. Die Tiere kommen dabei nicht zu Schaden. Über Jahrhunderte war dies ein kostbarer natürlicher Lack, der heutzutage allerdings durch die billigen Lacke der chemischen Industrie kaum mehr produziert wird.

Um ein zufriedenstellendes Ergebnis zu erreichen, geht es bei Naturkosmetik-Lacken nicht ohne System: Zuerst wird eine Schicht Nagellack aufgetragen, die fünfzehn Minuten trocknen sollte, dann folgt die zweite Schicht, die wiederum gut durchtrocknen muss, und dann wird ein farbloser Überlack (Top Coat) aufgetragen. Halten Sie diese Schritte ein, haben Sie länger Freude an Ihren bunten Nägeln!

Auch zum Entfernen des Nagellacks sollten Sie natürliche Alternativen wählen. Naturkosmetik-Nagellackentferner enthalten das natürliche Lösungsmittel Alkohol: Dieser ist nicht, wie bei herkömmlichen Lackentfernern, mit Phthalaten, die hormonwirksam sein können, vergällt, sondern mit ätherischen Ölen. Außerdem enthalten Naturkosmetik-Nagellackentferner kein Aceton, das die Nägel austrocknet. Zum Ablösen des Lacks drücken Sie das Wattepad mit dem getränkten Nagellackentferner kurz auf dem Nagel an und verweilen einen Moment, so löst sich der Nagellack besser ab.

Für Viellackiererinnen sind Free-Lacke eine gute Alternative. Die Farbauswahl ist ausreichend, der Glanz nicht immer so brillant, wie Sie es vielleicht bisher gewohnt waren, dafür eben natürlicher. Testen Sie es doch einfach mal aus!

KAPITEL 10

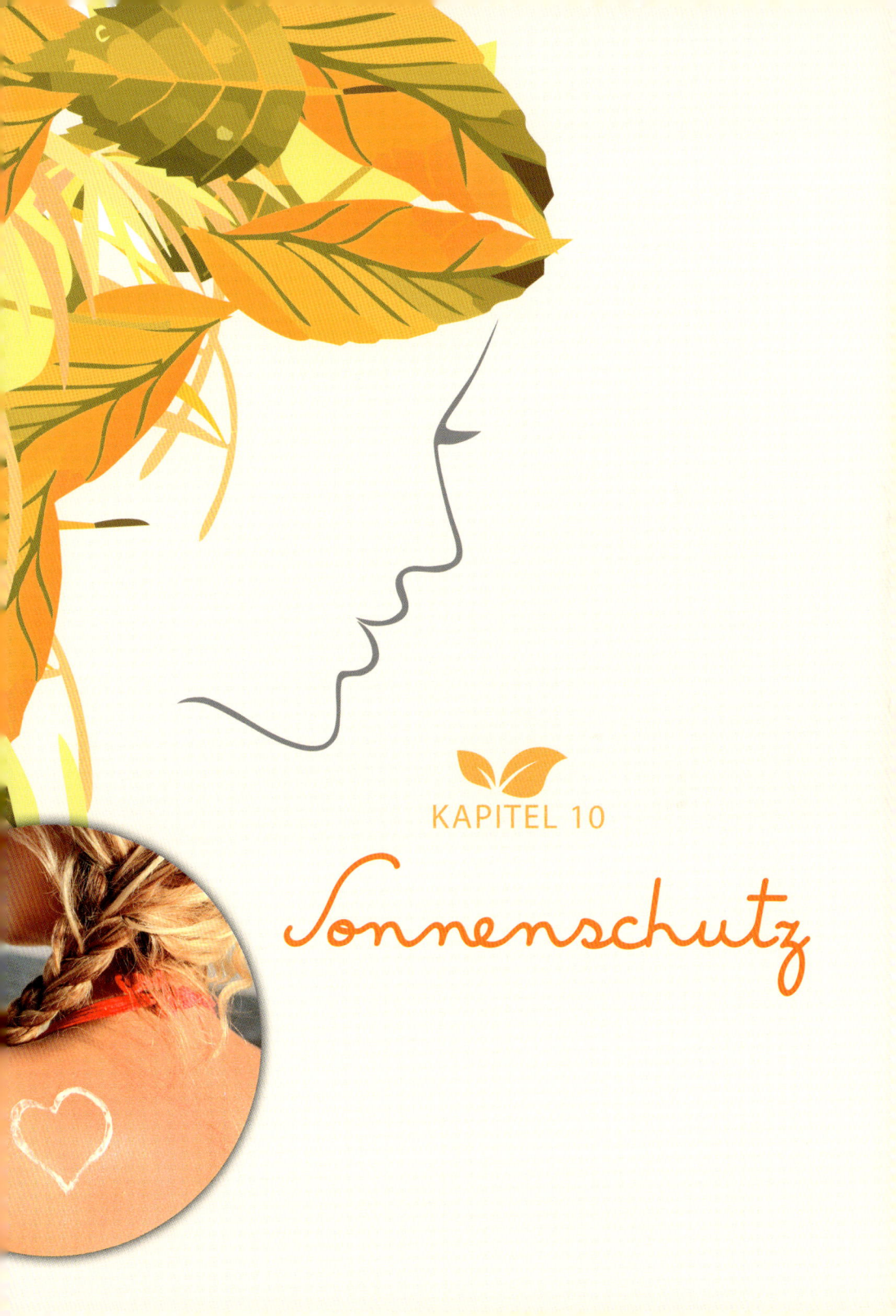

Sonnenschutz

Von den morgendlichen Sonnenstrahlen geweckt zu werden und die Sonne auf der Haut zu spüren, macht sofort gute Laune. Die positive Kraft der Sonne ist unbestritten. Im richtigen Maß genossen, macht sie uns schön und glücklich. Außerdem kurbeln Sonnenstrahlen die Produktion des für den Körper wichtigen Vitamins D an.

Ob die Sonne positiv oder negativ auf den Menschen wirkt, ist allerdings eine Frage der Dosierung. Wie viel Sonne man verträgt, hängt von vielen Faktoren ab, zuallererst davon, welcher Sonnentyp Sie sind. Medikamenteneinnahme und die Vorbräunung spielen ebenfalls ein Rolle und haben Einfluss auf den Eigenschutz der Haut. Ein Zuviel an Sonne schadet der Haut bekanntlich und lässt sie vorzeitig altern.

UV-Strahlung ist schädlich für die Haut. UVA-Strahlen bewirken eine direkte Pigmentierung der Haut, sie dringen bis zur Lederhaut ein. Bei zu viel Sonne sind diese Strahlen für die Hautalterung verantwortlich. Das Bindegewebe wird angegriffen, die Haut wirkt weniger elastisch und altert schneller. UVB-Strahlen dringen vorwiegend in die Oberhaut ein und regen die Bildung von Vitamin D an. Das ist die gute Seite, allerdings können sie bei intensiver Bestrahlung Sonnenbrand verursachen und die Hautzellen schädigen, was im schlimmsten Fall zu Hautkrebs führen kann. Die Haut vergisst nichts! Jeder Sonnenbrand ist einer zu viel.

Sonnenstrahlen sind u. a. auch für die Hautalterung verantwortlich

Achten Sie vor allem bei Babys darauf, dass sie in ihrem ersten Lebensjahr keinen Sonnenbrand bekommen, denn die Haut eines Neugeborenen benötigt bis zu vierzig Wochen, bis sich die Hautfunktionen voll entwickelt haben.

Da die UVA- und UVB-Strahlung so schädlich für die Haut sein kann, muss jedes Sonnenschutzmittel mit diesem Zeichen garantieren, dass es die Haut sowohl vor UVA- als auch vor UVB-Strahlen schützt. UVC-Strahlen werden durch eine intakte Ozonschicht abgehalten und sollten eigentlich überhaupt nicht bis auf die Erdoberfläche gelangen.

Hautschutz vor und nach dem Sonnenbaden

SONNENSCHUTZMITTEL

Die Haut verfügt über eine gewisse Eigenschutzzeit, wenn sie der Sonne ausgesetzt ist. Je nach Sonnentyp liegt dieser Eigenschutz zwischen wenigen Minuten (keltischer Typ) und einer guten halben Stunde beim mediterranen Typ. Im Internet finden Sie Tabellen, um Ihren Hauteigenschutz zu bestimmen.

Es ist immer Vorsicht angesagt, um Hautschäden durch intensive Sonnenstrahlung zu vermeiden. Treffen Sonnenstrahlen auf die Haut, beginnt der Körper, das Hautpigment Melanin zu produzieren. Es fängt einen Teil der UV-Strahlung ab und schützt die Haut wie ein Sonnenschirm. In wenigen Tagen verdickt sich die Oberhaut unmerklich, um sich besser zu schützen. Die Pigmentierung der Haut erfolgt allerdings verzögert – die Bräunung wird erst nach einigen Tagen sichtbar. Deshalb gilt beim Sonnenbaden vor allem für die ersten Tage: Übertreiben Sie es nicht, sonst ist die Haut überfordert. Es kommt erst zu Rötungen und dann zum Sonnenbrand. Durch

Annette Rubin, Konzeptionerin, Trainerin, Journalistin, Fachautorin für Health Care, Beauty, Food und Hotellerie, Berlin
»Sonne macht mich glücklich: Im Liegestuhl sitzen, die Wärme auf der Haut, dazu ein Glas Orangensaft, Nüsse knabbern, Vogelzwitschern, Gedanken nachhängen ... Heute bereitet die Sonne der Haut ab dreißig zwar auch Sorgen, doch es gibt Strohhüte und Sonnenschutzcremes mit natürlichen mineralischen Lichtschutzfiltern, die der Haut nicht schaden.«

die Sonne bilden sich außerdem verstärkt freie Radikale in der Haut, die sie schneller altern lassen.

Sonnenschutzprodukte sollen die Haut während des Aufenthalts in der Sonne schützen, die Eigenschutzzeit der Haut verlängern und Sonnenstrahlen für die Haut unschädlich machen. Dazu gibt es eine große Anzahl von Sonnenschutzmitteln. Dafür gibt es zwei unterschiedliche Filtersysteme, die auch komplett unterschiedlich funktionieren. Lichtschutzfilter werden als Lichtschutzfaktor (LSF) mit einer entsprechenden Zahl, um den sich der Eigenschutz erhöht, auf den Produkten angegeben.

Chemische UV-Filter, auch synthetische Lichtschutzfilter genannt, beruhen auf einem anderen Wirkprinzip als der physikalische (mineralische) Lichtschutz, der bei Naturkosmetik erlaubt ist. Chemische Lichtschutzfilter wandeln die Lichtwellen der UVA- und UVB-Strahlen in Wärme um. Diese Lichtschutzfilter stehen im Verdacht, erhebliche Gesundheitsrisiken zu bergen. Viele der Lichtschutzsubstanzen wirken ähnlich wie Hormone und werden mit Gesundheitsproblemen in Verbindung gebracht. Hormonwirksame Substanzen können beispielsweise die gesunde Entwicklung von Föten im Mutterleib, bei Kleinkindern und Pubertierenden stören und wirken mutmaßlich auch auf die Qualität von Spermien ein. 2013 stellte der BUND[5] in einer Studie fest, dass rund dreißig Prozent aller Kosmetikprodukte hormonwirksame Substanzen enthalten. Dazu zählen Lichtschutzfilter, aber auch Konservierungsstoffe. Das führte zu einem enormen Protest seitens der Verbraucher, sodass daraufhin einige bekannte Produkte umgestellt wurden. Und tatsächlich sei die Zahl hormonwirksamer Kosmetikprodukte rückläufig, berichtete der BUND kürzlich.

Der Gesetzgeber schreibt Höchstmengen für Lichtschutzfilter vor und begrenzt darüber die Konzentration dieser Stoffe in den Produkten, um Risiken für die Gesundheit zu minimieren.

Chemische Lichtschutzfilter enthalten hormonwirksame Substanzen

---

5 Bund für Umwelt und Naturschutz Deutschland e.V.

Sonnenschutzmittel landen durch Aktivitäten wie Schwimmen auch in den Gewässern und deren Bewohnern. Die Belastung der Seen spiegelt sich in der Anreicherung von UV-Filtern bei Fischen wider. Ein Effekt, der weltweit Anlass zu Besorgnis gibt. Wissenschaftler fordern daher einen Verzicht auf diese schwer abbaubaren UV-Filter, die hormonwirksam für Mensch und Tier sein können.

Herkömmliche Sonnenschutzmittel werden auf Basis von Paraffinöl (INCI: Paraffinum liquidum) hergestellt. Paraffin liegt auf der Haut eher auf. Die Folge ist, dass das Wasser aus der Emulsion in der Sonne rasch verdunstet und dann der sogenannte Bratpfanneneffekt eintritt. Besonders in Kombination mit den synthetischen Lichtschutzfiltern kann so ein Wärmestau auf der Haut entstehen. Durch das Zusammenspiel von Hitze, Lichtschutzfilter, Paraffinöl, synthetischen Duftstoffen und Emulgatoren kann die Haut gereizt werden und im schlimmsten Fall eine heftige Abwehrreaktion mit Bläschen und Rötungen entstehen, die sogenannte Mallorca-Akne. Dann hilft nur noch eines: raus aus der Sonne und die Haut pflegen. Besonders gut eignet sich jetzt Natur pur: Behandeln Sie den Sonnenbrand beispielsweise mit reinem Aloe-vera-Gel und genießen Sie fortan den Urlaub im Schatten!

Herkömmliche Sonnenschutzmittel werden auf Mineralölbasis hergestellt

Wer komplett auf synthetischen Lichtschutz verzichten möchte, kann Sonnenschutzprodukte mit hundertprozentigem mineralischem Lichtschutz verwenden. Mineralische Lichtschutzfilter reflektieren die Sonnenstrahlen mithilfe von Mineralien. Eigentlich eine gute Idee, Elefanten machen das übrigens auch so, um sich vor der heißen Sonne zu schützen.

Die mikrofeinen Pigmente sind feinst vermahlene mineralische Substanzen wie Titandioxid und Zinkoxid (INCI: Titanium Dioxide und Zinc Oxide). Sie reflektieren sowohl UVA- als auch UVB-Strahlen. Allerdings haben sie einen Nachteil: Die Pigmente sind etwas schwerer auf der Haut verteilbar und verursachen einen mehr oder weniger starken weißen Film auf der Haut, den sogenannten »Weißel-Effekt«. Die Pigmente müssen gut auf der Haut haften und sind deshalb nach dem Sonnenbaden schwerer abzuwaschen. Hier zeigen sich bislang noch die Grenzen des Machbaren. Die Pigmente müssen zudem auch eine bestimmte Größe haben und das bringt eben mit sich, dass sie auf der Haut sichtbar sind.

Mineralischer Sonnenschutz muss gut verteilt werden

Die Produkte werden von Jahr zu Jahr besser, aber Sie müssen sich umgewöhnen. Es gibt inzwischen eine ganze Reihe von Naturkosmetik-Sonnenschutzmitteln mit hohem mineralischem Lichtschutz. Eine echte Pionierarbeit! Ein weiterer und wichtiger Pluspunkt für Naturkosmetik-Sonnenschutz ist das Prinzip, dass jede Substanz im Produkt die Haut pflegt. So wird schon durch die Auswahl der Grundsubstanzen darauf geachtet, dass diese wie Jojoba- und Sesamöl, Sheabutter oder Kukuinuss die Wirkung unterstützen.

Lassen Sie sich von einem hohen Lichtschutzfaktor nicht verführen. Die Meinung, ein hoher Lichtschutzfaktor garantiere hohen Schutz, hält sich hartnäckig. Diese Sicherheit trügt jedoch. Der Trend zu sehr hohen Lichtschutzfaktoren (LSF 50, LSF 60) birgt Gefahren. Ab Faktor 30 nimmt die zusätzliche Schutzwirkung nachweislich proportional ab. Durch den hohen Anteil an chemischen Filtersubstanzen wie 4-Methylbenzylidene Camphor (INCI: 4-MBC) oder Phenylbenzimidazole-Sulfonsäure (INCI: Phenylbenzimidazole Sulfonic Acid) kann die Haut stärker belastet werden. Aufgrund der gesundheitlichen Bedenken suchen nun auch Kosmetikkonzerne, aber vor allem Konsumenten nach anderen Lösungen, und das ist nicht so einfach. Sonnen-

---

Expertentipp:

Hautärzte raten, den angegebenen Lichtschutzfilter nicht zu hundert Prozent auszunutzen, sondern nur zu sechzig Prozent. Dann sind Sie auf der sicheren Seite.
Ein Rechenbeispiel: Sechzig Prozent bezogen auf den LSF 30 entspricht ungefähr dem Faktor 18 (Eigenschutz von 10 Minuten x 18 = 180 Minuten, also drei Stunden statt fünf).

schutz muss einfach funktionieren und bequem aufzutragen sein. Um die Nachteile der beiden Systeme zu minimieren, werden häufig Mixprodukte angeboten, die sowohl synthetischen wie mineralischen Lichtschutz beinhalten.

AFTER-SUN-PRODUKTE

Hautschutz und Pflege mit After-Sun-Lotionen beruhigen und kühlen sonnenstrapazierte Haut. In Naturkosmetik-Produkten helfen die ungesättigten Fettsäuren in Pflanzenölen, die freien Radikale zu eliminieren, die jetzt besonders zahlreich sind. Aloe vera, Hamamelis, Edelweiß, Sanddorn und Ringelblume pflegen und beruhigen die Haut. Aber selbst ein Öl kann sonnenstrapazierte Haut beruhigen. Ein traditionelles Naturprodukt aus Tahiti (Monoi) wird nach einem überlieferten Verfahren durch einen Ölauszug aus Tiareblüten und nativem Kokosöl gewonnen. Sheabutter pur ist in Afrika ein beliebtes Mittel, um die Haut zu pflegen.

Ob der reichliche Verzehr von Karotten vor dem Urlaub tatsächlich hilft, einen Sonnenbrand zu vermeiden, ist nicht bewiesen. Allerdings erhöhen Karotten oder Carotinkapseln den Vitamin-A-Gehalt in der Haut und unterstützen so den Zellschutz – aber einen Sonnenbrand verhindert man damit nicht. Auch Selbstbräuner und Solariumbräune erhöhen den Eigenschutz der Haut nicht, sondern erreichen lediglich eine Bräunung der oberen Hautschichten.

Genießen Sie die Sonne – aber richtig!

- Der beste Sonnenschutz sind ein gemäßigter Aufenthalt in der Sonne und entsprechende Kleidung.
- Lassen Sie Ihrer Haut Zeit, um sich an die Sonne zu gewöhnen, vor allem in den ersten Urlaubstagen.

- Produkte mit mineralischem Lichtschutz schützen sofort. Sonnencreme mit synthetischem Lichtschutz sollte dreißig Minuten vorher aufgetragen werden, damit er seine Wirkung voll entfalten kann.
- Medikamente wie Antibiotika und Aknemittel verringern den hauteigenen Lichtschutz erheblich.
- Wasserfester Sonnenschutz besitzt nach dem Schwimmen und Schnorcheln nur noch fünfzig Prozent seiner Schutzwirkung.
- Mehrmaliges Auftragen verlängert den Sonnenschutz nicht um den angegebenen Faktor – also rechtzeitig aus der Sonne gehen!
- Neugeborene und Kleinkinder sollten der Sonne überhaupt nicht direkt ausgesetzt werden. Vermeiden Sie mit Kindern Spaziergänge in der prallen Sonne, ausgiebige Sonnenbäder oder Spielen am Strand in der Mittagszeit.
- Spezielle UV-Kleidung und Kopfbedeckungen sind ein guter Schutz – auch für Kinder!
- Sonnenbrillen mit UV-Filter schützen Ihre Augen.
- Vergessen Sie die Pflege danach nicht!

KAPITEL 11

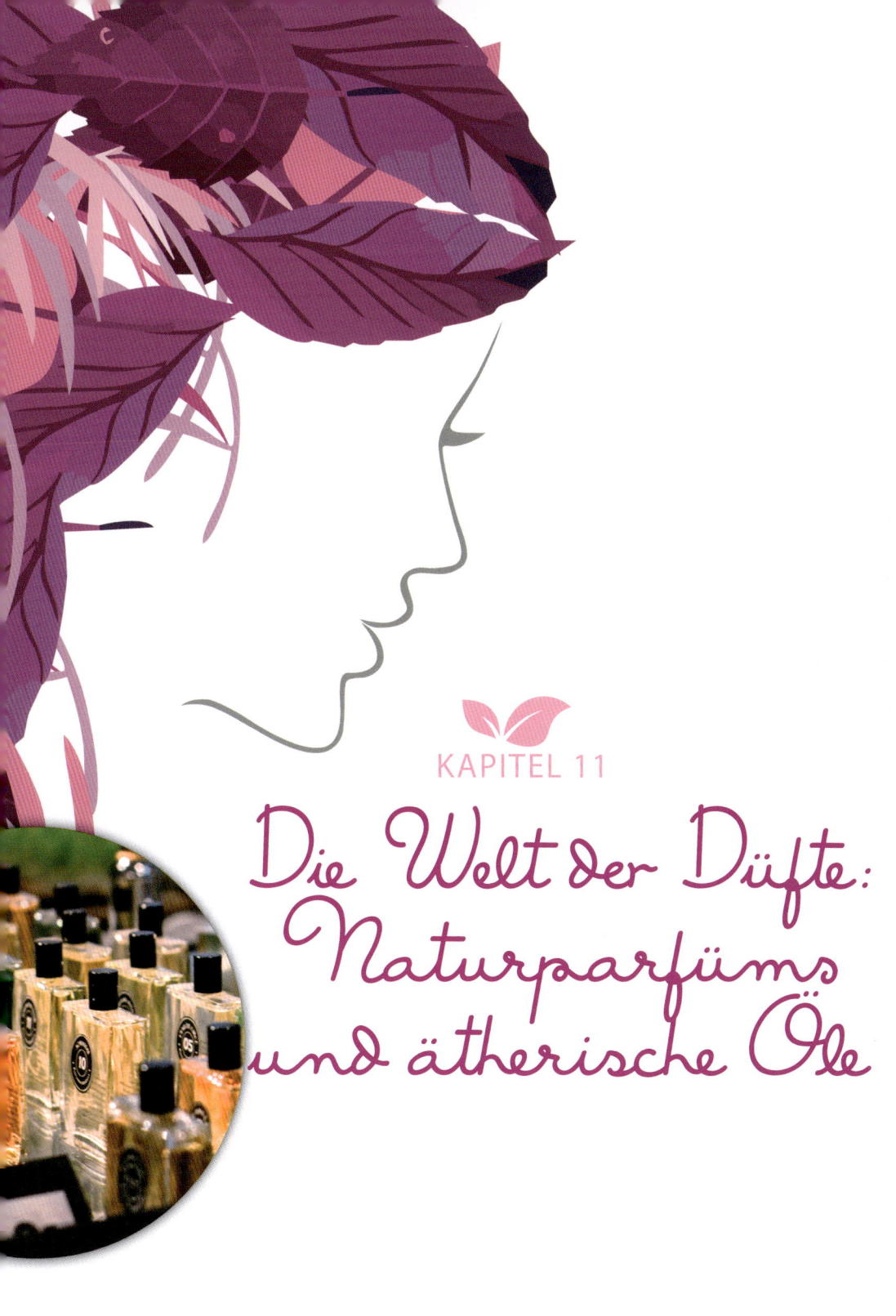

Die Welt der Düfte: Naturparfüms und ätherische Öle

Düfte üben eine magische Anziehungskraft auf uns Menschen aus und wirken unmittelbar. Sie berühren uns zutiefst und ein gewisser Duft kann selbst nach Jahren noch bestimmte Gefühle auslösen, da unser limbisches System, das die Duftschaltstelle im Gehirn ist, ein sehr langes Gedächtnis hat. Von Geburt an und solange wir leben, spielen in unseren Erinnerungen Düfte eine zentrale Rolle. Leider werden wir früh auf synthetische Düfte konditioniert. Dadurch geht die Vielfalt der Duftwahrnehmung mit der Zeit verloren. Doch unseren Geruchssinn können wir schulen. Ich selbst liebte als Drogistin Parfüms und konnte viele Produkte blindlings erkennen. Doch irgendwann mochte ich die Düfte nicht mehr und mied entsprechende Abteilungen im Kaufhaus jahrelang – bis sich mir die Welt der ätherischen Öle erschloss. Ich eignete mir an, wie man diese in Duftgruppen einteilen kann, welche Wirkung sie auf Menschen erzielen und welche Bedeutung sie für die Naturkosmetik haben. Seither begeistert mich die Welt der echten Düfte immer wieder.

Multitalent ätherische Öle

Ätherische Öle sind wahre Multitalente. In Naturkosmetik-Produkten übernehmen sie vielfältige Funktionen. Sie dienen nicht nur als Duftgeber, sondern sind Bestandteil der gewünschten Wirkung und Teil des natürlichen Konservierungssystems. Da sie auch über den Geruchssinn wirken, werden ätherische Öle und Mischungen daraus zur Raumaromatisierung und für Saunaaufgüsse herangezogen, in therapeutischen Behandlungen eingesetzt und nicht zuletzt für Einreibungen, Inhalationen, Wickel, wohltuende Massagen und Bäder verwendet. Sie sind zudem wesentlicher Bestandteil von Naturparfüms.

Ätherische Öle sind hochkonzentrierte Pflanzenessenzen, die vor allem aus Blüten, Blättern, Schalen, Hölzern und Harzen gewonnen werden. Die Komplexität eines Duftes wird bei den beiden Klassikern Lavendel und Rose deutlich: Beide Düfte weisen über hundert verschiedene Inhaltsstoffe auf. Sogenannte »Berufsnasen« können die feinen Unterschiede erriechen, aber auch als Laie kann man sich schulen. Schnuppern Sie einfach öfter an unterschiedlichen ätherischen Ölen und lernen Sie dadurch die Unterschiede kennen.

> Dr. Silke Schagen, Fachautorin für Dermatologie und Kosmetik, Berlin
> »Am liebsten entspanne ich mich nach einem erfüllten Arbeitstag mit einer gelungenen Beduftung mit ätherischen Ölen von Primavera. Schöne Musik, ein guter Rotwein und der Duft der Orange lassen den Tag ruhig und gelassen ausklingen. Falls ich noch ausgehen will, wähle ich den erfrischenden und belebenden Duft der Grapefruit oder Zitrone.«

Die Qualität der ätherischen Öle bestimmt die Wirkung. Achten Sie darauf, dass Sie selbst für eine Raumaromatisierung nur hundertprozentige, reine ätherische Öle oder Mischungen daraus verwenden. Achten Sie auch auf den Anbau. Selbst echte ätherische Öle müssen nicht zwangsläufig aus kontrolliert-biologischem Anbau (kbA) stammen. Teure natürliche ätherische Öle werden manchmal aus Kostengründen mit günstigeren Ölen vermengt. Diese Mischungen sind dann immer noch reine ätherische Öle, stammen aber von verschiedenen Pflanzen. Rosenöl wird beispielsweise mit Rosengeranie vermengt: Geübte Nasen können das riechen. Laien leider nicht, denn Rosengeranie riecht ähnlich wie Rose.

Kaufen Sie am besten nur echte ätherische Öle aus kontrolliert-biologischem Anbau

Dagegen ist auch nichts einzuwenden, denn in einer gekonnten Mischung liegt ja der Zauber von Naturdüften.

Bei ätherischen Ölen ist die sachgemäße Anwendung besonders wichtig. Niemals sollten sie pur auf die Haut aufgetragen werden. Auch eine dauerhafte Raumbeduftung ist nicht sinnvoll. Für den richtigen Umgang mit ätherischen Ölen finden Sie zahlreiche Ratgeber und Fachliteratur.

Noch bevor die ersten Naturparfüms im Naturkosmetik-Sortiment auftauchten, gab es einen Hype um ätherische Öle. In den 1980er- und 1990er-Jahren brachte es der Trend mit sich, dass in fast jedem Zimmer eine Aromaleuchte aufgestellt wurde. Auch wenn der Boom abgeflacht ist, Aromatherapie und Aromapflege sind auch heute noch ein fester Bestandteil der Naturkosmetik-Branche – jetzt erweitert um Naturparfüms.

Naturparfüms

Über viele Jahrhunderte hinweg basierte die europäische Parfümkunst auf natürlichen Duftkompositionen. In kleinen Parfümmanufakturen entstanden individuelle und kostbare Düfte aus edlen Blüten, Blättern und Ölen, die in aufwendigen Extraktionsverfahren gewonnen wurden. Heute sind dem weiten Feld der synthetischen und naturidentischen Duftstoffe kaum Grenzen gesetzt, jeder beliebige Duft kann billig hergestellt werden. Der Einsatz synthetischer Duftstoffe ebnete den Weg für den Massenmarkt, der bis heute den Markt bestimmt und das Duftempfinden vieler Menschen prägt.

In Naturkosmetik und Naturparfüms haben diese Stoffe nichts zu suchen und das macht die Herstellung von Naturparfüms so schwer. Denn synthetische Duftstoffe sind immer komplett identisch, während natürliche Duftstoffe Schwankungen aufweisen können, die der Parfümeur ausgleichen muss. Naturparfümeuren stehen weit weniger Möglichkeiten zur Verfügung, um eine ausgewogene Duftkomposition zu kreieren. Vielleicht macht gerade das die Arbeit so reizvoll und ist die Herausforderung dabei.

Die Bandbreite natürlicher Düfte ist groß, es gibt viele ätherische Öle, Hölzer und Gewürze, die ergiebig sind. Raritäten wie Iriswurzel, Rosenöl, Jasmin, Sandelholz, Maiglöckchen und Adlerholz zählen zu den großen Kostbarkeiten der natürlichen Duftstoffe.

Ein Naturparfümeur ist ständig auf der Suche nach neuen Duftstoffen, um neue Duftakkorde entwickeln zu können.

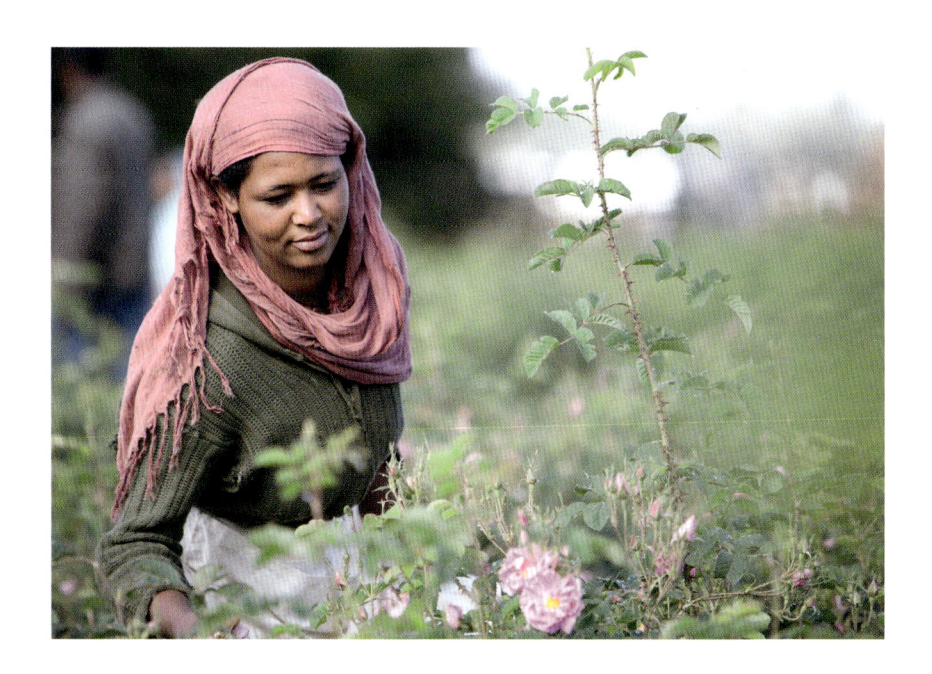

Naturparfüms sind deshalb Raritäten und Kostbarkeiten, deren Charme man erst entdecken muss. Geht man mit der gewohnten Erwartungshaltung an sie heran, ist die Enttäuschung eigentlich vorprogrammiert. Ein Naturparfüm verhält sich anders als ein Parfüm, das aus synthetischen Duftstoffen besteht. Einmal am Riechstreifen zu schnuppern reicht hier nicht aus, um das richtige Produkt auszuwählen. Um ein passendes Naturparfüm auszusuchen, sollten Sie mehrstufig vorgehen. Wählen Sie zunächst die Duftrichtung aus, die Sie mögen. Was riechen Sie gern?

Testen Sie Naturparfüms ein paar Tage lang, bevor Sie sich für einen Duft entscheiden

Holzige Düfte, krautige, blumige oder frische Zitrusnoten? Im nächsten Schritt sollten Sie den Duft auf Ihrer Haut testen, am besten an verschiedenen Stellen und einige Tage lang, auf jeden Fall mehrmals, bevor Sie sich festlegen. Der Duft ist nicht jeden Tag gleich, denn er korrespondiert mit der Haut. Vielleicht entscheiden Sie sich auch für mehrere Düfte. Ich habe damit beste Erfahrungen gemacht. So kann ich immer nach Stimmung wählen, welcher Duft mich durch den Tag oder Abend begleiten soll.

Jedes Parfüm besteht aus der Kopf-, der Herz- und der Basisnote. Die Auswahl für die Kopfnote ist bei Naturparfüms am größten; teurer und schwieriger wird es bei der Herznote und noch schwieriger bei der Basisnote. Die Basisnote soll den Duft tragen und fixieren, sie ist dafür verantwortlich, dass das Parfüm lange hält und stabil bleibt. Als Basis dient bei Naturparfüms reiner Weingeist (INCI: Alcohol).

Bei der Herstellung des Parfüms kommt es wie immer bei Naturkosmetik auf die Qualität des Ausgangsmaterials an, ebenso wie auf die sachgerechte Verarbeitung und Komposition des Duftes. Ist ein Naturparfüm fertiggestellt, muss es reifen. Je nach Mischung bildet sich der Charakter eines Duftes erst im Laufe des Reifeprozesses aus, indem sich die einzelnen Bestandteile einer Komposition zu einem großen Ganzen verbinden. Dafür sind drei bis sechs Monate notwendig. Erst dann wird der Duft in Flakons abgefüllt. Naturparfüms zeichnen sich dadurch aus, dass sie sehr lebendig sind und bei verschiedenen Menschen ganz unterschiedlich zur Geltung kommen können. Sie korrespondieren mit ihren Trägern und unterstreichen im Idealfall deren Persönlichkeit.

Vorsicht beim Auftragen von Naturparfüms! Direkt auf weiße Hemden oder Blusen aufgesprüht, können sie Verfärbungen ergeben

Bei der Anwendung ist zu beachten, dass die eingesetzten Duftstoffe manchmal noch Spuren natürlicher Farbstoffe aufweisen, die Verfärbungen beim direkten Aufsprühen auf weiße Hemden und Blusen ergeben können. Also Vorsicht! Bedenken Sie auch, dass einige ätherische Öle von Zitrusfrüchten Furocumarine enthalten, eine Substanz, die phototoxisch wirkt und zu dauerhaften Hautverfärbungen führen kann. Naturparfüms und ätherische Öle sollten deshalb und aufgrund ihrer hohen Konzentration keinesfalls direkt auf die Haut aufgetragen werden.

Naturparfüms sind Kostbarkeiten. Da sie sich mit dem Träger, der Trägerin verbinden, können sie tagsüber oder am Abend eine wunderbare Begleitung sein und ganz besondere Momente der Wahrnehmung schaffen. Jeden Tag neu und individuell – zum Innehalten und zum Genießen.

KAPITEL 12

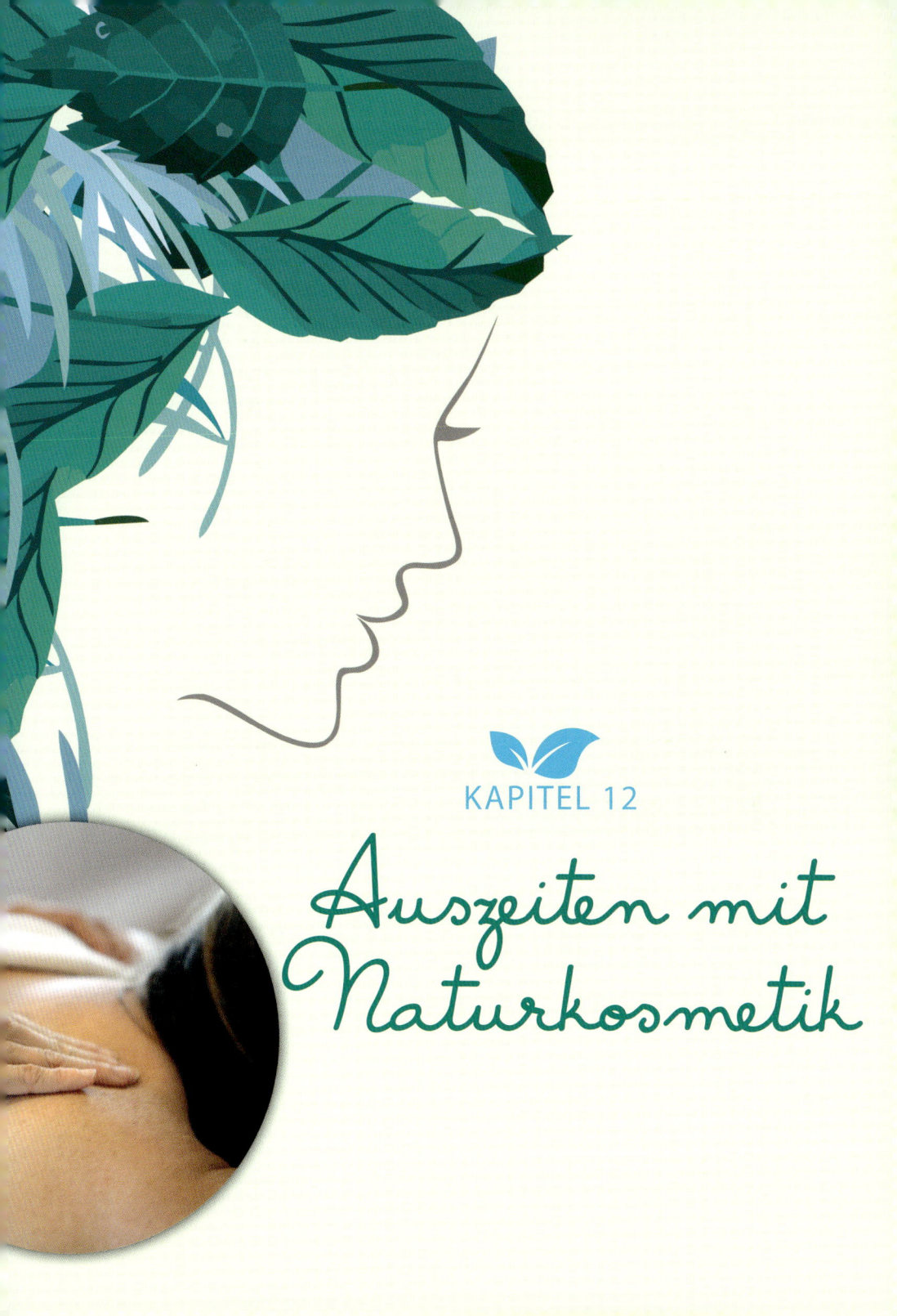

Auszeiten mit Naturkosmetik

Beauty-Auszeiten zu Hause und unterwegs sind die Extras, die man der Haut ansieht. In diesem Kapitel finden Sie deshalb Anregungen und Tipps, wie Sie Schönheitswochen im Rhythmus der Jahreszeiten zu Hause durchführen können. Außerdem verrate ich Ihnen, wie Sie außergewöhnliche, nachhaltig ausgerichtete Spas für Ihren Wellness- und Schönheitsurlaub finden.

Home Spa

KLEINE RUHEPAUSEN IM ALLTAG

Ohne große Vorbereitung lassen sich die Tipps und Rituale, die ich Ihnen im Folgenden vorstelle, in den Alltag integrieren. Einfach und unkompliziert, dienen sie nicht nur der Hautpflege, sondern steigern auch Ihr Wohlbefinden. Je regelmäßiger Sie diese kleinen Schritte und Auszeiten einplanen, desto mehr kommen Sie in den Genuss des Effekts. Der Stresspegel sinkt, die Haut wirkt vitaler und Sie sind ausgeglichener.

Zunächst möchte ich Ihnen Beauty-Tipps vorstellen, die nichts kosten, aber jede Menge bringen:

- Trinken Sie ein Glas lauwarmes Wasser am Morgen, bevor Sie etwas anderes zu sich nehmen, um den Stoffwechsel sanft anzuregen.
- Starten Sie mit einem basischen Frühstück und reichern Sie es mit einem Esslöffel Bio-Leinöl an.
- Nehmen Sie sich täglich zehn bis zwanzig Minuten Zeit für Ihre Beweglichkeit. Tun Sie das, was Sie gerne tun: Yoga, Dehn- und Stretchübun-

gen, Gymnastik oder Tai-Chi. Planen Sie diese Zeit für jeden Tag ein und führen diese mindestens an vier bis fünf Tagen die Woche durch. Es entspannt ungemein, wenn Sie zwei Tage die Woche frei entscheiden können, ob Sie einen Tag aussetzen oder nicht.

- Zwei- bis dreimal die Woche sollten Sie ins Schwitzen kommen beim Schwimmen, Joggen oder Walken.
- Wechselduschen (kalt-warm) sind ein effektives Beauty-Programm ohne Extrakosten, das Sie täglich anwenden können.
- Nehmen Sie sich abends kurz Zeit und lassen Sie den zurückliegenden Tag Revue passieren, ohne an einer Begebenheit hängen zu bleiben.

Ob Sie wenig oder viel Zeit haben: Durchbrechen Sie immer wieder die Routine und gönnen Sie Ihrem Körper, Ihrer Seele und Ihrer Haut eine Auszeit: Momente zum Innehalten geben neue Energie und Ihrer Haut die Chance, zu entgiften und sich zu entspannen. Wer sich dabei an die Rhythmen der Haut und der Jahreszeiten hält, erzielt die beste Wirkung. Im Folgenden finden Sie einige Vorschläge dazu.

Brigitte Schäfers, Dr.-Hauschka-Naturkosmetikerin, Dortmund
»Wenn bewegte Zeiten ins Haus stehen und die Haut irritiert ist, empfehle ich, vor dem Schlafengehen das Gesicht mit der Dr. Hauschka Intensivkur sensitiv einzusprühen. Nach dem Antrocknen die Fingerkuppen beider Hände federleicht über das Gesicht schweben lassen und anschließend die Haare in Richtung Nacken ausstreichen. Diese sich selbst geschenkte Aufmerksamkeit tut gut.«

DAS WÖCHENTLICHE WELLNESS- UND DETOX-PROGRAMM

Das regelmäßige Extra ist die wöchentliche Maske oder Packung. Vergessen Sie bitte nicht, je nach Hautzustand vorab ein Peeling zu verwenden, und tragen Sie die Maske oder Packung erst auf die gründlich gereinigte Haut auf. Vielleicht haben Sie auch Lust auf eine selbst zubereitete Maske oder Packung, wie ich Sie in Kapitel 6 vorgestellt habe. Sie können die Wirkung durch ein entspannendes Voll- oder ein entgiftendes Basenbad intensivieren. Und wer Lust hat, aromatisiert den Ruheort mit einer Aromaleuchte, einer Soja-Duftkerze oder einem Airspray. Verwenden Sie bitte nur echte ätherische Öle als Duftstoffe.

Mithilfe dieser leicht vorzubereitenden und durchzuführenden Beauty-Rituale erzielen Sie ein schnelles und effektives Wellness- und Detox-Programm.

DER MONATLICHE SOFATAG

Planen Sie trotz Sofa auch Bewegung und eine leichte Ernährung mit viel Gemüse ein. Sorgen Sie dafür, dass Sie gute Bio-Tees im Haus haben und vor allem stille Wässer, die Ihnen schmecken. Gönnen Sie sich einen Tag Nichtstun mit moderater Bewegung, trinken Sie mindestens drei Liter über den Tag verteilt und unterteilen Sie den Tag in entspannende Schönheitsrituale wie Maske/Packung, Bodypeeling, Haarmaske, Maniküre, Sauna, Vollbad, Fußbad und Nichtstun. Schenken Sie an Ihrem Sofatag vor allem jenen Hautpartien Ihre Aufmerksamkeit, die in der täglichen Routine häufig vernachlässigt werden. Legen Sie eine Kompresse mit warmem Basisöl (angereichert mit zwei bis drei Tropfen Patchouli oder Rosengeranienöl) Ihrer Wahl auf Hals und Dekolleté oder machen Sie eine Hand- oder Fußpackung, indem Sie reichlich Hand- oder Fußcreme auflegen, die mit etwas Basisöl angereichert wurde. Je nach Vorliebe können Yoga, ein gutes Buch, ein Tagebuch oder ein guter Film den Tag begleiten.

Expertentipp:

Nach dem Duschen und dem Körperpeeling oder eine halbe Stunde nach der Sauna: Verteilen Sie auf der tropfnassen Haut reichlich Hautöl. Ein biologisches Basisöl wie Nachtkerzen-, Traubenkern-, Inkanuss- oder Weizenkeimöl pur aufgetragen ist dafür ebenfalls bestens geeignet. Schlüpfen Sie dann in einen angewärmten Bademantel und legen Sie sich ins Bett. Ruhen Sie mindestens eine halbe Stunde, danach ist das Öl eingezogen, Ihre Haut wirkt samtig glatt und geschmeidig.

Naturkosmetik im Einklang mit den Jahreszeiten

Abgestimmt auf den Rhythmus der Jahreszeiten lassen sich bestimmte Schwerpunkte vorzüglich in die Schönheitsrituale einbeziehen. Sie verstärken die natürliche Regeneration des Körpers, die sich je nach Jahreszeit durch ganz unterschiedliche Pflegebedürfnisse der Haut zeigt.

FRÜHJAHR

Jetzt gilt es, den Körper und die Haut von angesammelten Stoffwechselprodukten zu befreien. Am besten, bevor die ersten Blätter sprießen und die Sonne stärker wird. Sie sollten alles, was die Haut loswerden will und sich in den Wintermonaten im Zellgewebe angesammelt hat, entfernen. Dazu kommen meist auch zwei bis drei Kilo Winterspeck, die man ebenfalls gerne wieder loswerden möchte. Planen Sie daher mindestens eine Woche ein, in der Sie Ihren Körper und Ihre Haut entlasten und entgiften.

Zur Unterstützung der Selbstregulierung sind jetzt Pflegeprodukte von Vorteil, die den Stoffwechsel ankurbeln und den Feuchtigkeitsspeicher auffüllen. Verstärken Sie Ihre Hautreinigung durch Gesichts- und Körperpeelings, basische Wickel oder ein Basenbad.

Machen Sie Ihre Tages- und Nachtpflege mit Ampullen, einem Serum oder Aloe-vera-Gel gehaltvoller. Am besten vorab eine Reinigungsmaske auflegen! Hautöle mit Birkenzusatz, Schlehe oder basische Pflege unterstützen die Haut bei der Aktivierung des Stoffwechsels.

Unterstützen Sie den Detox-Effekt Ihrer Schönheitswoche innerlich durch eine Birkensaft- oder Frischpflanzen-Schönheitskur. Diese Kurprodukte kurbeln den Stoffwechsel an und fördern den Abtransport überschüssiger Stoffwechselprodukte. Diese loszuwerden fördert zudem eine Lymphdrainage und Lymphstimulation, deshalb sollten Sie rechtzeitig für Ihre Schönheitswoche den Besuch bei einer Naturkosmetikerin oder bei einem Physiotherapeuten einplanen!

> *Expertentipp:*
>
> Führen Sie ein Honig- oder Salzpeeling während eines Saunagangs durch oder unterbrechen Sie diesen, denn in öffentlichen Saunen ist das nicht immer erlaubt. Reiben Sie sich fünf Minuten, bevor Sie den Saunagang beenden, kräftig mit dieser Mischung ein: 1 bis 2 EL Honig mit 3 EL grobem Salz in einem Schälchen vermengen und mit in die Sauna nehmen, einreiben und einige Minuten saunieren. Ein toller Effekt!

SOMMER

Eine Schönheitswoche im Sommer kann unterschiedliche Schwerpunkte haben: Vor dem Urlaubsbeginn können Sie Ihre Haut perfekt auf den Urlaub vorbereiten und mit einer optimal gepflegten Haut starten. Nach dem Strandurlaub sollten Sie sich um die Regeneration sonnenstrapazierter Haut und Haare kümmern. Mit einer Intensivpflegewoche nach einem Strandurlaub verlangsamen Sie außerdem die Abschuppung der Hautzellen, die nach ein bis zwei Wochen natürlicherweise einsetzt. Bei einem Urlaub zu Hause erhöht die Sommerschönheitswoche Ihre Erholung, die man Ihnen auch ansehen wird.

Im Sommer ist es wichtig, den Feuchtigkeitsverlust auszugleichen. Neben der Tagespflege, die jetzt immer ausreichend Sonnenschutz beinhalten sollte, sind Pflegeprodukte unterstützend, die reich an Mineralien, Vitaminen und ungesättigten Fettsäuren sind. Kaufen Sie ein Basisöl, das reich an ungesättigten Fettsäuren ist, wie Argan-, Traubenkern-, Inkanuss-, Nachtkerzenöl oder Sheabutter pur und bauen Sie dieses in Ihre Sommer-Pflegerituale ein.

Verwenden Sie ein sanftes Peeling und legen Sie jeden Tag eine Ampulle, ein Serum oder eine Feuchtigkeitsmaske auf.

Eine tägliche Massage mit Sheabutter während einer Sommer-Schönheitswoche gehört zur Entspannung dazu.

> **Ida König, Bloggerin, www.herbsandflowers.de, Wernigerode**
> »Ich habe im Sommer fast täglich das SOS-Spray von Primavera in Gebrauch. Es ist bei heißen Temperaturen extrem erfrischend und gleichzeitig entspannend. Der Duft des enthaltenen Orangenblütenwassers hellt außerdem die Stimmung auf.«

Natürlich sollten Sie Ihre Haare und vor allem auch Ihre Füße in Ihr Schönheitsprogramm miteinbeziehen. In trockene Haarspitzen sollten Sie täglich etwas Sheabutter oder Aloe-vera-Gel einmassieren. Wer mehr für die Haare tun möchte, kann eine klassische Haarpackung mit Olivenöl, das mit einem Eigelb verrührt wird, auftragen. Das pflegt Ihr Haar und bringt Glanz und Volumen.

Starten Sie morgens mit einem Kneipp-Knieguss. Fangen Sie mit kaltem Wasser von den Zehen beginnend bis zum Knie an und wechseln dann zu warmem Wasser. Das bringt den Kreislauf richtig auf Trab und stärkt die Venen.

Expertentipp:

Besorgen Sie sich ein großes Aloe-vera-Blatt und verwenden Sie das frisch ausgeschälte Fruchtfleisch. Aloe vera pur aufgetragen ist auch das Mittel der Wahl, wenn die Haut von zu viel Sonne schon gerötet und verbrannt ist. Wenn Sie kein frisches Blatt verfügbar haben, nehmen Sie einfach reines Aloe-vera-Gel. Achten Sie auf die Qualität des Produkts. Bei zertifizierter Naturkosmetik können Sie sicher sein, dass das Gel keine Konservierungsstoffe enthält.

HERBST

Wenn es kühler wird, fährt die Haut die Talgproduktion wieder zurück. Dann benötigt sie ein ausgewogenes Verhältnis von feuchtigkeitsbindenden Substanzen und schützenden, geschmeidigen Cremes und Lotionen. Im Mittelpunkt Ihres herbstlichen Schönheitsprogramms können Weintrauben stehen. Sie sind sowohl äußerlich als auch innerlich ein tolles Beauty-Produkt. Trauben sind reich an gesundheitsfördernden Substanzen wie Polyphenolen, Vitaminen, Folsäure und jeder Menge Mineralien. Sie regen die Verdauung an und entgiften den Organismus und sind somit ein idealer Begleiteffekt. Wertvolle Bestandteile der Polyphenole wie Resveratrol (INCI: Vitis Vinifera (Grape Vine Extract)) finden Sie als Wirkstoff auch in einigen Naturkosmetik-Produkten.

Weintrauben sind sowohl äußerlich als auch innerlich ein tolles Beauty-Produkt

Expertentipp:

Beginnen Sie den Tag mit einem selbst gemachten Duschpeeling: Vermengen Sie dazu etwas Bio-Olivenöl mit grobem braunem Zucker und reiben Sie Ihre Haut damit kräftig ein. Diese milde Reinigung pflegt Ihre Haut. Waschen Sie überschüssiges Fett mit lauwarmem Wasser ab. Zurück bleibt der Pflegeeffekt des reichhaltigen Olivenöls.

WINTER

Pflegen und schützen – das ist das Motto für die winterliche Hautpflege. Jetzt steigt das Bedürfnis der Haut nach mehr Pflege. Achten Sie auf Ihre Ernährung. Skin-Food ist auch im Winter wichtig, um den Hautstoffwechsel zu unterstützen. Natürlich darf auch ein Stück Schokolade nicht fehlen. Je dunkler, desto besser!

Auch im Winter bleibt Bewegung an der frischen Luft Bestandteil der Erholung. Gönnen Sie sich einen Tag in einem Day Spa oder Thermalbad.

Planen Sie Schönheitsrituale ein. Dabei dürfen eine Gesichtsmaske, eine Haarpackung sowie Pediküre und Maniküre mit vorhergehendem Peeling nicht fehlen. Hände und Lippen sind im Winter oft trocken und spröde. Deshalb gilt ihnen besondere Aufmerksamkeit. Tragen Sie mindestens einmal am Tag reichlich Lippenpflegecreme oder etwas Honig auf. Ihre Lippen werden dadurch sehr geschmeidig.

Vollbäder im Winter unterstützen die Pflege und Entspannung. Verwenden Sie pflegende Zutaten oder kreieren Sie Ihren eigenen Badezusatz.

> *Expertentipp:*
>
> Selbst gemachtes Kleopatrabad:
> 1 Becher Sahne, 2 EL Honig und eine Mischung ätherischer Öle.
> Die Haut ist nach diesem Bad wunderbar gepflegt und geschmeidig.

Wellnesshotels und Spas

Auszeiten vom Alltag und Eintauchen in eine Umgebung, in der Sie sich wohlfühlen, sind die idealen Voraussetzungen zum Auftanken und Entspannen. Wellness- und Biohotels bieten dafür einen besonderen Rahmen.

Auf der ganzen Welt gibt es Häuser mit großartigen Spa-Abteilungen, die sich durch einmalige, nachhaltige Konzepte auszeichnen und durch umfassende Behandlungsrituale überzeugen. Wer unbeschwerte Tage der Entspannung, zum Auftanken oder zur Vitalisierung verbringen möchte, findet in diesen modernen Refugien einen besonderen Ort der Erholung, der meistens mit umfassenden Gesundheits- und Wellness-, aber auch Bewegungsangeboten und einem entsprechenden Speiseplan aufwartet. Wenn Ihnen gelebte

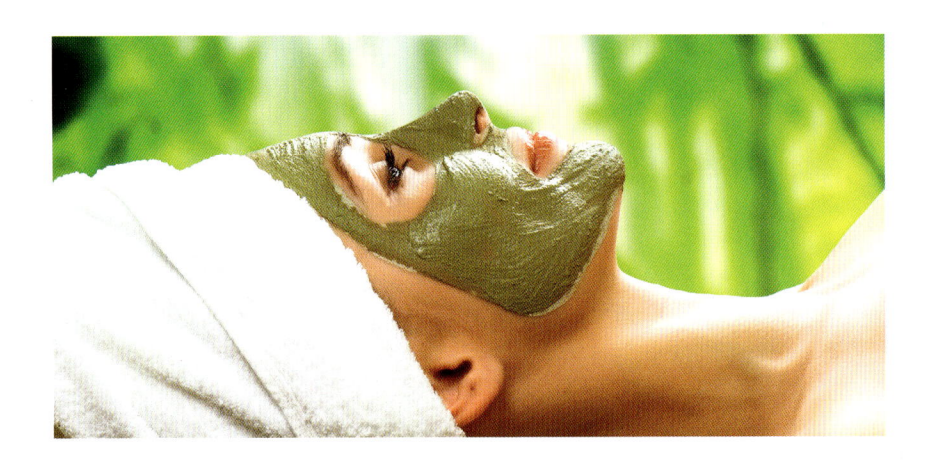

Nachhaltigkeit, gute Küche mit regionalen Produkten und Naturkosmetik auch im Urlaub wichtig sind, finden Sie viele gute Tipps und Adressen in Spa-Magazinen wie *SPA inside* oder *spa highlights* und im Internet (www.wellness-verband.de, www.biohotels.info und auf www.beauty24.de).

In 5-Sterne-Hotels finden Sie Spa-Bereiche, die Naturkosmetik-Behandlungsrituale der Sonderklasse anbieten. Hier können Sie internationale, exklusive Naturkosmetik-Marken entdecken, die mit ungewöhnlichen Behandlungsritualen überzeugen.

Silvia Mittelberger, Spa-Managerin, ADLER SPA Resorts, Seiser Alm, Südtirol
»Naturkosmetik muss effektiv sein. Es ist eine tolle Sache, ein Teil von einem besonderen Konzept zu sein. Die zertifizierte und wirkstarke Hightech-Naturkosmetik von VITALIS Dr. Joseph begeistert uns. Sowohl wir als auch unsere Gäste sind von den Anwendungsmethoden fasziniert und schätzen das authentische Behandlungs- und Wohlfühlerlebnis.«

In individuellen und eigens dafür geschaffenen Treatments erleben Sie Naturkosmetik in der Welt des Luxus. Sie finden hier eine intensive persönliche Betreuung und exzellent ausgebildete Therapeuten, Visagisten und Kosmetikerinnen. Standardbehandlungen werden hier allerdings nicht angeboten.

KAPITEL 13

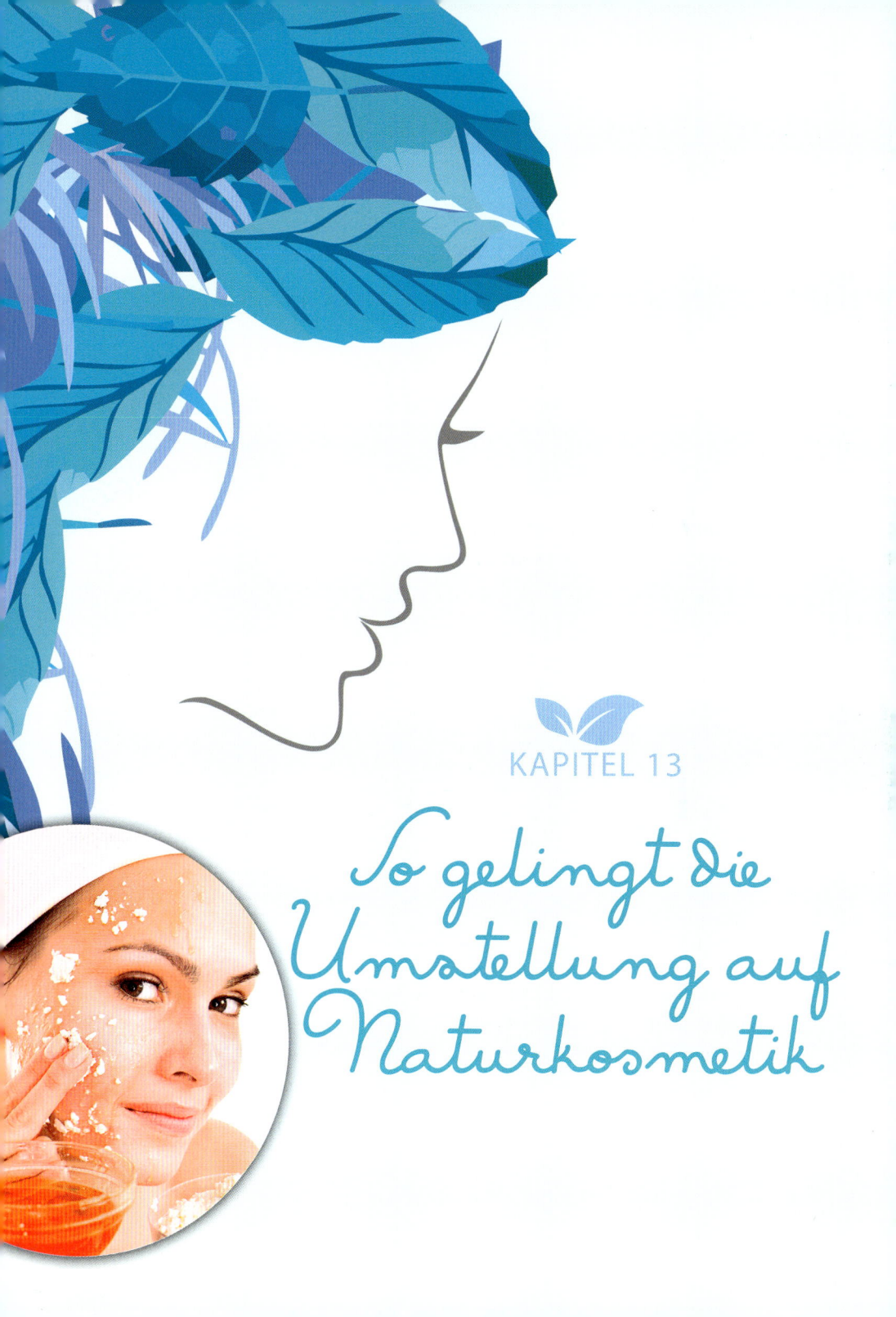

So gelingt die Umstellung auf Naturkosmetik

Mut zu Neuem

Bei der Umstellung auf Naturkosmetik spielen Ihre Werte und Ihr Lebensstil eine große Rolle. Das Leben verändert sich ständig und es gibt Lebensphasen oder Ereignisse, die eine Anpassung oder Umstellung Ihrer Hautpflege erforderlich machen. Wer Naturkosmetik zum ersten Mal verwendet, braucht eine Portion Neugierde und Lust am Experimentieren, aber auch etwas Geduld. Denn es ist nicht gesagt, dass Sie gleich auf Anhieb das richtige Produkt finden, das exakt zu Ihnen passt. Aber Sie können ganz sicher sein, dass Sie bei Naturkosmetik fündig werden. Die Auswahl ist groß. Ich selbst bin überrascht, wie sehr das Angebot in den letzten Jahren gewachsen ist und dass immer mehr neue Marken dazukommen.

Der Umstiegs-Guide

WANN STELLE ICH AM BESTEN UM?

Tasten Sie sich mit Duschgel oder Bodylotion schrittweise an Naturkosmetik heran

Sie können immer wechseln. Wenn Sie die Gesichtspflege komplett wechseln, finden Sie schneller heraus, was zu Ihnen passt. Einen Produktmix verschiedener Marken würde ich Ihnen in der Umstellungsphase nicht empfehlen. Testen Sie die Marke, die Ihnen am meisten zusagt. Werfen Sie Ihre alten Produkte aber bitte nicht in den Müll, sondern brauchen Sie diese erst auf oder verschenken Sie sie. Besonders Duschgel oder Bodylotion eignen sich für den schrittweisen Einstieg.

Beobachten Sie bei der Umstellung, wie Ihre Haut reagiert. Sind Sie nach ungefähr vier Wochen mit dem Ergebnis nicht zufrieden, wechseln Sie. Nach dieser Zeitspanne sehen Sie an der Hautoberfläche, wie sie auf die Produkte reagiert hat.

WIE FINDE ICH DAS RICHTIGE PRODUKT?

Das Wichtigste ist, dass Sie aufgeschlossen und mutig sind, neue Produkte zu testen. Sind Sie nicht gleich mit einem Produkt zufrieden, verzweifeln Sie nicht! Durchhalten lohnt sich!

Suchen Sie ein Fachgeschäft, ein Naturkosmetik-Institut oder einen Naturfriseur auf und lassen Sie sich von einem Profi beraten. Informieren Sie sich auch selbst, lassen Sie sich Testmuster geben, durchstöbern Sie die Internetseiten der einzelnen Marken und tauschen Sie sich über Ihre Erfahrungen mit Freunden und online aus. Es gibt Plattformen, wo Sie die Rezeptur überprüfen lassen, weitere Informationen über die Qualität erhalten und sich bei der Umstellung beraten lassen können.

Unzählige Foren und Blogs beschäftigen sich mit Naturkosmetik. Machen Sie sich Ihr eigenes Bild. Sie haben heute vielfältige Möglichkeiten, in Erfahrung zu bringen, was die Produkte können, welche Inhaltsstoffe sie enthalten und wie sie von anderen Verbrauchern beurteilt werden.

Gute Onlineshops können ebenfalls eine hervorragende Informationsquelle sein. Ob ein Inhaltsstoff bedenklich ist oder akzeptabel, zeigen Apps wie ToxFox, codecheck oder Websites wie www.kosmetikanalyse.com und www.kosmetik-check.de. Und probieren Sie aus! Bleiben Sie anspruchsvoll, Sie finden das Produkt, das zu Ihnen passt!

WO FINDE ICH DAS RICHTIGE PRODUKT?

Überall, wo es Kosmetik zu kaufen gibt, wird mittlerweile auch Naturkosmetik angeboten. Neben zahlreichen Produkten und Eigenmarken der großen Drogeriemärkte führen mittlerweile auch viele Parfümerien natürliche Produkte. Einige Onlineshops konzentrieren sich ganz auf Natur- oder sogar vegane Kosmetik und in jeder größeren Stadt gibt es zahlreiche kleine, liebevoll eingerichtete Läden, die je nach Ausrichtung eigene Produkte, Naturkosmetik mit und ohne Siegel und Pflanzenkosmetik anbieten.

NATURKOSMETIK-SIEGEL ALS ENTSCHEIDUNGSHILFE

Ein Siegel garantiert Ihnen, dass das Produkt von unabhängigen Instituten geprüft wurde und die Kriterien dieses Standards erfüllt. Diese Zertifizierungen sind ein wichtiger erster Anhaltspunkt. Manchmal sind jedoch auch andere Aspekte wichtig. Dann hilft nur ein Blick auf die Inhaltsstoffe. Sie selbst bestimmen den Grad der Natürlichkeit, der Ihnen wichtig ist, und welche ethischen, ökologischen oder praktischen Kriterien die Produkte, die Sie verwenden, erfüllen sollen.

WORAN ERKENNE ICH, OB DIE MARKE GUT IST?

Überlegen Sie zunächst, was Ihnen persönlich wichtig ist. Welche Erwartungen haben Sie an die Wirksamkeit und Verträglichkeit oder an das Unternehmen hinter den Produkten? Wie wichtig sind Ihnen Transparenz und Glaubwürdigkeit, Ästhetik, Preis, Umwelt- und Tierschutz? Außerdem finden Sie die Firmenphilosophie jeder größeren Marke im Internet. Die Qualität lässt sich natürlich auch an den vergebenen Siegeln und Zertifizierungen ablesen.

LASSEN SIE IHRER HAUT ZEIT

Der Umstellungsprozess ist je nach Hautzustand unterschiedlich. Bis sich der Hautstoffwechsel und die Hautbarriere von Paraffin und Silikon erholt und auf die Aktivierung der Eigenkräfte eingestellt haben, können bis zu vier Wochen oder mehr vergehen. Nach jahrelanger Pflege mit Wirkstoffcremes auf Basis von Paraffin und Silikonölen hat sich die Haut daran gewöhnt, »versorgt« zu werden, und in der Folge ihre Eigenaktivität reduziert. Mit Naturkosmetik wird diese nun wieder angeregt. Dabei kommt die Haut mit multiaktiven natürlichen Stoffen in Berührung, die sie strahlend schön machen.

Nach vier Wochen zeigt die Haut, wie sie auf ein Produkt reagiert

Beim Auftragen der Naturkosmetik-Creme kann sich die Haut zunächst etwas stumpf anfühlen. Sobald sich die Creme jedoch mit der Haut verbunden hat, stellt sich ein zartes Hautgefühl ein. Das kann bei Naturkosmetik einige Minuten dauern, denn viele pflanzliche Substanzen benötigen die Wärme der Haut, um vollständig einziehen zu können.

Sie können auch eine professionelle Hautdiagnose bei einer Naturkosmetikerin durchführen lassen. Während der Umstellung ist der Besuch im Naturkosmetik-Institut im vierwöchentlichen Rhythmus empfehlenswert, damit die Naturkosmetik-Produkte optimal angepasst werden können.

WAS TUN, WENN DIE HAUT GEREIZT REAGIERT?

Im Umstellungsprozess können kleinere Hautunreinheiten auftreten, die durch die Ausscheidung von Stoffwechselprodukten entstehen. Egal, welches Produkt Sie verwenden: Sobald Sie merken, dass Ihre Haut brennt, juckt oder rote Flecken bildet, wechseln Sie es. Auch wenn Naturkosmetik besonders gut verträglich ist, kann es sein, dass die Haut auf manche Produkte gereizt reagiert. Dann sollten Sie einen zweiten Anlauf mit einem anderen Produkt nehmen. Ein leichtes Prickeln und Kribbeln dagegen deutet darauf hin, dass die Haut wieder aktiv wird.

Wenn Sie um eine Unverträglichkeit wissen oder bei Ihnen eine Allergie festgestellt wurde, können Sie durch die einheitliche Angabe der Inhaltsstoffe auf der Verpackung (INCI) bereits feststellen, ob die betreffende Substanz enthalten ist.

MEHR FALTEN WÄHREND DER UMSTELLUNG?

Je nachdem, was Sie verwendet haben, kann die Haut während der Umstellungsphase weniger straff aussehen. Wenn Ihre Haut bisher mit Faltenfillern gepflegt wurde, ist es möglich, dass sich zunächst mehr Linien und Fältchen zeigen. Es kann einige Wochen dauern, bis die letzten Reste der herkömmlichen Pflege mit den Hautschuppen abgestoßen sind. Im Laufe dieser Umstellung verändert sich Ihr Hautbild: Ihre Haut wird von Tag zu Tag in ihrer Eigenaktivität gestärkt und erhält eine ganz andere Strahlkraft. Nach zwei bis drei Monaten sehen Sie die Langzeitwirkung.

SAUBER AUCH OHNE SCHAUMBERGE

Auch wenn ein Naturkosmetik-Shampoo nicht so intensiv schäumt wie ein herkömmliches, werden die Haare trotzdem genauso sauber. Naturkosmetik-Shampoos sind häufig Konzentrate, deshalb am besten gleich in der Hand das Shampoo mit etwas Wasser vermengen und gut im Haar verteilen.

HAAREFÄRBEN MIT PFLANZENHAARFARBEN

Bevor Sie auf Naturhaarfarben umstellen, benötigen Sie eine Übergangszeit von ca. fünf bis zehn Haarwäschen mit silikonfreiem Shampoo oder Lavaerde. Ich rate zu einer Probefärbung, um keine unliebsamen Ergebnisse zu erhalten, besonders wenn noch Reste einer chemischen Haarfarbe auf dem Haar sind.

NEUES DUFTERLEBNIS

Mit Naturkosmetik entdecken Sie neue Duftwelten. Das mag anfänglich ungewohnt sein, da die Düfte nicht Ihrem bisherigen Duftverständnis entsprechen, denn Ihre Nase ist auf herkömmliche Düfte konditioniert. Schnuppern und entdecken Sie die natürliche Vielfalt ätherischer Öle und Fruchtaromen, die von frisch bis exotisch reichen.

NATURKOSMETIK MUSS NICHT TEUER SEIN

Auch Naturkosmetik ist in allen Preisklassen erhältlich. Es gibt preisgünstige Einstiegs- und luxuriöse Premiummarken. Naturkosmetik verfügt über ein ausgesprochen gutes Preis-Leistungs-Verhältnis. Sie können für eine Erstausstattung Gesichtspflege unter 10 Euro oder bis zu 350 Euro ausgeben.

Auch aus Lebensmitteln, die Sie sowieso zu Hause haben, lässt sich Naturkosmetik herstellen

Für den kleinen Geldbeutel: Verwenden Sie Multifunktionsprodukte wie eine 24-Stunden-Creme oder Produkte, die für verschiedene Anwendungen zu nutzen sind, beispielsweise Basisöle oder Heilerde, aus denen sich ganz individuelle Packungen und Masken für Haut und Haar zaubern lassen. Sheabutter und Kokosöl sind sowohl für die Haut- als auch für die Haarpflege bestens geeignet.

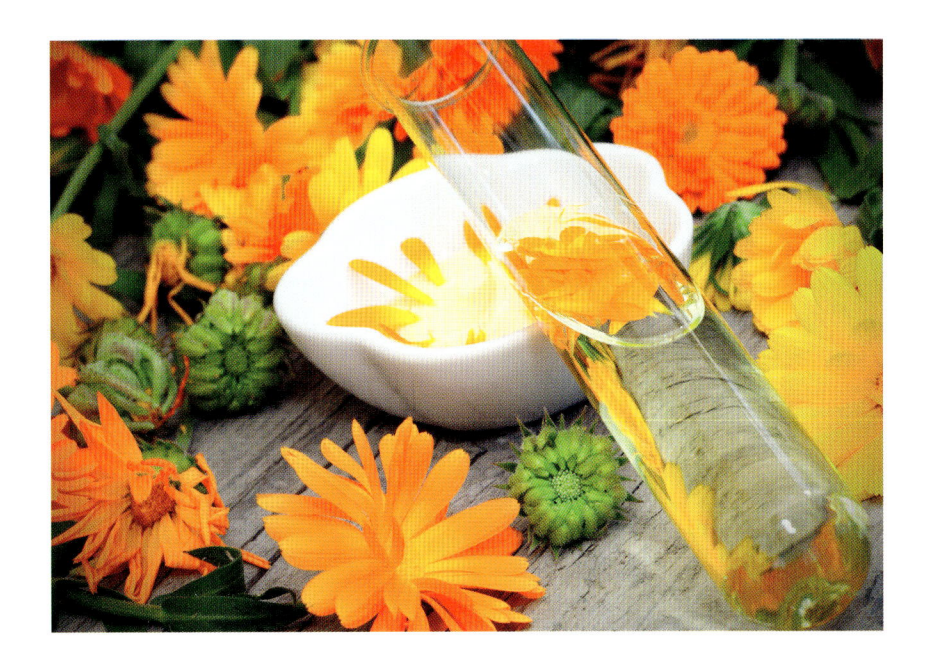

Do it yourself: Auch aus Lebensmitteln, die Sie sowieso zu Hause haben, lässt sich leicht Naturkosmetik herstellen: Sahne und Honig für ein entspannendes Bad, Salz und Zucker für ein Peeling, Butter für die Lippen und die Klassiker Avocado, Quark und Gurkenscheiben für eine Gesichtsmaske.

BEDENKEN SIE: ALLES, WAS SIE FÜR IHRE SCHÖNHEIT TUN, HAT AUCH AUSWIRKUNGEN AUF DEN PLANETEN ERDE

Verringern Sie ihren CO_2-Fußabdruck und verwenden Sie nur Produkte, die wieder in den Naturkreislauf zurückzuführen sind. Dank Naturkosmetik tragen Sie selbst durch die tägliche Körperpflege zur Schonung unseres Planeten bei.

Anhang

Glossar

Hier finden Sie Erläuterungen zu verschiedenen Fachbegriffen, die im Ratgeber verwendet wurden.

Alaun ▶ Salz der Schwefelsäure (Aluminiumsulfat), Bestandteil der Deokristalle. Adstringierende Wirkung. INCI: Aluminium Sulfate.
Allergene ▶ natürliche oder chemische Substanzen, die bei dafür sensibilisierten Personen Allergien auslösen können.
Alkohol ▶ auch Ethanol oder Weingeist genannt. Gutes natürliches Desinfektionsmittel, daher auch zur Stabilisierung in Naturkosmetik eingesetzt. INCI: Alcohol, Ethyl Alcohol.
Alkohol, vergällt ▶ Zum Einsatz in Kosmetikprodukten wird Alkohol ungenießbar gemacht. Das nennt man auch denaturieren (Alkohol denat.). Herkömmliche Kosmetik und Parfüms verwenden dafür Phthalate (hormonwirksame Substanzen) Naturkosmetik verwendet dazu ätherische Öle.
Alphabet Creams ▶ BB-Creme, CC-Creme; Marketingbezeichnung für moderne Tagespflege mit Farbpigmenten für einen gleichmäßigeren Teint. BB wird übersetzt mit Beauty oder Blemish Balm, CC steht für Colour Correction.
Aluminiumsalze ▶ synthetischer Wirkstoff, Antitranspirant, auf Mineralölbasis hergestellt, verhindert Schweißbildung. INCI: Aluminium Chlorohydrate, Aluminium Zerconium.
Ammoniak ▶ Chemikalie, die bei Dauerwellmitteln und Haarfarben zum Einsatz kommt, kann Hautirritationen auslösen. INCI: Ammonia.

Anti-Aging ▶ Oberbegriff für Hautpflege, die der Hautalterung vorbeugen soll.
Antioxidative Wirkstoffe ▶ Substanzen, die freie Radikale in der Haut binden oder hemmen können.
Ätherische Öle ▶ Sammelbegriff für natürliche Duftstoffe aus Blüten, Blättern, Schalen und Harzen.
Benzylalkohol ▶ natürlicher Bestandteil vieler ätherischer Öle, insbesondere der »gehaltvollen« Duftpflanzen wie Ylang-Ylang, Tuberose, Jasmin. INCI: Benzylalcohol; Bestandteile daraus: Benzyl Benzoate, Benzyl Salicylate.
Biologisch abbaubar ▶ Begriff, der den Abbau komplexer Stoffe im Abwasser regelt. Hundert Prozent biologisch abbaubar bedeutet daher nicht, dass alle Substanzen wieder komplett in den Naturkreislauf zurückgeführt werden können.
Carmin ▶ natürlicher tierischer Rohstoff. Kräftiger roter Farbstoff, der aus getrockneten Schildläusen gewonnen wird (Cochenilleschildlaus). INCI: C.I. 75470.
Chitin ▶ Natürlicher tierischer Rohstoff. Abbauprodukt aus dem Schalenkörper einer Krebsart oder anderer Schalentiere. INCI: Chitin oder Chitosan.
Derivat ▶ kann aus Erdöl oder aus natürlichem

Material aufgebaut werden. Natürliche Derivate sind zu hundert Prozent natürlich, ohne Mineralölanteile.

Detox ▸ Produkte oder Pflegerituale, die den Hautstoffwechsel anregen und verstärkt die Ausscheidung über die Haut fördern.

EDTA ▸ synthetischer Hilfsstoff auf Mineralölbasis, Komplexbildner bei Shampoos und Waschmitteln. Wird vor allem bei herkömmlichen Seifen eingesetzt. In Naturkosmetik nicht erlaubt. INCI: EDTA.

Eisenoxide ▸ Durch Oxidation mit bestimmten Metallmischungen entstehen verschiedenfarbige Farbpigmente.

Emulsion ▸ stabiles Gemisch aus Wasser (Wasserphase) und Fetten (Ölphase), die mithilfe eines Emulgators verbunden wurden.

Enzyme ▸ wichtige Hilfsstoffe, um Stoffwechselvorgänge zu unterstützen. Diese Substanzen kommen auch in Pflanzen vor. Natürliche Co-Enzyme sind wertvolle Wirkstoffe in der Naturkosmetik.

Ethik ▸ Begriff, der sozial umsichtiges, menschliches Handeln bezeichnet, im Zusammenhang mit Naturkosmetik vor allem ethisches Handeln hinsichtlich des Schutzes der Natur (Nachhaltigkeit) und Förderung sozialer Gerechtigkeit (Unterstützung von Fair-Trade-Projekten).

Fluid ▸ Zusatzbezeichnung für leichte, fließfähige Pflegeprodukte.

Fluor ▸ Substanz, die wichtig für die Karies-Prophylaxe ist, wird häufig Zahncremes zugesetzt.

Formulierung ▸ Fachbegriff für den Aufbau einer kosmetischen Rezeptur.

Fragrance ▸ Sammelbegriff auf INCI-Listen für Duftstoffe. Dieser Begriff unterscheidet nicht, ob es sich um natürliche oder synthetische Duftstoffe handelt.

Fruchtaromen, natürliche ▸ durch biotechnologische Verfahren gewonnene fruchtige natürliche Duftstoffe.

Glimmer ▸ gemahlenes weißes Gestein, vor allem in dekorativer Kosmetik eingesetzt.

Glycerin ▸ natürlicher Bestandteil von Pflanzenölen. Wird bei der Seifenherstellung durch Wasserabspaltung gewonnen. INCI: Glycerin.

Hautbalsame ▸ wasserfreie Salben für den Hautschutz. Naturkosmetik verwendet dafür Pflanzenöle und -wachse.

Henna ▸ wichtige Färbepflanze für Pflanzenhaarfarben. INCI: Lawsonia Inermis.

Heilerde ▸ feine Lehmerde mit hoher Aufnahmefähigkeit.

Hormonwirksame Substanzen ▸ Aufgrund ihrer chemischen Struktur können sie eine hormonähnliche Wirkung aufweisen und gelten deshalb als gesundheitsbedenklich.

Hyaluronsäure ▸ besitzt die Fähigkeit Wasser, d. h. Feuchtigkeit, in der Haut zu binden. In Naturkosmetik wird nur pflanzliche Hyaluronsäure verwendet.

Hydrolat ▸ Kühlwasser, das bei der Wasserdampfdestillation von ätherischen Ölen anfällt. Enthält noch Spuren des ätherischen Öls.

INCI-Deklaration ▸ Abkürzung für International Nomenclature of Cosmetic Ingredients (Internationale Nomenklatur für kosmetische Inhaltsstoffe). Seit 1998 EU-weit einheitliche Bezeichnung für alle Kosmetikinhaltsstoffe. Sie schreibt die Volldeklaration aller Inhaltsstoffe in Kosmetika verbindlich vor. Bei Pflanzen wird der lateinische Pflanzenname verwendet. Viele Naturkosmetik-Marken haben die Pflichtangaben durch deutsche Übersetzungen ergänzt. Einige Duftstoffe, die Allergien auslösen können, müssen einzeln aufgeführt werden. Beispiele: Eugenol, Geraniol, Farnesol, Linalool. Die Bezeichnung ermöglicht keine Differenzierung, ob es sich um ein ätherisches Öl oder einen synthetischen Duftstoff handelt. Farbstoffe sind als Nummern-Index aufgeführt. Beispiel INCI: C.I. 75470.

Indigo ▶ schwarzer natürlicher Farbstoff (Henna schwarz).

Kontrolliert-biologischer Anbau ▶ (abgekürzt kbA) bezeichnet landwirtschaftliche Produkte aus biologischer Landwirtschaft.

Lichtschutzfilter ▶ Substanzen, die in Sonnenschutzmitteln den Eigenschutz der Haut verlängern. Chemische Lichtschutzfilter sind Erdölderivate. Mineralische Lichtschutzfilter sind Zinkoxid oder Titandioxid (Beispiel INCI: Titanium Dioxide).

Lipide ▶ hauteigene Substanzen, Talg oder Sebum genannt, Bestandteil der Hautbarriere.

Melanin ▶ brauner Farbstoff bestimmter Hautzellen (Melanozyten); wird bei Sonnenbestrahlung als hauteigener Sonnenschutz aktiviert.

Microbeads ▶ sind auf Basis von Mineralöl gewonnene winzig kleine Perlen, die in verschiedenen Kosmetikprodukten (z. B. Peelings) eingesetzt werden. Diese lösen sich nicht auf und gelangen ins Meer. In Naturkosmetik werden keine Microbeads eingesetzt.

Milieu ▶ oder Hautmilieu. Keime und Bakterien, die natürlicherweise ausgeschieden werden, bilden das Milieu, das die Ansiedlung von Krankheitserregern auf der Haut verhindert.

Mineralien ▶ natürliche Substanzen, die in der Erde vorkommen: Tonerden, Halbedelsteine, Aluminium, Farbpigmente.

Mineralöle ▶ werden aus Erdöl gewonnen und in vielen Schritten gereinigt und aufbereitet. Dieses komplexe Gemisch besteht aus zwei wesentlichen Komponenten: gesättigten Kohlenwasserstoffen (diese Gruppe nennt man MOSH) und aromatischen Kohlenwasserstoffen (MOAH). Mineralöl wird als ideale Cremegrundlage für die Kosmetikindustrie gehandelt. Dieses Gemisch enthält jedoch gesundheitsbedenkliche Stoffe. Die Gruppe der Mineral Oil Saturated Hydrocarbons, kurz MOSH genannt, nimmt dabei den größten Anteil ein. Die Gruppe der MOAH (Mineral Oil Aromatic Hydrocarbons) ist Bestandteil der aromatischen Kohlenwasserstoffe und gilt als krebserregend. Die beiden Gruppen werden toxologisch unterschiedlich bewertet. Bereits 2004 gab der europäische Dachverband der Kosmetikindustrie Empfehlungen für die Reduzierung der MOAH-Gruppe heraus. Sie stellen vor allem bei Lippenstift, Lippen- und Mundpflegeprodukten eine Gesundheitsgefahr dar. Über den Mund gelangen diese Stoffe ungehindert in den Organismus und können sich im Gewebe anlagern.

Paraffin ▶ Gemisch aus gesättigten Kohlenwasserstoffen, wird aus Mineralöl gewonnen. Neutrale Cremegrundlage auf Mineralölbasis.

Parabene ▶ Gruppe synthetischer Konservierungsstoffe in Kosmetikprodukten und auch Lebensmitteln. Auf Mineralölbasis hergestellt. In Naturkosmetik nicht erlaubt. INCI: z. B. Butyl Paraben.

PEG ▶ Sammelbegriff für eine chemische Stoffgruppe (Polyethylenglykole), die häufig als synthetische Emulgatoren oder in Haarpflegeprodukten eingesetzt wird. Da es viele Varianten gibt, werden PEGs je nach chemischer Umwandlung mit Nummern versehen, z. B. INCI: PEG-13.

Petrochemie ▶ Oberbegriff für die Herstellung von Stoffen aus Erdöl.

Pflanzenphenole ▶ Pflanzenstoffe, die zum Wachstum der Pflanzen beitragen. Wertvolle Wirkstoffe in der Naturkosmetik.

Pflanzenstoffe, sekundäre ▶ Bestandteile von Pflanzen, die für das Wachstum der Pflanze sorgen und wertvolle Wirkstoffe für Naturkosmetik beinhalten wie Phytosterole, Flavonoide und Vitamine.

pH-Wert ▶ Der Hydrolipidmantel der Haut weist ein leicht saures Milieu auf, dieses wird als pH-Wert gemessen. Die Hautoberfläche hat einen pH-Wert von 6,5 (leicht sauer) und schützt sich damit vor ungewollten Bakterien. Man spricht auch vom Säureschutzmantel der Haut.

Phytokosmetik ▸ Begriff für Kosmetikmarken, die viele Pflanzenwirkstoffe einsetzen, jedoch noch nicht den Anforderungen zertifizierter Naturkosmetik gerecht werden.

Polymere ▸ Sammelbegriff für synthetisch hergestellte Stoffe, die als Hilfsstoffe häufig in Kosmetikprodukten zu finden sind. Auf Mineralölbasis hergestellt. In Naturkosmetik nicht erlaubt.

Propolis ▸ harzartige Masse, die Bienen zum Bau der Wabe verwenden. Die antimikrobiellen und antioxidativen Eigenschaften machen Propolis zu einem wertvollen, vielseitig einsetzbaren Wirkstoff. INCI: Propolis cera.

Radikale, freie ▸ aggressive Sauerstoffmoleküle, die unter Stress oder zu viel Sonnenbestrahlung in der Haut entstehen und sie vorzeitig altern lassen.

Schellack ▸ harzige Substanz, Ausscheidung der Schildlaus, natürlicher Hilfsstoff für Haarspray und Nagellack. INCI: Shellac.

Schüßler-Salze ▸ Biochemische Funktionsmittel auf Basis von Mineralsalzen in homöopathischer Dosierung.

Silikonöle ▸ synthetische Stoffe (Polymere), häufig verwendeter Hilfsstoff für Kosmetikprodukte, auf Mineralölbasis hergestellt. In Naturkosmetik nicht erlaubt. INCI: Silicone.

SLS ▸ Abkürzung für aggressive, gut schäumende Tenside wie Sodium Lauryl Sulfate oder Sodium Laureth Sulfate. Wird in Naturkosmetik nicht eingesetzt.

Sorbit ▸ wird aus Getreidestärke oder Fruchtzucker gewonnen. INCI: Sorbitol.

Synthetische Substanzen ▸ künstlich hergestellte Substanzen, die nicht in der Natur vorkommen, sondern mithilfe chemischer Komponenten synthetisiert (aufgebaut) wurden.

Tenside ▸ waschaktive Substanzen, die für herkömmliche Kosmetik auf Basis von Mineral- und Palmöl hergestellt werden. Naturkosmetik stellt sie aus zu hundert Prozent natürlichen Ausgangsstoffen her.

Titandioxid ▸ weißes Pulver, wird als mineralischer Lichtschutz und bei dekorativer Kosmetik eingesetzt. In Naturkosmetik-Produkten erlaubt. INCI: Titanium Dioxide; als weißes Farbpigment C.I. 77891.

Triclosan ▸ synthetische Substanz, auf Mineralölbasis hergestellt. Antitranspirant, kann Schweißbildung unterbinden. INCI: Triclosan.

Vegan ▸ Produkte, die keinerlei tierische Substanzen enthalten.

Xanthan ▸ pflanzliches Verdickungsmittel. INCI: Xanthan.

Zinkoxid ▸ weißes Pulver, wird als mineralischer Lichtschutz bei Naturkosmetik und in Wundschutzcremes eingesetzt. INCI: Zinc Oxide.

Informations- und Bezugsquellen

einfach – natürlich – schön
Ich begleite Sie weiterhin! Auf der Webseite www.mybeautyassistant.de finden Sie aktuelle Tipps zur Umstellung, Produkte, die zu Ihnen passen, und vieles mehr rund um Naturkosmetik.

Einige Informationsquellen für Sie:
www.natural-beauty.de
www.codecheck.de
www.kosmetik-check.de
www.kosmetik-analyse.com

www.beautyjagd.de
www.puraliv.com
www.herbsandflowers.de

Magazine und Zeitschriften:
BIOUTY: Beautymagazin, wwwbiouty.de
SPA inside, www.redmedia .de
spa highlights, www.spa-highlights.de

Kostenlose Kundenzeitschriften:
COSMIA: in Biosupermärkten, Naturkostgeschäften und Reformhäusern
EVE: Naturkosthandel
NATÜRLICH: Reformhäuser

Eine Auswahl an Naturkosmetik-Onlineshops

DEUTSCHLAND
www.aliqua-naturkosmetik.de: Onlineshop mit namhaften Naturkosmetik-Marken
www.allforeves.com: exklusive Naturkosmetik mit Glamour und Style
www.amarantus-lounge.de: Onlineshop mit innovativen Marken
www.amazingy.com: Premium-Naturkosmetik, internationale Nischenmarken
www.bella-donna.de: Naturkosmetik-Fachgeschäft mit Onlineshop
www.biobox.me: Versandboxen mit Bio- und Naturprodukten
www.bio-naturel.de: Naturkosmetik- und Wellness-Shop

www.dergepflegtemann.de; www.beautynet.de: zwei Onlineshops der Parfümerie Mußler mit großem Naturkosmetik-Angebot
www.duft-villa.de: natürliche und biologische Produkte exklusiver Marken
www.ecco-verde.de: Naturkosmetik-Produkte von internationalen Herstellern
www.greenglam.de: Onlineshop und Store in Augsburg (Bayern)
www.heldenlounge.de: internationale Nischenmarken für den Mann
www.hillanaturkosmetik.de: Schönheit aus dem Norden

www.kosmentik.de: exklusive Männerkosmetik für den modernen Mann
www.kultkosmetik.de: Lieblingsprodukte von Stars und Models
www.loevenherz.de: ausgesuchte, hochwertige Männerkosmetik
www.najoba.de: breites Produktsortiment an Naturkosmetik, Biokosmetik und veganer Kosmetik mit hohem Beratungsfaktor
www.naturalbeauty.de: Naturkosmetik-Portal mit Magazin, Blog, Fakten und Onlineshop
www.naturdrogerie.de: breites Sortiment an Naturkosmetik mit und ohne Siegel
www.natureme.de: Natur- und Pflanzenkosmetik-Onlineshop von Douglas
www.naturkosmetik-deutschland.de: hochwertige und kontrollierte Pflege- und Kosmetikprodukte aus natürlichen Rohstoffen
www.naturpflege.de: B&W Naturpflege Fachversand
www.niche-beauty.com; www.niche-men.com: zwei Onlineshops mit großem Naturkosmetik-Angebot und exklusiven Beauty-Produkten aus aller Welt
www.violey.com: Onlineshop für Naturkosmetik, Bio- und Naturprodukte
www.wolkenseifen.de: kleine Seifenmanufaktur

SCHWEIZ

www.portanatura.ch: Schweizer Bio-Fachgeschäft mit Onlineshop für Naturkosmetik und Bio-Lebensmittel
www.prettyandpure.ch: erster grüner Beauty-Concept-Store der Schweiz
www.puresense.ch: Onlineshop für Naturkosmetik
www.thetwistshop.ch: Onlineshop für Körperpflege und Naturkosmetik
www.things-we-love.net: Onlineshop von Pony-Hütchen

ÖSTERREICH

www.ecco-verde.at: hochwertige Bio- und Naturkosmetik
www.naturkosmetik-austria.com: großer Onlineshop mit Naturkosmetik
www.saintcharles.at: Onlineshop der Saint-Charles-Apotheke in Wien und Berlin
www.staudigl.at: Naturkosmetik-Onlineshop des Wiener Fachgeschäfts

FRANKREICH

www.mademoiselle-bio.com: Naturkosmetik-Fachgeschäfte mit Onlineshop

GROSSBRITANNIEN

www.lovelula.com: handverlesene und getestete Produkte internationaler Marken, liefert weltweit
www.soorganic.com: Onlineshop mit Klassikern und internationalen Nischenmarken, liefert europaweit

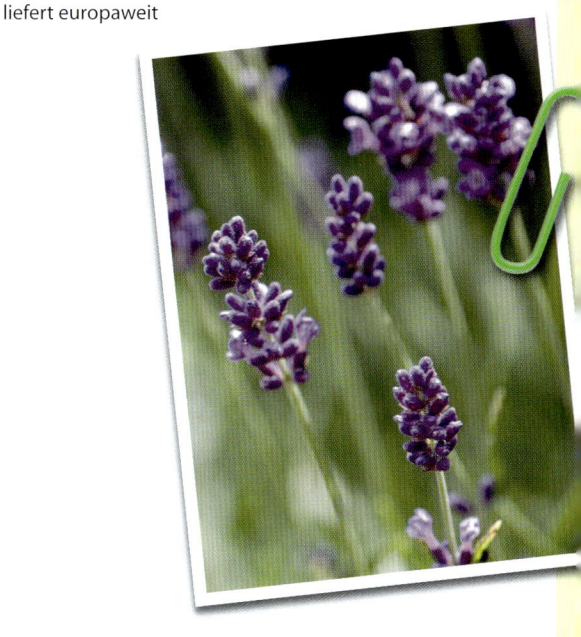

Eine Auswahl spezialisierter Fachgeschäfte

SHOP-IN-SHOP-KONZEPTE MIT GROSSEM NATURKOSMETIK-ANGEBOT

Aliqua Shop in Shop bei Budnikowsky
mehrere Filialen und Naturkosmetik-Studio
Standorte unter www.budni.de/service/filialliste/

Müller Naturshop bei Müller
Shop-in-Shop-Konzept mit großem Naturkosmetik-Angebot in verschiedenen Filialen in Deutschland, Schweiz und Österreich
Standorte unter www.mueller.de

Mußler Home of Beauty
Parfümerie mit großer
Naturkosmetik-Abteilung
Hirschstraße 22
70173 Stuttgart
Standorte unter www.mussler-beauty.de

Naturkosmetik finden Sie in Fachabteilungen von Kauf- und Warenhäusern, Parfümerien, Apotheken, Drogeriemärkten, Bio-Supermärkten, Reformhäusern und im Naturkostfachhandel sowie bei Naturkosmetikerinnen. Ein paar besonders schöne und interessante Naturkosmetik-Fachgeschäfte habe ich Ihnen im Folgenden aufgelistet.

DEUTSCHLAND

absolut schön
Obere Bürger 105 b · 27568 Bremerhaven
www.absolut-schoen.com

beauty & nature München GmbH
(Filialen in Leipzig, Erlangen)
Westenriederstraße 35 · 80331 München
www.beautyandnature.de

Belladonna
Bergmannstraße 101 · 10961 Berlin

Belladonna
Gerberau 9 · 79098 Freiburg
www.bella-donna.de

Body & Nature
Rückermainstraße 1 · 97070 Würzburg
www.naturkaufhaus.de

Calla Naturkosmetik
Winterfeldtstraße 38
10781 Berlin
www.calla-naturkosmetik.de

Cremetopf – Naturkosmetik
Burgstraße 21
37073 Göttingen
www.cremetopf.com

Dermotheke
Kaiserstraße 86
76646 Bruchsal
www.dermotheke.de

Dr. Ziegler Naturkaufhaus
Schlossstraße 10
12163 Berlin
www.naturkaufhaus-berlin.de

GreenGlam Store
Apothekergässchen 3
86150 Augsburg
www.greenglam.de

Hans Gelz – Genüsse für die Sinne
Burgstraße 29
54516 Wittlich
www.duft-koerperkult.de

Hautnah in den Fünf Höfen
Marienplatz 11
80331 München
www.ludwigbeck.com

hautNah Naturwaren
Kanalstraße 70
werkhofPASSAGE
23552 Lübeck
www.hautnah-naturwaren.de

Hautsache
Luisenstraße 18
64283 Darmstadt
www.hautsache-darmstadt.de

JUST NATURE Naturfriseur und Naturkosmetik
Rheinstr. 43 · 65185 Wiesbaden
Ehrenstr. 40 · 50672 Köln (Innenstadt)
Neusser Str. 293 · 50733 Köln (Nippes)
www.just-nature.eu

Kosmetik-Haus Just
Westliche Karl-Friedrich-Straße 5
75172 Pforzheim
info@parfuemerie-just.de

La Nature
Marktstraße 14
65183 Wiesbaden
www.la-nature.eu

MDC Cosmetic
Knaackstraße 26
10405 Berlin
www.mdc-cosmetic.de

Organic Luxury
Residenzstraße 23
Theatinerpassage
80333 München
www.organicluxury.de

Pure Schönheit
Rolfinckstraße 15
22391 Hamburg
www.pure-schoenheit.de

Purissima Naturkosmetik
Hoheluftchaussee 81
20253 Hamburg
www.purissima.de

Rote Lippen
Oranienstraße 12
10999 Berlin
www.rotelippen-naturkosmetik.de

Saint-Charles-Apotheke
Pariser Straße 20
10707 Berlin
www.saintcharles.de

Salon zwei – Kaufladen & Schminksalon
Gutenbergstraße 2
50823 Köln (Ehrenfeld)
www.salon2.de

Tiaré Naturkosmetik
Stargarder Straße 68 · 10437 Berlin
www.tiare.de

Wheadon – Wohlfühlen ist Hautsache
Steinstraße 17 · 10119 Berlin
www.wheadon.de

ÖSTERREICH

NC Natural Cosmetics
Postgasse 1–3
1010 Wien
www.naturalcosmetics.at

Parfümerie Staudigl
Wollzeile 4
1010 Wien
www.staudigl.at

Saint-Charles-Apotheke
Gumpendorfer Straße 30
1060 Wien
www.saint.info

stattGarten
Kettenbrückengasse 14
1040 Wien
store.stattgarten.wien

SCHWEIZ

Rägeboge Naturdrogerie
Rudolfstraße 13
8400 Winterthur
www.raegeboge.com

Luna Naturdrogerie
Pilatusstraße 41
6003 Luzern
www.lunaluna.ch

Le Prince
Hertensteinstraße 20 · 6004 Luzern
www.le-prince.ch

egli – natural beauty and more
Neuengasse 43 · 3011 Bern

Löwenstraße 50 · 8001 Zürich
 www.eglibio.ch

FLAGSHIP-STORES

Couleur Caramel
8, rue Nicolas Flamel
75004 Paris (F)
www.couleur-caramel.com

Dr. Hauschka Kosmetik
Via Abbadesse 20
20124 Mailand (IT)
www.dr.hauschka.com

Farfalla beauty by nature
Rüdenplatz 4
8001 Zürich (CH)
weitere Standorte unter www.farfalla.eu

Grüne Erde im ALEXA
Grunerstraße 20
10179 Berlin (DE)
www.grueneerde.com

Logona & Friends GmbH
Boulevard Berlin, Schlossstraße 10
12163 Berlin (DE)
www.logona-and-friends.de

Melvita
14, rue des Petits Carreaux
75002 Paris (F)
Weitere Standorte unter: www.melvita.com

SPEICKwelt
Hirschstraße 29
70173 Stuttgart (DE)
www.speickwerk.de

Weleda Shop-Atelier
Brunnenstraße 5
10119 Berlin (DE)
www.weleda.de

Literaturhinweise und weiterführende Literatur

Axt-Gadermann, Dr. Michaela; Axt, Prof. Dr. Peter: *Skin Food. Schlemm dich schön. Jugendliche, gesunde Haut durch typgerechte Ernährung*, München 2006.

Bährle-Rapp, Marina: *Springer Lexikon Kosmetik und Körperpflege*, Berlin 2012.

Beale, Lucy; Jensen, Angela: *The Complete Idiot's Guide to Better Skin*, New York 2004.

Daub-Amend, Eveline: *Wechseljahre. Gesund und selbstbewusst in eine neue Lebensphase*, Stuttgart 2010.

Droste-Laux, Michael: *Das Säuren-Basen-Erfolgskonzept. Entschlackung, Ernährung, Körperpflege*, München 2014.

Fairley, Josephine: *Natürliche Schönheitspflege*, München 2008.

Fey, Horst; Petsitis, Xenia: *Wörterbuch der Kosmetik*, Stuttgart 2010.

Gabriel, Julie: *The Green Beauty Guide. Your Essential Resource to Organic and Natural Skin Care, Makeup, and Fragrances*, Florida 2008.

Grillparzer, Marion: *KörperWissen. Entdecken Sie Ihre innere Welt*, München 2006.

Hamann, Brigitte: *Haarausfall natürlich heilen. Das Geheimnis schöner und gesunder Haare*, Rottenburg a. N. 2013.

Hamm, Prof. Dr. Michael; Heinze, Jutta: *Natürlich schön mit Beauty Food und Aloe vera*, Neustadt an der Weinstraße 2004.

Hart, Jolene: *Eat Pretty. Nutrition for Beauty, Inside and Out*, San Francisco 2014.

Hellmiß, Margot: *Natürlich Schönsein. Attraktiv, gepflegt und gesund auf natürliche Weise. Die eigene Schönheit entdecken – Ausstrahlung gewinnen*, München 1993.

Inoussa, Djibril: *Sheabutter. Das heilige Geschenk Afrikas*, Bremen 2013.

Jachens, Dr. Lüder: *Dermatologie. Grundlagen und therapeutische Konzepte der Anthroposophischen Medizin*, Berlin 2012.

Jentschura, Dr. h. c. Peter; Lohkämper, Josef: *Gesundheit durch Entschlackung*, Münster 2014.

Käser, Heike: *Naturkosmetische Rohstoffe. Wirkung, Verarbeitung, kosmetischer Einsatz*, Linz 2014.

Kehrbusch, Susanne: *Alles klar mit Haut und Haar*, Lahnstein 2013.

Kraus, Dr. Christina: *Natürlich SCHÖN. Naturkosmetik leicht gemacht*, Igling 2015.

Maguire, Anne: *Hauterkrankungen als Botschaft der Seele*, Ostfildern 2009.

Mayr, Dr. Franz X.: *Schönheit und Verdauung. Die Verjüngung des Menschen durch sachgemäße Wartung des Darmes*, Alberschwende 1991.

Mellowship, Dawn: *Toxic Beauty. The Hidden Chemicals in Cosmetics and How They Can Harm Us*, London 2009.

Meyer, Axel: *Dufte Schule. Leichter lernen mit Duft-Essenzen*, München 2010.

Nübling, Kurt Ludwig: *Aromatherapie für Einsteiger. Die gebräuchlichsten ätherischen Öle auf einen Blick*, Burgrain 2012.

Pieper, Maria: *Naturkosmetik zum Wohlfühlen. Die Prinzipien der natürlichen Körperpflege*, Wien 2004.

Reinhard, Rebekka: *Schön! Schön sein, schön scheinen, schön leben – eine philosophische Gebrauchsanweisung*, München 2013.

Stacey, Sarah; Fairley, Josephine: *The Green Beauty Bible*, London 2009.

Stiens, Rita: *Die Wahrheit über Kosmetik. Der kritische Wegweiser durch den Kosmetik-Dschungel*, Ankum 2013.

West-Kurz, Susann; Monte, Tom: *Das Dr. Hauschka-Konzept. Schönheit pur. Gesunde Haut mit der Heilkraft der Pflanzen*, München 2007.

Wollner, Fred und Ingrid: *Der neue Duftführer. Eine Beschreibung von über 90 ätherischen Ölen, ihrer Wirkung und praktischen Anwendung*, Görisried 2010.

Dank

Während ich dieses Buch geschrieben habe, gab es immer wieder neue negative Schlagzeilen oder alarmierende Testergebnisse, die mich berührt haben. Am stärksten hat mich sicher die Analyse von Kosmetikprodukten durch Stiftung Warentest betroffen gemacht, die durch ein neues Analyseverfahren die potenziellen Gefahren von Mineralöl in Kosmetikprodukten für den Menschen aufzeigte. Dieser Test bestärkte mich in meiner Haltung: Ich habe die Wahl und kann entscheiden, was ich auf meiner Haut haben möchte. Ich kann Einfluss nehmen und ein Zeichen setzen, das die Welt verändert, nicht in großen Schritten, aber in kleinen. Und damit bin ich nicht allein – täglich kommen neue Verwender hinzu, die auf Naturkosmetik umsteigen.

An dieser Stelle möchte ich meinen Dank an all die Menschen aussprechen, die mich bei der Realisierung des Buchs unterstützt haben. Eine besondere Freude war die Zusammenarbeit mit Jennifer Grünwald, die das Buch lektorierte. Als junge, begeisterte Naturkosmetik-Verwenderin stellte sie wichtige kritische Fragen und begleitete die Entstehung des Ratgebers mit Enthusiasmus. Danke dafür.

Mein Dank gilt auch Gudrun Ruoff, meiner Agentin. Ohne ihre Beharrlichkeit hätte ich nicht zu schreiben begonnen. Danken möchte ich außerdem meiner Mitstreiterin Beate Vogel vom naturkosmetik verlag für ihre Unterstützung und meinem Mann für seine unverzichtbaren Anmerkungen und seine Nachsicht während der Zeit des Schreibens.

Nicht unerwähnt möchte ich meine Schwestern und meine Freundinnen lassen, die mir immer aufmerksame Begleiterinnen sind.

Ich möchte dieses Buch all den Menschen widmen, denen ich im Laufe der Jahre begegnet bin und von denen ich in vielen Gesprächen und Diskussionen Anregungen erhielt, die sich mit meiner eigenen Erfahrung verwoben haben und in der einen oder anderen Form in diesen Ratgeber eingeflossen sind.

Ich würde mich freuen, wenn meine Begeisterung und meine Überzeugung auch Sie erreichen und ich Ihnen mit diesem Buch eine gute Begleitung sein kann, damit Sie das Naturkosmetik-Produkt entdecken, das Sie mögen und das zu Ihnen passt.

Bleiben Sie neugierig und bleiben Sie dran, es lohnt sich!

Die Autorin

Elfriede Dambacher, geboren 1954, zählt zu den Pionieren der Naturkosmetik-Branche. Die Betriebswirtin und Drogistin beschäftigt sich seit mehr als dreißig Jahren hauptberuflich mit Naturkosmetik und gründete 1984 das erste Fachgeschäft für Naturkosmetik in Berlin. Sie bildete über viele Jahre Fachberaterinnen und -berater für Naturkosmetik aus und ist Autorin zahlreicher Publikationen zum Thema. Seit 2003 agiert sie als selbstständige Beraterin für die Naturkosmetik-Branche. 2009 gründete sie den naturkosmetik verlag, dessen Geschäftsführerin sie ist. Dieser publiziert Fachmedien und Studien zum Naturkosmetik-Markt. Sie gilt über die Grenzen Deutschlands hinaus als Branchenexpertin. Elfriede Dambacher lebt in Dortmund.

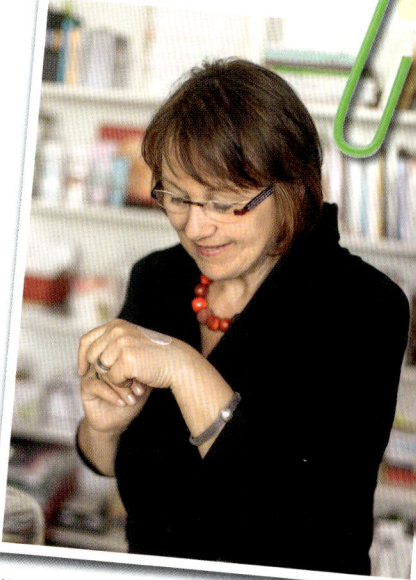

Was uns hilft

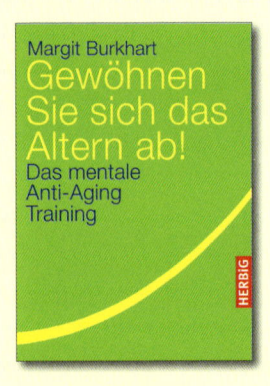

176 S., ISBN 978-3-7766-2692-6

Sie bestimmen selbst, wie Sie altern wollen! Positive Erwartung an das Kommende, geistige Aktivität und innere Frische können den Alterungsprozess ausbremsen – ganz ohne Skalpell oder künstliche Hilfsmittel.

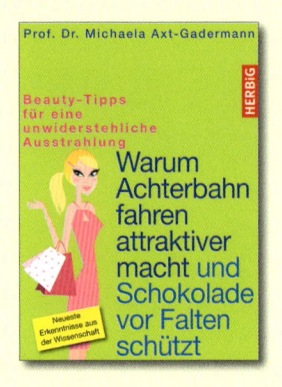

144 S., ISBN 978-3-7766-2706-0

Unwiderstehlich: So können Sie sich ohne großen Aufwand schnell attraktiver tricksen. Die aktuellsten, oft verblüffenden Ergebnisse der Forschung helfen dabei. Ab morgen sind Sie Beauty-Queen!

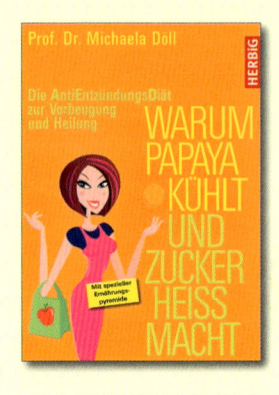

152 S., ISBN 978-3-7766-2728-2

Unkompliziert, wirkungsvoll und mit vielen Rezepten: Dieses Praxisbuch zeigt, wie Sie sich durch eine spezielle »antientzündliche« Ernährung vor Krankheiten schützen können.

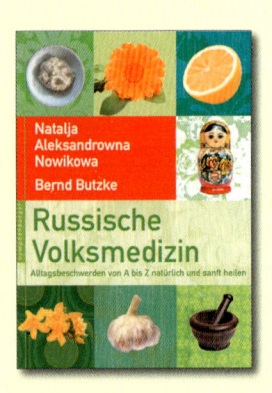

168 S., ISBN 978-3-485-01333-8

Sanfte Hilfe aus der Natur: Aus natürlichen Zutaten, die in jedem Haushalt zu finden sind, lassen sich Aufguss, Wickel, Tee oder Salbe herstellen. Die häufigsten Alltagsbeschwerden werden von A bis Z erklärt und einfach anwendbare Rezepte empfohlen.

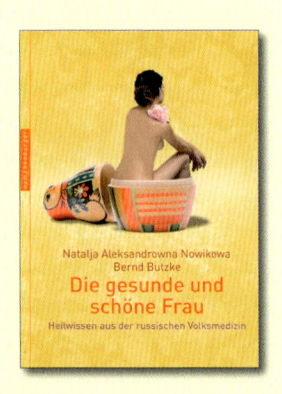

224 S., ISBN 978-3-485-01390-1

Selbsttherapie für gesundheitsbewusste Frauen: Die russische Volksmedizin hält bewährte Heilmittel gegen typische »Frauenbeschwerden« bereit. Mit vielen Ernährungstipps und Ideen für die Schönheitspflege.

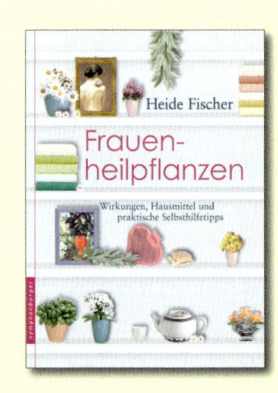

256 S., ISBN 978-3-485-01087-0

Heilende Pflanzen: Heide Fischer ist Ärztin und Spezialistin für Frauen-Naturheilkunde und gibt Hilfe bei Menstruationsbeschwerden, schwachem Bindegewebe, Schwangerschaftsübelkeit und anderen Frauenleiden.

Was uns gut tut

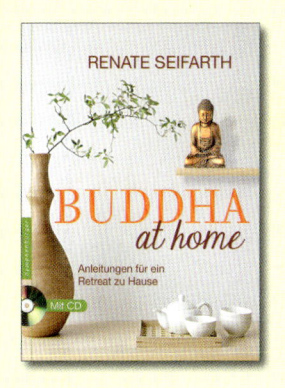

144 S., ISBN 978-3-485-02803-5

Ruhe, Klarheit, Gelassenheit mitten in unserem stressigen Leben finden und tiefe Weisheiten erkennen: Ein wunderbares Buch für alle, die ernsthaft meditieren lernen möchten, und für bereits Geübte, die die Meditation im Alltag verankern möchten.

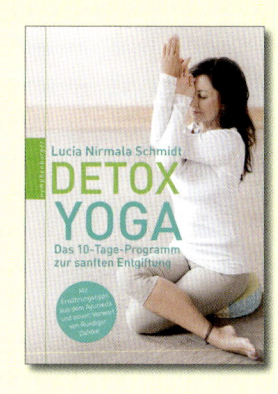

152 S., ISBN 978-3-485-02810-3

Das effektive 10-Tage-Programm, das Detox-Maßnahmen mit Yoga und Ayurveda kombiniert. Schritt für Schritt werden die Grundlagen erklärt, Yoga-Übungssequenzen beschrieben und Rezepte, Massagen und reinigende Rituale vorgestellt.

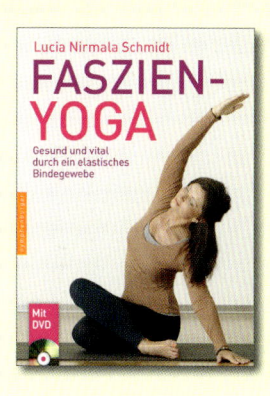

152 S., ISBN 978-3-485-02850-9

Das Lebensnetz des Körpers: Untersuchungen zeigen, welch bedeutende Rolle die Faszien, das muskuläre Bindegewebe, spielen. Mit allen wissenswerten Infos zum Thema und einem sanften, aber effektiven Übungsprogramm auf DVD.

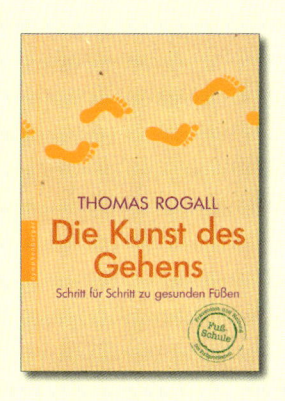

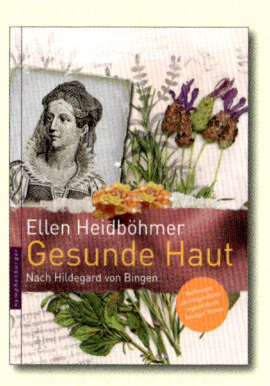

128 S., ISBN 978-3-485-01343-7

Gesunde Füße, gesunder Körper: Thomas Rogall zeigt, wie wir unser Gehen durch gezielte Übungen verändern und bei jedem Schritt neues Körperbewusstsein erlangen. Sein Ansatz verbindet Spiraldynamik® mit Traditioneller Chinesischer Medizin.

128 S., ISBN 978-3-485-01431-1

Heilmittel aus der Klosterapotheke: Die seit Jahrhunderten bewährten Methoden Hildegard von Bingens werden kombiniert mit dem aktuellen Wissen der Naturheilkunde. Ein umfassendes Nachschlagewerk für gesunde und schöne Haut.

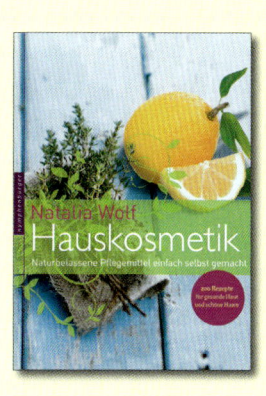

152 S., ISBN 978-3-485-01377-2

Schönheit aus der Natur: Mit minimalem Aufwand können Sie naturbelassene Kosmetik aus Zutaten wie Honig, Tomaten oder Quark selbst zubereiten. Mit 200 Rezepten, die für schönen Teint, glänzende Haare und strahlende Augen sorgen.